古代经典名方丛书

温 胆 汤

主编 蔡毅东 温艳东

U0308507

中国中医药出版社
·北 京·

图书在版编目（CIP）数据

温胆汤 / 蔡毅东，温艳东主编 . —北京：中国中医药出版社，2020.5
（2023.3重印）
ISBN 978 – 7 – 5132 – 5601 – 8

Ⅰ . ①温… Ⅱ . ①蔡… ②温… Ⅲ . ①温胆汤—研究
Ⅳ . ① R286

中国版本图书馆 CIP 数据核字（2019）第 112279 号

中国中医药出版社出版

北京经济技术开发区科创十三街 31 号院二区 8 号楼
邮政编码 100176
传真 010-64405721
山东华立印务有限公司印刷印刷
各地新华书店经销

开本 880×1230 1/32 印张 11.25 字数 249 千字
2020 年 5 月第 1 版 2023 年 3 月第 2 次印刷
书号 ISBN 978 – 7 – 5132 – 5601 – 8

定价 49.00 元
网址 www.cptcm.com

服 务 热 线 010-64405510
购 书 热 线 010-89535836
维 权 打 假 010-64405753

微信服务号 zgzyycbs
微商城网址 https://kdt.im/LIdUGr
官 方 微 博 http://e.weibo.com/cptcm
天猫旗舰店网址 https://zgzyycbs.tmall.com

如有印装质量问题请与本社出版部联系（010-64405510）

温胆汤项目基金

1. 北京市重点专项：中医药对上消化道癌患者术后复发转移的干预研究（项目编号：SCW2016-20）。

2. 科技部重大慢病专项：胃黏膜分泌及屏障功能损害在胃癌变发生过程中的机制（项目编号：2016YFC1302203）。

中国中医药信息学会人才信息分会
中华中医药中和医派杨建宇京畿豫医工作室
中关村炎黄中医药科技创新联盟
世界中医药协会国际中和医派研究总会
北京中联国康医学研究院

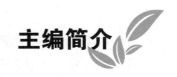

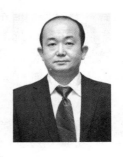

蔡毅东 医学博士，副主任医师，硕士研究生导师，中国国民党革命委员会党员。现任中国中医科学院西苑医院内镜中心主任，民革北京市教文卫体工作委员会委员。中国医师协会中西医结合分会消化病专家委员会常委、副秘书长；中国中西医结合学会消化内镜学专业委员会常委、胃早癌专委会副主任委员；中国非公立医疗机构协会消化内镜专业委员会副主任委员、秘书长；中国非公立医疗机构协会消化病专业委员会常委、副秘书长；中国中西医结合学会肿瘤专业委员会委员，北京市中西医结合学会消化内镜学专业委员会委员，北京医学会消化系病学分会胰胆学组委员等。

目前主要从事消化内镜相关的临床诊疗工作。长于消化道早癌及癌前病变的镜下诊断、超声胃镜诊断，和内镜下微创治疗，胆胰疾病的内镜下逆行胰胆管造影（ERCP）相关诊疗技术，以及消化道介入治疗等。同时，长期坚持消化系统疾病（包括肝脏和胰腺疾病）的临床及基础研究。完成国家自然科学基金课题 1 项，发表 SCI 论文 7 篇，中文统计源核心期刊文章 2 篇，参编临床医学专著 1 部。目前主持北京市重点专项 1 项（项目负责人），承担科技部国家重点研发项目 1 项（分中心负责人），参与国家及省部级在研课题多项。

温艳东 主任医师，博士研究生导师，享受国务院政府特殊津贴专家，北京市中医脾胃病研究所副所长，中西医结合医师分会消化病专业委员会主任委员，中华中医药学会脾胃病分会常务委员，世界中医药学会联合会消化病专业委员会副主任委员，以胃癌前病变为研究方向。

编写说明

　　为了配合中国中医药信息学会人才信息分会"全国千家中医医院万名经方人才提升工程"的顺利开展，促进"全国中和医派经方精方进社区工程"的深入拓展，围绕"京津冀豫国医名师专病专科薪火传承工程""国际中医药一带一路经方行活动"等相关项目的实施，中医药"经方热""经药热"再次推向新的热潮，为了更广泛更扎实地引领"经药热""经方热"的学术拓展，我们组织相关专家编撰了《古代经典名方丛书》。

　　本书由中国中医科学院西苑医院组织编写，分"经典温习""临证新论""现代研究"上中下三篇，共9章。在上篇"经典温习"中，重点围绕本经方的溯本求源、医家论方、类方简析，给予系统的论述，旨在活用经方，准用经药，致敬经典，应用发展经药经方。

　　中篇是"临证新论"紧紧围绕本经方的临床诊疗技巧及实际操作各科优势专病的应用，给予全面介绍。从单方妙用到多方并用，从本方临证到类方鉴别，从方证对应到临证变通思考，从诊疗单一病症到复杂证候，从大内科到妇、产、儿、外、心理、五官，凡是临证所见，本方所涉之优效者，尽囊括其中，经典"经方经药"完全与临床紧密融合，这是经典"经方""经药"理论与实践的完美呈现，是提高"经方""经药"临床拓展应用的典型模板，对提高广大"经药""经方"爱好者临床疗效尤为实用，是本书的核心要点，也是本书的精华之篇。

　　下篇之"现代研究"，是借鉴现代科技实践手段，再次证实本"经方"的药效，以及所诊"经药"的药理，说明中医经典的实践指导意义和中医药理论的完美与博大精深。同时，给"经方""经药"的现代手段的科学研究、临床拓展应用以新的启迪，他山之石，可以攻玉，中医药学之开放包容，也必将在现代科技手段之技术助力下得到新的发展，创造新的辉煌！

"美丽中国有中医"，伟大中医有"我你"。让我们携手共进，为中医经方经药的临床拓展应用而努力，为中医药服务能力提升、临床疗效提高而努力，为中医药的发展而努力！

《温胆汤》编委会

2020 年 2 月 28 日

目 录

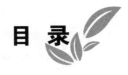

中篇 临证新论

下篇 现代研究

经典温习

第一章　概述

第一节　溯本求源

一、出处

本方出自唐代孙思邈的《备急千金要方》:"治大病后,虚烦不得眠,此胆寒故也,宜服温胆汤。"

二、方名释义

温胆汤之"温",中医学术界有两种解释,一种解释为"温"应作"温和"解,另一种解释为"温"应作"温寒"解。现对两种解释进行具体探析。

(一)温为"温和"论

自专门的方论书出版以来,历代记载有温胆汤的方论书,如吴崑的《医方考》、汪昂的《医方集解》、罗美的《古今名医方论》、吴谦的《删补名医方论》等均持此论,现代研究温胆汤的学者也多持此论。持这一观点者的核心论据为:温胆汤中无温胆之药。如清朝《医宗金鉴·删补名医方论》引用罗谦甫之论曰:"胆为中正之官,清净之府,喜宁谧,恶烦扰;喜柔和,恶壅郁。盖东方木德,少阳温和之气也……命名温者,乃谓温和之温，非谓温凉之温也。若谓胆家真畏寒而怯而温之，不但方中无温胆之品，且更有凉胃之药也。"学者们认为，既然无温胆之药，温胆汤之"温"自然不能解释为温寒、温养之"温"。那么古人何以称之为温胆汤呢？从藏象来看，胆为甲木，与春气相通应，春之气为温，所以胆气以温和为常，邪气扰胆则使胆失其温和之性，而祛除扰胆之邪，使胆恢复温和之性，所以称温胆汤。

（二）温为"温寒"论

《集验方》中温胆汤是温胆寒剂，"温"当解释为温养、温寒之义，已得到中医界专家认可，如王玉川、何绍奇、吴化林等。最近有专家提出《三因极一病证方论》温胆汤也属温胆寒剂，此处之"温"沿袭了《集验方》温胆汤中"温"的内涵，如赵阳等从考证的角度出发，认为《三因极一病证方论·卷九·虚烦证治》明确记载："治大病后虚烦不得眠，此胆寒故也，此药主之。"说明陈无择认为《三因极一病证方论》温胆汤之"温"亦如《集验方》温胆汤之"温"，均是"温以疗寒"之意。多数持《三因极一病证方论》温胆汤为凉剂的专家都认为，《三因极一病证方论》温胆汤把《集验方》温胆汤中生姜四两改为五片，大大减少了温药的剂量，而凉性的竹茹剂量不变，从而使温胆汤由《集验方》中的温寒之方变为《三因极一病证方论》中的清凉之剂，而赵阳、汪卫东等敏锐地观察到，《三因极一病证方论》温胆汤为煮散，把"半夏、竹茹、枳实各二两，橘皮三两，炙甘草一两，白茯苓一两半"锉散，每服四大钱，加生姜五片，而《集验方》温胆汤为汤剂，《集验方》温胆汤中除去生姜，其他药物总量为十两半，生姜量为四两，从五片比四钱和四两比十两半来看，生姜的比重在方中并没减少。还有专家从温性药与凉性药的比例上来解释温胆汤确为温寒之剂，除去生姜、大枣，温性药半夏、陈皮、茯苓、炙甘草的总量为七两半，而凉性药竹茹、枳实的总量为四两，温性药是凉性药的将近两倍，所以温胆汤总体为温热之剂。另外有专家考证，《医学入门》等多部古代医学文献记载半夏、橘皮、生姜为胆经药，从这一角度来看，温胆汤方中温胆药的剂量是竹茹剂量的数倍，比竹茹、枳实总量还多。所以，不管从生姜在全方的比例来看，还是从温性药与凉性药的比例来看，温胆汤之"温"都应是"温寒"之温。

（三）温胆汤之"胆"

对于温胆汤之"胆"的争议多集中于两点：一是从本方的主治来看，不管是《集验方》的"虚烦不得眠"，还是《三因极一病证方论》的"惊悸"，从现代中医辨证的角度，都属于心经疾病，为什么不称其为"安神汤""温心汤"，而称之为"温胆汤"呢？二是从方药组成来看，本方应是一首化痰为主的方剂，而"脾为生痰之本"，古训昭然，半夏、陈皮、茯苓、甘草、生姜、枳实，甚至竹茹，都是现代调理脾胃的常用药，为何不称为"化痰汤""调脾汤"而称为"温胆汤"呢？

对于第一个争议中的"不得眠"，医家多从"肝胆相表里，肝藏魂"来解释。胆虚寒则肝亦受累，肝不藏魂，则不得眠。如张秉成在其《成方便读》中说："胆为清净之府……又与肝相为表里，肝藏魂，夜卧则魂归于肝，胆有邪，岂有不波及于肝哉！"汪昂在其《本草备要》酸枣仁条下也表述了此观点。对于"惊悸"为何归结于胆，古人没有明确论述，笔者认为应从胆与心的关系来解释。《内经》把勇怯和心、胆联系在一起，如《灵枢·论勇》曰："勇士者……其心端直，其肝大以坚，其胆满以傍。"另《灵枢·四时气》描述胆经受邪的症状为"善呕，呕有苦，善太息，心中憺憺，恐人将捕之"。《三因极一病证方论·卷九·惊悸证治》认为惊悸的发病基础为"心胆虚怯，遇事易惊"，可见心、胆、肝共主人之勇怯，而胆怯是惊悸发生的基础，胆病可以导致惊悸，所以治疗"心胆虚怯，遇事易惊，或梦寐不详，或异象眩惑"所致的惊悸就可以称为温胆汤。从以上考证及分析来看，不眠、惊悸在古代不仅责之于心，与肝、胆都有关系。

对于第二个争议，一首以化痰药物为主组成的方药为何称温"胆"汤。古今医家多作如下解释：痰涎扰胆，则胆失温和之性，本方化痰涎可以恢复胆的温和之性，所以称之为温胆汤。笔者认为，此争议亦应从温胆汤的源流中来考证与分析。从温胆汤之源来看，《集验方》时代生姜、半夏、陈皮均是温胆寒之药，温胆汤全方以温胆寒为主，所以称温胆汤。从温胆汤之流来看，生姜、半夏、陈皮温胆寒的功用逐渐被忽略，而和胃化痰之功逐渐被突显，温胆汤被演化为一首和胃化痰的方剂，治疗病证已经突破了胆经的范围，于是就有了以上争议。

三、药物组成

半夏、竹茹、枳实各二两，橘皮三两，生姜四两，甘草一两。

四、使用方法

上六味，哎咀，以水八升煮取二升，分三服。

第二节 医家论方

《医方集解》云："此足少阳阳明药也，橘、半、生姜之辛温，以之导痰止呕，即之以温胆；枳实破滞；茯苓渗湿；甘草和中；竹茹开胃土之郁，清肺金之燥，凉肺金之所以平甲木也。如是则不寒不燥而胆常温矣。"《内经》曰："胃不和则卧不安。"《灵枢·大惑论》曰："不得入于阴则阴气虚，故目不瞑矣。"半夏能和胃而通阴阳，故《素问》用治不眠。二陈非特温胆，亦以和胃也。

《成方便读》云："夫人之六腑，皆泻而不藏，惟胆为清净之府，无出无入，寄附于肝，又与肝相为表里。肝藏魂，夜卧则魂归于肝，胆有邪，岂有不波及肝哉。且胆为甲木，其象应春，今胆虚则不能遂其生长发陈之令，于是土不能得木而达也。土不达则痰涎易生。痰为百病之母，所虚之处，即受邪之处，故有惊悸之状。此方纯以二陈、竹茹、枳实、生姜和胃豁痰、破气开郁之品，内中并无温胆之药，而以温胆名方者，亦以胆为甲木，常欲得其春气温和之意耳。"

一、清热化痰论

自《医方考》定温胆汤为清热化痰剂以来，罗美的《古今名医方论》、吴谦的《删补名医方论》、张璐的《张氏医通》、陈修园的《时方歌括》都认为本方为清热化痰剂。如罗美认为"竹茹清胃脘之阳"，吴谦认为"竹茹以清热"，张璐认为"枳实、竹茹以化胃热"，陈修园认为"竹茹以清膈上之虚热"。尽管各医家对清热的表述不尽相同，但都认为"方以二陈治一切痰饮""温之者，实凉之也"。可见，这些医家均认为温胆汤主治痰热证，属清热化痰剂。这一观点被现代中医界广泛认可，名老中医刘渡舟、杨树千、杨扶国也均持此观点。

二、解郁化痰论

清代医家徐大椿、张秉成认为，温胆汤属解郁化痰剂。如张秉成在其《成方便读》中说："胆虚不能遂其条达之令，于是土得木而达者，因木郁而不达矣……此方纯以二陈、枳实、竹茹、生姜和胃豁痰、破气开郁之品……"徐大椿在其《医略六书·杂病证治》中说："半夏化涎涤饮，橘红利气除涎，茯神安神渗湿，竹茹清热解郁，枳实破泄气以降下，生草缓中州以和胃，生姜散郁豁涎也……此解郁化涎之剂，为气郁涎饮，惊悸怔忡之良方。"可见，二位医家着眼于枳实、竹茹行气解郁之功，而不重视其凉性，认为温胆汤为解郁化痰之剂。

三、和胃降胆论

对于温胆汤的和胃降胆作用，古代医家没有提及，现代医家谷清溪首先提出此论。谷清溪根据黄元御的"胆随胃降"的理论来解释温胆汤，认为温胆汤二陈以和胃，枳实、竹茹以清胆胃之热、降胆胃之逆，全方共奏和胃降胆之功。张锡纯也赞同"胆随胃降"的理论，并由此发明升降汤。

四、分消走泄论

到了清代，温病多发，温病学说盛行，温病学家把温胆汤引入温病的治疗体系，使温胆汤的方义再次发生演变。首先提出温胆汤具有分消走泄作用的医家是叶天士。叶氏《温热论》

第七条曰："再论气病有不传血分而邪留三焦，亦如伤寒中少阳病。彼则和解表里之半，此则分消上下之势，随证变法，如近时杏、朴、苓等类，或如温胆汤之走泄。"与叶氏同时代医家薛雪及后世医家吴鞠通、王孟英对分消走泄法亦多有阐发，现代温病学者大多认为，把分消走泄法作为湿热病的治疗大法，把温胆汤作为分消走泄法的代表方。现代温病学者多认为，分消走泄法包括"分消"与"走泄"两个方面，"分消"是指从不同途径分别消除湿热病邪，"走泄"是指用流动不居、走而不守之品使病邪排出体外。二者是一个治则的两个方面，"分消"着眼于祛邪途径，"走泄"着眼于所用药物特点。关于温胆汤之"走泄"，叶天士已明确提及，陈光淞注释叶氏之论曰："温胆汤……均属宣导之品，所以走泄也。"竹茹清热降逆，枳实、半夏、陈皮理气化痰，茯苓利水渗湿，生姜散水气降逆，甘草调和诸药，综观诸药，确属宣导之品。关于温胆汤之"分消"，清初医家罗美及王子接均有论述，如王子接在其《绛雪园古方选注》中曰："用二陈专和中焦胃气，复以竹茹清上焦之热，枳实泻下焦之热。"

第三节　类方简析

一、二陈汤

方歌：二陈汤用半夏陈，益以茯苓甘草成，理气和中兼燥湿，一切痰饮此方珍。

来源：二陈汤源于宋代《太平惠民和剂局方》，由温胆汤去掉竹茹、枳实、大枣演变而成。用半夏、生姜除痰止呕、开胃

健脾，半夏兼可止眩；橘红、生姜宣壅行滞；半夏、茯苓解散寒热，茯苓兼可利水定悸；乌梅祛痰安心；甘草补中调药。

原文："治痰饮为患，或呕吐恶心，或头眩心悸，或中脘不快，或发为寒热。或因食生冷，脾胃不和。"由"半夏（汤洗七次）、橘红各五两，白茯苓三两，甘草（炙）一两半"组成，其用法为"上为咬咀，每服四钱，用水一盏，生姜七片，乌梅一个，同煎六分，去滓，热服，不拘时候"。

功效：燥湿化痰，理气和中。

主治病机：本方主治湿痰为患，脾胃不和。症见胸脘痞闷、呕吐恶心、头痛眩晕、心悸嘈杂或咳嗽痰多者。

方证药证：方中半夏，辛温，有毒，主"心下坚""下气""头眩""伤寒寒热"（《神农本草经》），"止吐""除痰"（《药性论》），"能胜脾胃之湿""大和胃气"（《汤液本草》），《本草图经》谓"半夏主胃冷呕哕，方药之最要"，用为君药。橘红（橘皮），辛苦温，主"下气""止呕""下停水""治脾不能消谷"（《名医别录》），"去滞气"（《汤液本草》），用为臣药。茯苓，甘淡，主"悸""心下结痛""寒热""利小便"（《神农本草经》），"消膈中痰水"（《本草经集注》），"能开胃止呕逆，善安心神"（《药性论》），"益脾逐水"（《汤液本草》）；生姜，辛微温，"止呕吐"（《本草经集注》），"为呕家之圣药"，伍半夏"消痰涎，开胃健脾"（《汤液本草》），"调和使诸药有功"（《药性论》），为佐使之用。诸药相合，重在温化痰饮、降逆止呕、和胃调脾，兼以止眩定悸、解散寒热，"热服"更使痰饮为患诸症皆却。

二、涤痰汤

方歌:（严氏）用半夏星，甘草橘红参茯苓。竹茹菖蒲兼枳实，痰迷舌强服之醒。

来源：涤痰汤出于严氏《济生方》，由半夏、胆南星、橘红、枳实、茯苓、人参、石菖蒲、竹茹、生姜、甘草、大枣等药组成。

原文：涤痰汤主治"中风痰迷心窍，舌强不能言"。

功效：涤痰开窍。

主治病机：本方主要用于中风痰迷心窍、舌强不能言。

方证药证：该方生姜、半夏、茯苓为除痰之妙品，且化留伏之饮；人参、甘草为补中健脾之要药，而杜生痰之源；胆南星苦温性烈，性善开泄，去顽痰留饮尤宜；配竹茹、石菖蒲能涤痰化浊而开窍道；得枳实、橘红可下气宽膈而消痰结。如此相伍，则脾健气顺，饮化痰消，源流并清。若酌加活血之品，化痰祛瘀，则取效更捷。涤痰汤在温胆汤的基础上加用南星增加半夏化痰之力，人参、石菖蒲益气开窍增智，茯苓健脾利湿，使组方更符合中风的病机。两方虽然组方和剂量不同，但燥湿、理气、化痰的基本方义是相同的，涤痰汤保留了温胆汤的作用，增强了原方健脾开窍的作用。

三、导痰汤

方歌：二陈去梅加枳星，方名导痰消积饮；胸膈痞塞肋胀满，坐卧不安服之宁。

来源：《济生方》。为治顽痰胶固，非二陈所能除者。本方在二陈汤基础上加胆南星，以助半夏除痰，故除痰之力大；加

枳实以助陈皮理气，则理气之功宏，且枳实泻痰有"冲墙倒壁"之谓。本方用半夏独多，取其和降之力峻。降之即所谓导之，故名导痰。

原文：涤痰汤主治"中风痰迷心窍，舌强不能言"。

功效：燥湿豁痰，行气开郁。

主治病机：治一切痰厥，头目眩晕；或痰饮，留食不散，胸膈痞塞，胁肋胀满，头痛吐逆，喘急痰漱，涤唾稠黏，坐卧不安，饮食少思。

方证药证：痰之为病，无处不到，上蔽清窍则为眩晕耳鸣，痹阻胸阳则为胸痹心痛，留踞胁肋少腹则为癥瘕疝癖，阻塞脉络则为肩痛难举，手足不能收持，是以治痰之方，《备急千金要方》温胆，《太平惠民和剂局方》二陈，青州白丸子，《济生方》导痰，《证治准绳》涤痰，《医学心悟》半夏白术天麻汤，于法可谓详备矣。严氏此方，即《备急千金要方》温胆去竹茹加南星者也。其涤痰之功，较孙氏方为尤胜。然痰之为病，热者多而寒者少。南星辛温燥烈，必用胆汁制过，去其温燥之性，于病机始为合拍。

四、竹茹温胆汤

来源：《扶寿精方》，由温胆汤加黄连、桔梗、柴胡、香附、麦冬、党参组成。

原文：治伤寒日数过多，其热不退、梦寐不宁，心悸恍惚，烦躁多痰不眠者。

功效：解热清火，肃肺健胃。

主治病机：主治痰热内扰、胆腑不宁，症见失眠心悸、躁扰恍惚、咳嗽痰多、胸胁满闷、舌红苔白腻、脉弦滑。

方证药证：竹茹温胆汤是由小柴胡汤和温胆汤化裁而成，为清中寓补之方，具有解热清火、肃肺健胃的功效。以《伤寒论》六经辨证角度来看，竹茹温胆汤似属治疗少阳病（寒热往来，胸胁苦满，心烦喜呕，欲寐）范畴的疾病。竹茹、柴胡、黄连解热清火；桔梗、枳实排痰肃肺；半夏、陈皮、香附、生姜燥湿健脾；人参、茯苓、甘草、大枣补气和中。

五、十味温胆汤

来源：《三因极一病证方论》，为温胆汤去竹茹加人参、熟地黄、五味子、酸枣仁、远志而成。

功效：益气养血，化痰宁心。

主治病机：心虚胆怯，痰浊内扰证。触事易惊，惊悸不眠，夜多噩梦，短气自汗，耳鸣目眩，四肢浮肿，饮食无味，胸中烦闷，坐卧不安，舌淡苔腻，脉沉缓。

方证药证：方中半夏燥湿化痰、理气散结，且能降逆止呕；陈皮、枳实行气以化痰散结；茯苓淡渗利湿，使湿邪从小便而出，湿去则痰无由生；酸枣仁、远志、五味子宁心安神；人参益气健脾，脾健则湿去，可绝生痰之源；熟地黄滋阴养血，心有肝养则不悸动；甘草益气、调和诸药。以上诸药相配，共奏化痰降浊、补益气血、养心安神之功。

六、黄连温胆汤

来源：陆廷珍《六因条辨》，由黄连、半夏、陈皮、茯苓、枳实、竹茹、大枣、炙甘草等组成。方名黄连温胆汤，寓意君药之性，实则祛痰和胃清胆。

功效：清热燥湿，理气化痰，和胃利胆。

主治病机：主治胆失清净、痰热内扰所致之头痛眩晕、心悸气短、痞满纳呆、口苦泛恶、心悸少寐、胸脘憋闷、胸痛，以及中风、癫狂等病证。

方证药证：黄连温胆汤中黄连燥湿化痰，清心泻火；半夏降逆和胃，除湿化痰；竹茹清热化痰，止呕除烦；枳实行气消痰，使痰随气下；陈皮理气燥湿；茯苓健脾渗湿；姜、枣、甘草益脾和胃而协调诸药。综合全方，共奏理气化痰、清胆和胃、养心安神之效。

七、半夏白术天麻汤

方歌：半夏白术天麻汤，苓草橘红枣生姜，眩晕头痛风痰盛，痰化风息复正常。

来源：出自《医学心悟》。全方由半夏、白术、天麻、茯苓、陈皮、甘草、大枣、生姜等组成。

功效：温凉并济，补泻兼施，补脾燥湿，化痰息风。

主治病机：痰厥头痛，咳痰稠黏，头眩烦闷，恶心吐逆，身重肢冷，不得安卧，舌苔白腻，脉弦滑。现用于梅尼埃病见有上述症状者。

方证药证：本方用半夏、陈皮、茯苓燥湿化痰，天麻息风而治眩晕，白术健脾标本兼治，半夏、生姜降逆止呕，甘草调和诸药。本方具有健脾祛湿、化痰息风之功，常用于因脾虚而痰湿内生、风痰上扰的眩晕。

八、蒿芩清胆汤

方歌：蒿芩清胆碧玉需，陈夏茯苓枳竹茹，热重寒轻痰夹湿，胸痞呕恶总能除。

来源：出自《重订通俗伤寒论》。由温胆汤与碧玉散合方加味而成，青蒿、黄芩为主药。

功效：清胆利湿，和胃化痰。

主治病机：治疗少阳湿热证，寒热如疟，寒轻热重，胸胁胀痛，呕恶不食，口苦，吐酸苦水或呕黄色黏涎，舌红苔白腻微黄或间有杂色，脉滑而数。

方证药证：方中青蒿清暑热以透邪，黄芩化湿热以利胆，共为君药；竹茹、橘皮、半夏、枳壳理气降逆，和胃化痰，均为臣药；赤茯苓、碧玉散淡渗利湿，并导胆热下行，为佐使药。合而成为清胆热，化痰湿，畅气机的要方。

【参考文献】

[1] 施国善，王有鹏．温胆汤源流及方名探析 [J]．辽宁中医杂志，2016，43（8）：1635-1637.

[2] 施国善，王有鹏．温胆汤方义及应用探析 [J]．中华中医药学刊，2017，35（1）：79-81.

[3] 刘华东，朱益敏，范欣生，等．《太平惠民和剂局方》二陈汤方证本义探析 [J]．现代中医药，2013，33（5）：37-39.

[4] 高军宁，刘淑霞．温胆汤的源流、类方、方证及临床应用 [J]．甘肃中医学院学报，2009，26（5）：44-46.

[5] 丁瑞丛，杨怡然，刘玲，等．涤痰汤源流探析 [J]．中国中医基础医学杂志，2018，24（3）：308-309，314.

[6] 柯志颖．"痰"病证治理论探讨及临床应用研究 [D]．北京中医药大学，2007.

[7] 潘澄濂，潘毓仁．竹茹温胆汤对流行性感冒的临床应用 [J]．福建中医药，1988（4）：19-20.

第二章　临床药学基础

第一节　药证

本方由半夏、竹茹、枳实、橘皮、生姜、甘草 6 味药组成，君药是陈皮。

一、主药药证

（一）陈皮证

陈皮古云橘皮，在《本草经》中橘皮为橘柚的别称。橘柚："主胸中瘕热，逆气，利水谷。久服去臭，下气通神。"《名医别录》续增："止呕咳，除膀胱留热、停水、五淋、利小便，主脾不能消谷，气冲胸中，吐逆，霍乱，止泄，去寸白。"此后，《药性论》补充："治胸膈间气，开胃，主气痢，消痰涎，治上气咳嗽。"《本草拾遗》认为，朱柑、乳柑、黄柑、石柑、沙柑橘之类，"此辈皮皆去气调中"。《食疗本草》以其"止泄痢，食之下食，开胸膈、痰实结气，下气不如皮"；干皮"治下焦冷气"。《日华子本草》述"消痰止嗽，破癥瘕痃癖"，前述与《药性论》的"消痰涎，治上气咳嗽"大同小异。《药性赋》明确指出陈皮"留白者补胃和中，去白者消痰泄气"。《本草纲目》首提"疗痎疟，大肠秘塞"。《药鉴》谓其"解酒毒"。《景岳全书》

称其"尤消妇人乳痈，并解鱼肉诸毒"。《本草备要》将陈皮"调中快膈，导滞消痰，利水破癥，宣通五脏，统治百病"，归结为"理气燥湿之功"。《本草发挥》云："理胸中滞气。"

综合诸家本草，陈皮功用主要有：①化痰止咳（消痰涎、痰实结气，治上气咳嗽、消痰止嗽、消痰泄气）；②理气宽胸（胸中瘕热逆气、气冲胸中、胸膈间气、胸中滞气、快膈、理气）；③降逆止呕（逆气、下气、呕吐、胸中吐逆）；④健胃消食（开胃、脾不能消谷、补胃和中、调中、导滞、燥湿）；⑤止泄止痢（霍乱、止泄、气痢）；⑥利水通淋（膀胱留热停水、五淋、利小便、利水）；⑦通便（大肠秘塞）；⑧活血消癥（癥瘕、疝癖、破癥）；⑨解毒（消乳痈、解酒毒、解鱼肉诸毒）；⑩截疟（痎疟）；驱虫（去寸白）。

（二）古今功用比较分析

《中华人民共和国药典》，简称《中国药典》。《中国药典》一部记载：陈皮"理气健脾、燥湿化痰。用于脘腹胀满，食少吐泻，咳嗽痰多"。与由历代本草提炼出化痰止咳、理气宽胸、降逆止呕、健胃消食、止泄止痢功能大体相吻合；也与古代含陈皮复方治疗气滞、呕吐、脾虚食积、泄痢、咳嗽、痰饮等病证相对应，进而说明《中国药典》继承了陈皮传统的主流功能。

1. 化瘀消癥　《日华子本草》以其"破癥瘕疝癖"；《本草备要》用来"利水破癥"。古代含陈皮复方用于治疗积聚心腹胀满、久积癥癖、食癥等，提示陈皮具有化瘀消癥的功能。《中国药典》一部未收录这一功能。

2. 止痛　历代本草并无陈皮止痛和治疗诸痛的著录。清代《本草崇原》始有"橘核主治肾疰腰痛，膀胱气痛"的记载，但未提橘皮止痛。但古代含陈皮复方则大不相同，竟有221首治疗包括腰痛、诸痹、小肠气、虚劳心腹痛、伤寒头痛、脚痹等多种疼痛，提示陈皮或能止痛。《中国药典》一部未收录这一功能。

3. 利水消肿　《名医别录》最早明确陈皮有逐水之功，《开宝本草》则用来"下停水，利小便"。后世本草补充除膀胱留热、利水、五淋。而古代含橘皮、陈皮复方广泛治疗诸肿、水肿、水气遍身肿满、水气、脚气肿满、虚劳浮肿、小便不通、咳嗽面目浮肿、十水等，组方高达230首，说明陈皮"利水消肿"早已得到古代医家的普遍认同。《中国药典》一部未收录这一功能。

4. 止泄痢　《药性论》谓其"主气痢"，《开宝本草》中有"止泄"的论述。古代含陈皮复方广泛治疗诸泻、冷痢、泄痢、诸痢、下赤痢白痢、下痢、濡泄、气痢和泄泻，说明陈皮有止泄痢功能。《中国药典》一部未收录这一功能。

5. 通便　《本草纲目》首提疗"大肠秘塞"。古代含陈皮复方广泛治疗大便秘涩不通、风秘、大肠实、伤寒大便不通，说明陈皮或有通便潜在功能。《中国药典》一部未收录这一功能。

二、其他药物药证

（一）半夏证

半夏——可以用散、下、润、和4字概之。

其一，半夏味辛善行，散而开郁结、化饮邪，亦能散血而治破伤跌仆。古人记载其可以"救暴卒"，言："凡遇五绝之病，用半夏末（此指生半夏）吹入鼻中即治。"五绝，即缢死、溺死、压死、魇死、产死。

其二，半夏下气而为止呕要药，尤善治气逆之由水气相激者。其下气的特点是可以使气不自中焦而上，这与杏仁、旋覆花等的降肺气，即降上焦之气不同。

其三，半夏之润乃由其体滑而味辛，时珍谓其涎滑能润，辛温能散亦能润，故能行脾湿而通大便，利窍而泻小便。《素问·脏气法时论》言："肾苦燥，急食辛以润之。"成无己云："半夏辛而散，行水气而润肾燥，和剂局方用半硫丸治老人虚秘，皆取其滑润也。"这里的半硫丸即硫黄与半夏等分，生姜糊丸。王好古亦云："半夏疏脾湿而润肾燥。"

半夏的"润肾燥。"有两个方面：第一，脾易留湿，湿困中焦，水入即被遏成邪，不得化生阴津精血。先天肾精不得后天所补，故成肾燥。半夏引阳入阴，阳入阴而化之散之，气得行，水得利且为人身之用，肾燥得解。第二，肾藏一身元阴元阳，阴阳互根互用，阳得阴精之充盛而有所依附，阴得阳气之温，煦而不滞不腻。半夏辛温助阳，使肾阴化生有源有力，故曰润肾燥。

现在药房中半夏饮片一般是 6g 一小袋的包装，说明现在处方的常用剂量是 6g，甚至更少，至多用 9g 或 10g，然仲景方中半夏多用半升，折算当时标准为五两，即现今之 15g，其中必有道理。正如王好古所言，半夏乃疏脾湿，其以治湿见长，但并非源其性燥，而是以疏为用脾苦湿，必得味辛气温以为之燥，此燥乃指湿去则土燥，即脾的生理之燥，而非半夏之性燥也。至于古人谓"阴虚劳损"不宜用，是因其人本非湿热之邪，而用利窍行湿之药，重竭其津液，成无己谓此乃"医之罪也，岂药之咎哉"？也正因为如此，朱丹溪以其滋阴大家尚言："二陈汤能使大便润而小便长也。"

　　半夏之和，既可助柴胡和阴阳以调寒热，又可和胃建中，且大半夏汤、小半夏汤以配伍之功使和之轻重有所不同。《本经疏证》妙言："小半夏汤是耕耘顽矿而疏通之，使生气得裕；大半夏汤是沃润不毛而肥沃之，使生气得种。"半夏乃足太阴脾、足阳明胃、足少阳胆经之要药。少阳枢机不利，半夏为柴胡之使以和解少阳，且小柴胡汤中取柴胡由阴而达阳，半夏由阳而化阴，可以说是绝妙之配伍。大半夏汤、小半夏汤同主呕，而谷不得下，小半夏之胃反呕吐，是饮停胃逆，可见胃犹有权；而大半夏汤之朝食暮吐、暮食朝吐，宿谷不化，胃几近无权，故小半夏汤用一升半夏、八两生姜，而大半夏汤则用二升半夏加人参三两、白蜜一升。药之轻重分明，和之力量亦迥然有别。

　　在上述四点当中，散、下之力为众人熟而惯用，而润、和二功今人则未能尽用之。深而究之，此四性关键可为一"和"字可统。盖人之生为阴平阳秘，协调为用，人之病必有阴阳不和。半夏二月生苗，长于夏之半，得一阴之气而枯，即生于阳，成与阴；其气化于阳盛之候，遇一阴初生，以阳之极而归阴，故能引阳入阴，且更可使人身正气自阳入阴，能不使人身邪气自阳入阴。《灵枢》曰："阳气者，不得入于阴，阴气虚，故目不得瞑。饮以半夏汤，阴阳既通，其卧立至。"这就是使人身气自阳入阴的例子，其中的半夏汤即半夏秫米汤。伤寒寒热心下坚、胸胀咳逆为阴阳不和；头为诸阳之会，阳为阴格则眩；咽喉为群阴之交，阴为阳搏则肿痛；肠鸣者阴已降而不得入；气逆者阳方升而不得降；汗出者，阳加于阴，阴不与阳和。半夏功在使阴不拒阳，阳能入阴，故《本经疏证》云："半夏非能散也，阴不格阳，阳和而气布矣；半夏非能降也，阳能入阴，阴和而饮不停矣。"此处的"非"并不是否定,而是将其散与降的机理用人体阴阳变化加以阐明。

关于半夏的禁忌,古人概括为三,即血家、渴家、汗家。又仲景方中可见,虽云若渴者去半夏、心中烦者去半夏,但从整个组方来看,这并不是绝对的,基本上是半夏合于温燥队中见烦则不用,见渴则不用,如小青龙汤;而合于清润队中偏为烦渴之良剂,如竹叶石膏汤、麦门冬汤,二方原文中虽未说有烦渴,但从其用了大量凉润生津除烦药物可以推知。另外,《名医别录》言半夏可堕胎,但《金匮要略》中有干姜人参半夏丸治妊娠恶阻,其中的道理,应该就是《内经》中所言"有故无殒,亦无殒也"。

(二)茯苓证

于彩娜、窦德强在《茯苓性味与效用源流考证》中,通过《神农本草经》《吴普本草》等医书,总结茯苓的效用主要为利水渗湿、健脾、养神宁心等。陈晔在《茯苓的医著分析及不同产地质量研究》中对《肘后备急方》中使用药物频次进行统计,茯苓被使用27次,列第18位,茯苓在各药方中的功效,主要为利水渗湿、健脾、宁心及美白4类。

从《伤寒论》《金匮要略》《外台秘要》中对关于含茯苓的药方的功效记载进行分析,隋唐时期茯苓的医用效果与《神农本草经》所辖定范围基本相同而略有发展。《伤寒论》中所列含有茯苓的药方主要有小青龙汤方、茯苓桂枝甘草大枣汤、茯苓桂枝白术甘草汤方、桂枝去桂加茯苓白术汤方、茯苓四逆汤方、五苓散方、茯苓甘草汤方、五苓散、猪苓汤方。而在《金匮要略》中所提及病证中能用茯苓的主要有百合狐惑阴阳毒病、中风历节病、血痹虚劳病、奔豚气病、胸痹心痛短气病、腹满寒疝宿食病、五脏风寒积聚病、痰饮咳嗽病、消渴小便利淋病、水气病、黄疸病、呕吐哕下利病、妇人妊娠病、妇人杂病。而这些药方所治疗的范围多是在《神农本草经》中所列茯苓的治疗范围，不同的是在《神农本草经》中位列于后的"利小便"功效，在《伤寒论》中所用甚多。

茯苓的美白功效。《肘后备急方》云："茯苓、白石脂，分等。蜜和涂之，日三度。"《肘后备急方》中把茯苓用于妇人面药中，为茯苓使用范围的新拓展，从临床医疗救治扩展到日常生活中。隋代巢元方的《诸病源候论》中对茯苓的使用仅限于茯苓的安神功效，并没有新的拓展，"时气病"中有"若得病无热，但狂言烦躁不安，精神语言与人不相主当者，勿以火迫，但以猪苓散一方寸匕，水和服之"。孙思邈的《千金翼方》中对茯苓的药用效果做了新的补充，"味甘，平，无毒。主胸胁逆气，忧恚惊邪，恐悸，心下结痛，寒热烦满，咳逆，口焦舌干，利小便，止消渴，好唾，大腹淋沥，膈中痰水，水肿淋结，开胸腑，调脏气，伐肾邪，长阴，益气力，保神守中。久服安魂养神，不饥延年。一名伏菟，其有木根者名茯神"。细察《金匮要略》与《肘后备急方》中使用茯苓的药效范围，孙思邈的《千金翼方》在《神农本草经》的基础上所做新补充的"开胸腑，调脏气，伐肾邪，长阴，益气力"，在《金匮要略》中"百合狐惑阴阳毒病""五脏风寒积聚病""胸痹心痛短气病"等病证医治药方中已经有所使用，且《千金翼方》中有茯苓入药的"妇人面药"之"面脂方"，"主面及皯黡黑皯，凡是面上之病悉皆主之方"，即黑痣、皮肤干枯等均可适用此方，而此"妇人面药"在上文《肘后备急方》中已经提及有美白方，其医治效果类似。因此《千金翼方》中所做之新补充，基本是在前代医方经验基础之上的总结和归纳。在敦煌文献中还发现含有用于滋补肝肾的药方。此外，《外台秘要》中有"《救急》疗疟瘴病，经百日或一年以上，诸药不能瘥，进此方无不损者，蜀漆汤"。《救急方》的作者应为唐高宗、武则天时期的人，因此也可说唐代使用茯苓治疗疟疾，是对茯苓功效的进一步拓展。

茯苓在食疗方面的应用。孙思邈《备急千金要方》的"食治"、孟诜的《食疗本草》中并未发现有关食用茯苓的记载，至少可以说在孙思邈及孟诜对茯苓的认知中，还没有把茯苓归纳到"食疗药"一类。

（三）甘草证

甘草的"主作用"为补中土。

1. 甘草的功效　《本经逢原》云甘草"能和冲脉之逆"。意思是甘草当有降冲脉逆气的作用。"冲脉之逆"是一种什么样的病理病机呢？《素问·骨空论》云："冲脉者，起于气街，并少阴之经，夹脐上行，至胸中而散。"《难经·二十八难》云："冲脉者，起于气冲，并足阳明之经，夹脐上行，至胸中而散。"可见冲脉与肾、胃二经联系密切。对于冲脉上逆，张锡纯认为"肾虚气化不摄，则上注其气于冲，以冲下连肾也。夫冲为血海，实亦主气，今因为肾气贯注，则冲气又必上注于胃，以冲上连胃也。由是，冲气兼挟胃气上逆。"可见冲脉上逆与胃、肾之气上逆同时发生，而冲脉上逆的原因为肾虚气化不摄，即在内之正气不足，虚浮之气上逆，则降冲逆即降胃、肾之逆气也。由此可见，甘草的作用关键即在于肃降虚浮之逆气，这个气应当包括少阴肾气和阳明胃气。

2. 甘草的作用机制　人体是一个有机的整体，其一切生命活动都要依赖气的运动来实现。如人体正气不足，就会出现两种情况：一是正气不足不能外达肌表发挥温养作用，虚藏于内，这样就会出现在表恶寒、汗出等症；二是正气不足不能外达肌表以温养肌表，虚而外浮，不寻常路，逆而上行，这种虚浮之逆气，不但不能发挥正常的温养肌表的作用，还会化热伤津耗气。这两种情况与阳气虚弱相似。阳气虚弱，可出现两种情况：一为虚寒；一为阳虚阴盛格阳，反见热象。而正气不足的两种情况较阳气虚弱的两种情况相比为轻。甘草就是通过肃降这种虚浮之气，使气收蕴于内，然后重新回到正常的温养肌表的途径上来，发挥正常的生理作用。甘草以降为补，恢复脏腑阴阳之正气。

3. 甘草在《伤寒论》中的配伍运用　甘草肃降阳明胃气的作用可见于如甘草干姜汤中，即防止干姜温中生热，热而妄行，不循正常途径外达，而通过甘草的肃降，先封塞不正常的路径，使热循常路，以便更好地发挥干姜温中散寒的作用。肃降少阴肾气的作用可见于麻黄附子甘草汤方中，即防止附子温肾，麻黄生热，而热气不循常路，用甘草肃降之，以更好地发挥附子温肾的作用。甘草同时肃降胃、肾之气，可见于四逆汤方中。

4. 甘草在"甘温除热"治法中的作用　脾胃为后天之本，气血津液生化之源，故宜养而不宜伤。若饮食劳倦，损伤脾胃，一方面可使水谷之气不得升浮，则中焦之阳因而下陷，阳陷于下，中焦转为虚寒，随之可使虚阳外浮而成热象；另一方面，内伤脾胃，则导致谷气下流而蕴为湿热，此时少阴肾水受困，进而可导致少阴的阴火上冲，而少阴之经上系于心，心尊不受邪，有邪则心包代受。因此，心包络代心受阴火上冲之侵袭乃有大热，烦渴，脉洪大等热证出现。针对以上两方面的病理变化，李东垣提出了以补中益气汤为代表的甘温除热的治法，而方中的甘草即用来肃降胃、肾虚浮之气。

（四）枳实证

据《本草经》记载，枳实"主大风在皮肤中，如麻豆苦痒，除寒热结，止痢，长肌肉，利五脏"。把治疗皮肤瘙痒置于首位。其后，《名医别录》补充"除胸胁痰癖，逐停水，破结实，消胀满、心下急、痞痛、逆气、胁风痛，安胃气，止溏泄，明目"之用，确认并强化了治疗结实痞满、停痰留饮的功用。《药性论》增加了"解伤寒结胸，入陷胸汤用。主上气喘咳，肾内伤冷，阴痿而有气，加而用之"。《本草衍义》认为："枳实、枳壳一物也。"或基于此，宋代以前枳壳未能单列条次。又云："张仲景治伤寒仓卒之病，承气汤中用枳实，此其意也，皆取其疏通决泄、破结实之意。他方但导败风壅之气，可常服者。"说明张仲景治疗结胸、痞满，乃法《本草经》"除寒热结"之用，并得到历代本草的普遍认可和转载。《本草衍义补遗》所谓"泻痰，能冲墙倒壁，滑窍泻气之药"，强调了枳实破结、散痞、导滞、推荡之力。这与早期本草"止痢"和"止溏泄"作用趋势截然不同。

金元以后，枳实功用多有总结与阐释。《药类法象》所云：枳实"除寒热，破结实，消痰痹。治心下痞，逆气胁痛"，大体承袭《本草经》和《名医别录》所述。《药性赋》归纳其用有四："消胸中之虚痞，逐心下之停水，化日久之稠痰，削年深之坚积。"《主治秘诀》则认为："其用有五：主心下痞一，化胸胁痰二，消宿食三，散败血四，破坚积五。"其中消宿食、散败血是总结出来的新认识。《本草纲目》对枳实功用作一元化解释："大抵其功皆能利气。气下则痰喘止，气行则痞胀消，气通则痛刺止，气利则后除。"由此可知，枳实乃调节气机升降出入之剂。《景岳全书》概括最全："除胀满，消宿食，削坚积，化稠痰，破滞气，平咳喘，逐瘀血停水，解伤寒结胸，去胃中湿热。"《得配本草》云："泄下焦湿热，除中脘火邪。"

综合诸家本草，枳实功用主要有：①破气散结（破结实、寒热结，削坚积、心下痞、心下急，消胀满，破癥结痃癖、结胸、胸中虚痞，破滞气）；②散痞止痛（痞痛、胁风痛、逆气胁痛、胸腹闭痛、痞胀）；③消积导滞（消宿食、去胃中湿热）；④化痰（除胸胁痰癖、泻痰、消痰痹、化稠痰）；⑤利水消肿（逐停水、治肺气水肿、水肿胁胀）；⑥活血化瘀（散败血、逐瘀血）；⑦止咳平喘（止上气喘咳、痰喘、平咳喘）；⑧祛风止痒（皮肤苦痒、除风、皮肤痒）；⑨止泄止痢（溏泄、泄下焦湿热、止痢、泻痢）；⑩止呕（安胃气、逆气）；明目。其他功用则属散见。

1. 止痛　《名医别录》最早记载枳实有止痛功能，经历代本草传承下来。古代含枳实复方，用于膈痰风厥头痛、头痛、首风、伤寒头痛、心腹痛等，计53方，以各种疼痛为干预对象，说明枳实"止痛"功能得到古代医家的普遍认可。《中国药典》一部未予收录此功能。

2. 利水消肿　历代本草记载枳实逐停水、治肺气水肿、水肿胁胀。古代含枳实复方，治疗涌水、小便不通、伤寒小便不通、水气、诸肿、大腹水肿、气肿等，计30方。提示枳实有利水消肿的功能。《中国药典》一部未予收录此功能。

3. 止咳　本草有枳实止咳的记载，止上气喘咳、痰喘、平咳喘。古代含枳实复方用于咳嗽上气、喘、喘促、咳逆上气、伤寒咳嗽、上气、咳嗽、伤寒上气、气嗽、三焦咳等，计27方，提示枳实有止咳的功能。应当指出，《中国药典》用于"痰滞气阻"，并未明确止咳治疗咳嗽之功能。

4. 止呕　本草有枳实安胃气、除逆气的记载。古代含枳实复方用于呕吐、呕哕、伤寒呕哕、恶阻、时气呕逆、伤寒干呕等，计27方。提示枳实有止呕的功能，《中国药典》一部未予收录此功能。

5. 祛风除湿　本草有枳实治疗皮肤苦痒、皮肤痒，除风的记载，古代含枳实复方用于中风百节疼痛、诸痹、腰脚疼痛、风身体疼痛、风痹、白虎风等，计24方。提示枳实有祛风除湿的功能，《中国药典》一部未予收录此功能。

6. 安神　本草确无枳实安神的记载，但古代含枳实复方用于怔忡惊悸、风惊悸、伤寒心悸、伤寒谵语、虚劳惊悸、胆虚不得眠、虚劳不得眠等的治疗，计34方，提示枳实有安神的功能。

7. 清热泻火解毒　本草没有枳实清热泻火解毒的记载，但古代含枳实复方用于痈疽、瘭疽、毒肿、脚气上生风毒疮、肺脏风毒生疮、乳痈、丹毒、一切恶疮、头疮、浸淫疮等的治疗，计35方，提示枳实有清热泻火解毒的功能。

（五）竹茹证

竹茹味甘微寒，归肺、胃经。功效：清热化痰，除烦止呕。《本草备要》谓竹茹能"泻上焦烦热，凉血"；《本草述》说其"除胃烦不眠"；《药品化义》中记载："竹茹，轻可去实，凉能去热，苦能降下，专清热痰，为宁神开郁佳品。主治胃热噎膈，胃虚干呕，热呃咳逆，痰热恶心，酒伤呕吐，痰涎酸水，惊悸怔忡，心烦躁乱，睡卧不宁，此皆胆胃热痰之症，悉能奏效。"《本草新编》述及其能"散阳明之邪热，亦退虚热烦躁不眠，专凉心经，尤祛风痉"。竹茹安眠之效，归于其化痰热之功，痰热造成胆胃不和则虚烦惊悸不眠，痰浊阻胃不和则卧不安。三部《名医类案》不寐中，病因属痰之心胆气虚、胆郁痰扰、痰热扰神者，多用温胆汤、竹茹温胆汤、黄连温胆汤之属，以化痰、理气、清热药物配伍竹茹，以达祛痰清热、开郁宁神之功。

（六）生姜证

生姜作为单独的一味药首见于陶弘景《名医别录》，对其性味的记载为"味辛，微温"；在李时珍的《本草纲目》中记载为"辛，微温，无毒"；2010版《中国药典》中有关生姜的记载为"辛，微温，归肺、脾、胃经"。主治伤寒头痛、鼻塞、咳逆上气，止呕吐。久服去臭气，通神明"。又在《名医别录》中说："生姜，微温，辛。归五脏，除风邪寒热，伤寒头痛鼻塞，咳逆上气，止呕吐，去痰下气。"后世也有诸多有关生姜功效的表述，如唐代《本草拾遗》则说生姜"汁解毒药，破血调中，去冷除痰，开胃"；元代《医学启源》记载生姜"温中去湿，制厚朴、半夏毒"；清代《本草思辨录》更加明确记载生姜"核之黄芪桂枝五物汤，黄芪与生姜俱较此加倍，且减芍药去甘草，显为宣通血痹而然。

综合以上表述，结合生姜在《伤寒论》和《金匮要略》中的运用情况，可以归纳出生姜的功效如下：发散风寒，调和营卫；调胃和中，降逆化饮止呕；温阳散寒利水；温通血脉，解毒和药。

1. 风寒表证多用生姜。生姜气辛，挥发宣散，走而不守，尤善走表，用此发散风寒。

2. 气病证用生姜。气病证，以阳气郁遏，水津不散为其病理关键。表现为腹中痛、雷鸣下利等症。生姜辛温走散，宣通阳气，仲景用此，方例甚多，如真武汤、越婢汤、桂枝加黄芪汤等，方中生姜其意不在温阳，而在通阳，宣展气机，以布水津。

3. 胃阳不足之浊阴上逆等证用生姜。胃阳不足时，浊阴易逆，可见头晕呕吐；脾阳一虚，水谷不化，可见泄泻、自利。所以用生姜温胃止呕，方如旋覆代赭汤、厚朴生姜半夏汤、吴茱萸汤等。

（七）大枣证

大枣性温味甘，入脾、胃经。功效：补脾益气，生津养血。本品甘温、质润、性暖，既能补脾气，又能滋营阴，为补脾胃不足的常用药。以其甘缓不峻常作为佐使药，入补益剂，以益气养血；入攻逐剂，以保护胃肠；入发散剂，以和营卫。据现代医药研究证实，本品含蛋白质、脂肪、糖类、钙、磷、铁及维生素 A、维生素 B_2、维生素 C 等成分，具有补脾胃、益气、生津、解除挛急兼有缓和药性和矫味作用。临床观察有镇静和利尿作用，对过敏性紫癜、慢性胃炎有一定疗效，遇湿盛脘腹胀满者不宜应用。其临床应用主要有：

1. 用于脾胃虚弱，作为辅助药。入补气方剂中，常与生姜同用。

2. 用于妇人脏躁（相当于更年期综合征、癔病等），常与甘草、浮小麦、麦冬等配伍，如甘草大枣汤加味。此方滋阴降火润燥，可通过其镇静作用而取得疗效。

3.利用其"甘以缓之"解除拿急的作用，配伍麻黄、熟附子等祛风散寒药，治疗风寒痹痛（风湿性关节炎），方如大枣汤。

4.缓和药性，与作用较猛烈的药物（芫花、甘遂）配伍，能缓和其峻烈之性，不致伤之脾胃。此外，近年来报道，以枣配芹菜根水煎服，能降低血清胆固醇。通常入药的品种较多，有黑枣、红枣、南枣、蜜枣等。

第二节　方证

温胆汤为千古名方。然在当今时代，一些年轻医生对温胆汤病机的认识仍局限于胆热痰热之论，仅把温胆汤的作用概述为清胆之效，殊不知温胆汤之病机实系胆寒胆虚、痰饮内犯，全方以温化寒痰、兼以清解郁热立法。

一、温胆汤之组方

温胆汤最初见于南北朝名医姚僧垣所撰的《集验方》，其后被《备急千金要方·胆虚实》所收录，云："大病后，虚烦不得眠，此胆寒故也，宜服此温胆汤。"当时之温胆汤方药组成为生姜四两、半夏二两、橘皮三两、竹茹二两、枳实二枚、炙甘草一两。从此可窥，胆虚寒实为此处温胆汤的病机，其病位在胆，而病性为虚为寒。继之，陈无择在《三因极一病证方论》中继承《集验方》所述，改温胆汤为半夏、竹茹、枳实各二两，橘皮三两，炙甘草一两，白茯苓一两半，姜五片，枣一枚，描述其主治为"心胆虚怯，或梦寐不详……气郁生涎，涎与气搏，

变生诸证……"现代方剂学也多描述温胆汤之出处为《三因极
一病证方论》。《三因极一病证方论·卷八》另载有一温胆汤，
其"治胆虚寒……虚劳烦扰，因惊胆慑……不睡"，方由半夏
（汤洗去滑）、麦冬（去心）各一两半，茯苓二两，酸枣仁（炒）
三两，甘草（炙）、桂心、远志（去心，姜汁合炒）、黄芩、萆
薢、人参各一两所组成，然其性味与当今温胆汤相差甚远，故
在此不做讨论。

二、温胆汤之病机

（一）古今文献考病机

经过文献收集与整理，笔者发现自汉代华佗的《华氏中
藏经》开始，便有"胆热则多眠，胆冷则无眠"之论。而后在
《集验方》中，姚僧垣明确提出"虚烦不得眠，此胆寒故也"，
这与巢元方在《诸病源候论》中所论的"若心烦不得眠者，心
热也；若但虚烦，而不得眠者，胆冷也"如出一辙。再者，在
随后唐朝的《备急千金要方》《外台秘要》、宋朝的《三因极一
病证方论》、元朝的《世医得效方》、明朝的《普济方》等著名
方书中，对"大病后虚烦不得眠，此胆寒故也"这一观点均做
了论述，足以说明"胆寒则不眠"已是当时的定论。温胆汤于
《集验方》《三因极一病证方论》中又被明确记载为"主治胆寒
不寐"之要方，乃至现代学者岳美中教授在《祖国医学资料选
编》中亦明确指出"定性为胆寒的……治疗用温胆法，代表方
剂温胆汤"，其胆寒之机可见诚难否定。何为胆寒？考证与姚僧
垣同时代的谢士泰所著的《删繁方》其中有述："实则热，虚则
寒；热则应脏，寒则应腑。"换而言之，前人每以"寒""热"

言"虚""实"，即所谓"胆寒""胆冷"，无非系指胆气虚弱、胆火不旺的病理属性。然胆寒胆虚何以不寐？

其一，《素问》有载："胆者，中正之官，决断出焉。"胆虚则决断无权，凡事遇之善惊，惊则心无所倚，神无所归而致不寐；其二，胆为少阳之枢，胆之枢机不利则卫气无以从阳入阴，继而不寐；其三，胆虚不旺，脾胃失其运化，痰饮内生，经脉受阻，上扰心神不寐，正所谓"痰在胆经，神不归舍，令人不寐"。由此观之，温胆汤之病机在于胆寒，实为胆虚痰饮内犯之证，正如近现代日本汉方大家矢数道明所谓："温胆汤实为祛痰之剂也。古人将痰饮谓胆寒，温胆乃温散痰饮。"

（二）药物结构论病机

细究《备急千金要方》中所载温胆汤的药物组成，其中温热药三味，分别为半夏、生姜及陈皮，微寒药为枳实及竹茹两味，药量之比为9∶4，由此其温胆之效可见一斑。从两方的药物加减上来看，《三因极一病证方论》中的温胆汤为在《备急千金要方》的温胆汤的基础上加上茯苓、大枣，而生姜的用量从之前的四两变为五片，药物结构与比例均与《备急千金要方》中温胆汤略有不同，也正由此，许多医家开始认为温胆汤所主病机实为痰热内扰，而非胆虚寒实。如清代吴谦在《医宗金鉴》中论述："温胆汤方以二陈治一切飞饮，加竹茹以清热，加生姜以止呕，加枳实以破逆，相济相须，虽不治胆而胆自和，盖所谓胆之痰热去故也……若谓胆家真畏寒而怯而温之，不但方中无温胆之品，且更有凉胃之药也。"然随着温胆汤在临床上的越来越多的应用，后世医家则对此提出异议。赵阳等认为，《三因极一病证方论》明确提出温胆汤"治大病后，虚烦不得眠，此胆寒故也"，这与《备急千金要方》中所述一致；另虽两方所述剂量不同，然细究书中记载，发现其温胆汤用的是煮散法，方法为用四大钱盛取煮散并且加生姜、大枣，其中生姜在药量上仍占最大比例；再者，方中枳实、竹茹之寒药是清痰湿之郁热，而全方仍以温化寒痰为本，这也是温胆汤之"温"的要点所在。

（三）医案证病机

据《续名医类案》中记载，一少年惊恐胆怯不卧两月，服用养心安神药均无明显改善，张路玉遇而治之，仅服温胆汤倍半夏、柴胡一剂便愈。又有近现代医家王吉友治一女性，平素心神不安，胆怯易惊，每每夜间坐立不安，甚则彻夜难眠，苔薄白脉弦细，予以半夏20g，枳实15g，竹茹15g，炙甘草15g，茯苓30g，远志50g，陈皮25g，石菖蒲15g，服6剂而愈。王氏另予温胆汤治疗心虚胆怯型不寐患者50例，发现经温胆汤治疗后50位患者的失眠均得到不同程度的改善。综上，温胆汤胆寒之机诚难否定，然仅凭此难以在临床上灵活运用温胆汤，故以下欲从病机证候、方证、体质等方面来进一步阐述温胆汤的应用。

三、温胆汤之应用要诀

（一）温胆汤本证

立于胆寒胆虚之机而论，《诸病源候论》对此类证候有载："胆气不足……善太息，呕宿汁，心下憺憺，如人将捕之……"继而后世医书《太平圣惠方》在此基础上进一步论述为"胆虚不得睡者，是五脏虚邪之气……伏气在胆，所以睡卧不安，心多惊悸，精神怯弱"，《圣济总录》论曰："足少阳经不足者，胆虚也。虚则生寒，寒则其病恐畏，不能独卧……心下憺憺，如人将捕之。"可见温胆汤证常有惊悸胆怯、失眠多梦等精神神经症状，其中尤以心惊胆怯为要，后世医家依据此证投之，常疗效显著。再考验温胆汤之组方结构及方证相应，笔者认为其中主要寓有小半夏加茯苓汤、二陈汤、橘皮竹茹汤及橘枳姜汤这四方之证。

首先，何为方证？其实，《伤寒论》中所述的"桂枝证""柴胡证"实已为方证之论，是通过以方名证，方证一致的形式来展示中医辨证理论中的理、法、方、药。黄煌学术团队认为方证对应应当强调"方"与"证"的高度相关性和统一性，正如喻嘉言的"有是病用是药"之论。另当强调方证对应的客观性，正如在《类聚方》中吉益东洞只述方证，从证论点，以方相应，而不谈方药理念，重视客观外在病证。我们应当明确，方证对应研究的对象实为方与人体的相互作用，即证为人体表现在外之征象，方为对证治疗之路径。

其中，小半夏加茯苓汤首载于《金匮要略》，原文所述其主治"卒呕吐，心下痞，膈间有水，眩悸者"，以及"先渴后呕，为水停心下"之证。《太平惠民和剂局方》所述之二陈汤则有"治痰饮为患，或呕吐恶心，或头眩心悸，或中脘不快，或发为寒热，或因食生冷不和"之效。《金匮要略·呕吐哕下利病脉证并治第十七》述橘皮竹茹汤善治哕逆者。橘枳姜汤则又有主治"胸痹，胸中气塞，短气"之说。结合四方所述之证，可知温胆汤在人体外之征象亦多表现为脾胃失职所致的恶心呕吐、清阳受困不升所致的头眩悸冒，以及气机不利所致的胸闷痞满痹痛，而此类在外之征象即为温胆汤方相应之证，亦与温胆汤胆虚痰饮内犯之机相合。诚如徐颖扉研究温胆汤对于化疗后患者恶心呕吐的疗效，将80例化疗患者分为温胆汤治疗组和对症止吐治疗组，结果亦显示温胆汤疗效更为显著。

在温胆汤相应舌脉之论中，周乐宾通过对温胆汤临床应用验效的病例研究发现，温胆汤之证其舌未必可见厚腻之苔，然多见弦、滑之脉，引人深思。从体质出发，又可对温胆汤在临床上的应用有所启发。何为体质？在王琦教授看来，体质是受先天赋予而在后天滋养下所成的综合生理及心理的固有特质，是与中医整体思想相对应，与自然、社会相统一的人体个性特征，并在对外界的刺激和对自身的生理结构、功能等方面存在着一定的个体差异，且在疾病的发生、发展和转归中存在着一定的易感性和倾向性。黄煌教授则在体质学说的基础上，结合自己临床上的经验及其病机对温胆汤体质做了进一步总结，大抵论述为其人多体型中等强壮，平素多饮酒及嗜食肥甘厚味，面容滋腻无华，平素情感丰富，并常有精神多疑、情志不畅之征，诸如焦虑、抑郁、急躁失眠等表现。另外提出温胆汤体质者舌边常有两条由细小唾液泡沫堆积而成的白线，且起病多表现为精神神经系统的疾病、消化系统疾病，以及心血管疾病。临床上亦发现温胆汤证在腹诊中多见腹肌略紧张而兼有胃内振水音的表现，亦实乃胆虚痰饮内停之象。每据上述要诀运用温胆汤，常能达桴鼓之效。

（二）温胆汤常见加减应用

医家喻嘉言曾有"有病用是药"之论，医者在临床治疗上每每需要根据病情变化加减用药。如若失眠不寐，兼胸闷烦躁、心率增快者，需加黄连以清热除烦；失眠而心中悸动不安尤甚者，加龙骨、牡蛎以镇心安神，或酸枣仁、远志以养心宁心安神；其人若兼见精神萎靡健忘、体型羸瘦、舌体瘦薄，则当去竹茹，加酸枣仁、五味子、远志、熟地黄、人参以益气养阴安神；若口苦、目赤、胸胁苦满、偏头痛或气喘作痛，当合柴胡、黄芩以清解少阳，甚者更加白芍柔肝养阴。另如气虚加党参、白术健脾益气；血虚者加丹参、芍药敛阴养血；焦虑、腹胀加栀子、厚朴；嗜睡、乏力、脉缓有力者，投麻黄以振发阳气；肌肉痉挛、抽动者以全蝎、蜈蚣息风止痉。温胆汤与其他汤药合用亦有佳效，如若精神恍惚、百般无奈而脉不滑、舌不红者，可合用酸枣仁汤；腹胀、咽喉异物感明显者多合以半夏厚朴汤；而胆怯失眠常伴情志抑郁不舒者，多合用柴胡加龙骨牡蛎汤以治之。

第三节　功效与主治

温胆汤是临床运用非常频繁的方剂，被广泛用于治疗胃肠道、心血管、呼吸系统等多种疾病，临床多用出自《三因极一病证方论》者。就其功效和主治，有的书中说是："理气化痰，清胆和胃。""是为胆胃不和，痰热内扰而设。"从前后文理分析，此"清胆"当属清胆热之意。但本人认为，温胆汤无论从药物组成，还是从临床应用看，当属热性，其言"清热"当须斟酌，用于治疗"痰热内扰"，与其名"温胆"亦似有矛盾，以下就此方的功效和主治谈谈看法。

一、从方剂组成看成方后的功效本方组成

半夏、竹茹、枳实各二两（6g），陈皮三两（9g），茯苓一

两半（5g），炙甘草一两（3g），生姜5片，大枣1枚。其中半夏在方中为君药，其味辛性温，具温燥特性，用治寒痰、湿痰，"本品长于治疗寒饮呕吐，常与生姜同用"，"治热痰，当忌用或慎用"，《本经逢原》亦云："半夏同瓜蒌、黄芩治痰热。"而橘皮"性味辛苦温，若治呕吐而见痰热之象者，可配竹茹、黄连等品"，"内有实热者须慎用"。由此可知，半夏、橘皮辛温治寒特性是不言而喻的。再看方中生姜，味辛性温，具温中温肺之功，"若治热证呕吐，可配竹茹、黄连"，"对于阴虚内热及热盛之证忌用"。

以上3味药均忌用、慎用于热证，其强烈之温性可见一斑。再看大枣，其味甘性温，常与生姜同用，且"本品助湿生热……痰热咳嗽均忌服"，《本经逢原》中说："枣属土而有火。"方中甘草、茯苓虽均为甘平之品，但如《用药心法》云："茯苓淡能利窍，甘以助阳……味甘平补阳，益脾逐水，生津导气"。《用药法象》引《本经逢原》言："甘草协和诸药，使之不争，热药得之缓其热，寒药得之缓其寒，寒热相杂者，用之得其平。"可见甘平之苓甘之属或偏助阳，或不偏不倚。方中唯有竹茹、枳实为寒凉之品，但其性也只是微寒而已。竹茹味甘而性微寒，有清化痰热作用，而治痰热时亦须与黄芩、瓜蒌或黄连配用，方能成其功，如黄连橘皮竹茹半夏汤。枳实味苦辛性微寒，在方中起行气消积作用。用治热证，如里热实证、湿热积滞证等，亦须与大黄、黄芩、黄连相配，如承气汤。由此可见方中用药共8味，寒温之比为2∶4，从药味上看温药为多。再从药物用量比例看，竹茹、枳实各为6g，温药半夏6g，陈皮9g，生姜5片，大枣1枚，甘平之茯苓5g，甘草3g。故从用量上看，温药也占了绝对优势。由此想到寒温并用之麻杏石甘汤，为了使全方辛凉大于辛热，而能辛凉宣泄，清肺平喘，以治肺热咳喘证，石膏虽为大寒之品，也得三倍或五倍于辛温之麻黄，方不失辛凉之性。故必须寒药量大于温药剂量，方能显示出方剂之寒性。可见，温胆汤中虽有寒性（只是微寒而已）之竹茹、枳实可清化痰热、下气消痰，但毕竟温药剂量大于彼，故全方已失寒凉之性，则难以达到清化痰热而治痰热内扰证之理想功效。

二、"清胆"之正确理解，应从《内经》之说

《内经》云："胆者，中精之府。""胆者，中正之官，决断出焉。"胆为奇恒之腑，不同于他腑之泻而不藏，以通畅为顺，而是以清净为顺，为一清净之府，"内藏清净之液，即胆汁"，故胆汁精明清净方能协助肝主疏泄，促进消化饮食、运化水谷精微、水液，才不致聚液成湿成痰。也只有胆汁精明清净，胆气安和，方能主决断。若胆汁清净受扰，不能协肝助脾运化，则易生湿生痰。如临床上患胆腑疾病，如胆囊炎、胆石症者，以肥人为多，因"胖人多痰湿"。反之，胆气若受痰浊所扰，则胆汁失其精明清净，胆气不得安和，则不得决断而致精神活动受影响，出现惊悸、胆怯、虚烦不宁、失眠、多梦等症。而温胆汤的燥湿化痰即为胆腑"排除干扰"，使胆汁清净，胆腑安和，亦即清胆除烦之意。此清胆之"清"，并非清热之"清"也。此也同温胆汤之温，并非温阳之"温"，而是"温和"之温意，即温胆汤是为了清净胆腑，安和胆气，使胆腑宁静温和而能行使其职权所设。有的书中说胆汤功效是"理气化痰，清胆和胃"，并声明"是为胆胃不和，痰热内扰而设"，显然此"清胆"是清除胆胃之热、痰热之意，故似有不妥。

三、临床应用必须加味，方能达清胆化痰热之目的

临床每用及温胆汤，总觉此方虽有寒药，但燥湿化痰、清胆宁神、散结和胃之功卓著，而无清热之功，若不经加清热类药物，而用于痰热之证，则常出现口干、津伤、心烦之症。如有人用本方加黄连、栀子、芦根等，可清胃泄热，用于痰热中阻见纳食呆顿、恶心呕吐、脘腹痞满不适、肢困身倦、口黏而苦、苔黄腻；本方加黄连、栀子、龙齿、莲心、酸枣仁、百合等，可清热养心宁心、泻火清胆安神，用于痰热内扰、心胆不宁、虚烦不眠；本方加瓜蒌、郁金、白矾、丹参，可清化热痰宽胸定悸，治痰热阻于心胸，闷胀痞塞，惊悸不宁；本方加黄连、大黄、生铁落、磁石、天竺黄、白矾、灯心草，可清心化痰，疗痰热蒙神，精神不宁，甚或癫狂或癫痫；本方加瓜蒌、黄芩、浙贝母、白毛夏枯草、竹沥、胆南星等，可清热化痰、止咳，用于痰热郁肺，咳嗽痰黄。临床实践证明，在酌加寒性药物后，本方清化痰热的疗效才确实得到体现。如果像这样加了大量寒药以后，才现出寒性的方，可说成原方是寒性的话，那么大量寒药与附子合用，附子也可说成寒性的了。这显然不合医理、药理。

综上所述，温胆汤虽有清热之药，但由于温药味多量重，全方已失去清热之功，自然不能用于痰热内扰，而只能燥湿化痰，和胃温胆。此不可不明。

【参考文献】

[1] 张丽艳，梁茂新．论陈皮潜在功用的发掘与利用 [J]．中

华中医药杂志，2017，32（1）：107-110.

[2] 周红伟.浅谈半夏之功用 [J].赤峰学院学报（自然科学版），2011，27（4）：69-70.

[3] 孙宜孔.汉至唐对茯苓的认识与使用 [J].西安文理学院学报（社会科学版），2017，20（1）：60-64.

[4] 刘宾，郑明常，王付.对甘草汤功用认识的探讨 [J].中国实验方剂学杂志，2011，17（23）：285-287.

[5] 张丽艳，梁茂新.枳实潜在功用的发掘与利用 [J].中华中医药杂志，2016，31（7）：2789-2792.

[6] 荆功军.生姜与大枣的临床应用 [J].求医问药（下半月），2012，10（10）：547.

[7] 宋成城，姜祖超，刘斐雯等.温胆汤方证刍议 [J].浙江中医药大学学报，2017，41（9）：743-746.

[8] 周叔平.论温胆汤之功效与主治 [J].中国中药杂志，2003（3）：97-98.

第三章　源流与方论

第一节　源流

一、温胆汤之源

　　目前就温胆汤的方源大致有两种看法：其一，认为该方首载于唐代孙思邈的《备急千金要方·卷十二·胆虚寒门》，此为较传统的看法；其二，认为该方出自南北朝名医姚僧垣的《集验方》，理由是唐代王焘《外台秘要·卷十七·病后不得眠方二首》有云：《集验方》之温胆汤，疗大病后虚烦不得眠，此胆寒故也，宜服此汤法，出第五卷，而《外台秘要》与《备急千金要方》两书所载之温胆汤组方相同、主治相似，故认为温胆汤应出自《集验方》。因姚僧垣之《集验方》成书后不久即散佚，后世较少见到传本，且历史上以"集验"命名的方书不止姚氏一部，故温胆汤方源即为姚氏《集验方》尚需考证。据林亿校《备急千金要方》序中有云："自余郭玉、范汪、僧垣、阮炳，上极文字之初，下迄有隋之世，或经或方，无不采摭，集诸家之秘要。"且考《二十五史·旧唐书》中有"集验方十卷姚僧垣撰"，可以推测《集验方》在孙思邈所处时代可能并没有散佚，有被直接引用的可能。同时，众所周知，孙氏之《备急千金要方》虽对古之方剂多所征引，其对方剂学整理、总结的贡献显而易见（在此不做赘述），但其所引之方不一一详具出处亦是其不足之处。而王氏医道虽未及孙思邈，然而采取诸家之方，颇得其要者，王氏编次，名题名号，使后之学者，皆知所出，此其所长也"（《外台秘要》孙兆序）。可见，王焘《外台秘要》中温胆汤的出处的记载可作为重要的参考。然据《二十五史·隋书·经籍志》记载有"姚大夫集验方十二卷""集验方十卷姚僧垣撰"及"集验方十二卷"（无撰者）三本同名医书，使得《外台秘要》所言之《集验方》是否即为姚僧垣所著仍值得推敲。考《二十五史·周书·四七·姚僧垣传》载："僧垣医书高妙，为当世所推，乃搜撮奇异，参校征效者，为《集验方》十二卷。"又姚氏曾历任"下大夫""中大夫""太医下大夫"及"北绛郡公"等官职，可推测《二十五史·隋书》中"姚大夫集验方十二卷"应是姚僧垣所著。又《外台秘要·卷五·疟疾方五首》所引"《集验方》"载："燕国公说，此方常见用有效。"而据《二十五史·周书·四七·姚僧垣传》中记载燕国公因姚氏医术精湛，欲其常侍左右，"与之偕老"。由此姚僧垣之《集验方》即"姚大夫集验方十二卷"，而亦即《外台秘要》所引之《集验方》者。至此可以认为，温胆汤确应出于南北朝名医姚僧垣之《集验方》，后为《备急千金要方》及《外台秘要》引用，"治大病后，虚烦不得眠，此胆寒故也，宜服此汤法"。由"生姜四两、半夏二两（洗）、橘皮三两、竹茹三两、枳实二枚（炙）（二枚：《备急千金要方》卷十二第二作'二两'）、甘草一两（炙）"组成（高文铸辑复本《集验方》依《外台秘要》卷十七辑复）。

二、温胆汤之流

（一）《三因极一病证方论》之温胆汤

该书为宋代陈言（字无择）所著，原题为《三因极一病原论粹》，现名为宋志所载，后人多简称为《三因极一病证方论》。考《三因极一病证方论》中温胆汤有两首，共在三篇出现。一为出自《卷八·内所因论·肝胆经虚实寒热证治》，主治"胆虚寒"，见"眩厥，足痿，指不能摇，躄不能起，僵仆，目黄失精，虚劳烦扰。因惊摄，奔气在胸，喘满，浮肿，不睡"。方由半夏、麦冬（去心）各一两半，茯苓二两，酸枣仁三两（炒），炙甘草、桂心、远志（去心，姜汁合炒）、黄芩、萆薢、人参各一两组成。上药散，每服四大钱，用长流水一斗，糯米煮。该方实为《备急千金要方·卷十二》的"千里流水汤"去秫米而成，后"千里流水汤"被收入《普济方·卷三十四》，而直接名为"温胆汤"，主治证不变。该方主治证除心胆虚怯之"虚劳烦扰""因惊慑"而致"奔气在肠，不睡"外，尚有"眩厥""失精"之症，故方中既有酸枣仁、人参、远志养肝血、宁心神、健脾气之品，又有温补命门之火之桂心，且以黄芩专入胆经，兼佐制方中诸药之温燥，而达温养兼顾之效。另一首载于《三因极一病证方论·卷九·虚烦证治》和《三因极一病证方论·卷十·惊悸证治》，此两首温胆汤药物组成相同，皆为"半夏（汤洗七次），竹茹、枳实（麸炒，去瓤）各二两，陈皮三两，甘草一两（炙），茯苓一两半。上为散，每服四钱半，水一盏半，加姜五片，枣一枚，煎七分，去滓"（以下称《三因极一病证方论》温胆汤）。由其组成可以看出，本方是在《集验方》

温胆汤基础上生姜减量，使之由《集验方》中之温胆散寒化饮的君药变成与大枣相伍的佐使药，而甘凉之竹茹量未变，可知该方"温胆"之力减；另，该方较《集验方》温胆汤多茯苓一两半，茯苓，《本经》中上品，主治"忧恚惊邪，恐悸，久服，安魂养神"，并可"保神守中"（《名医别录》），同时还可"利小便"（《本经》），"除湿益燥"（《本草纲目》引张元素言），于方中既可增安神定悸之功，亦可加强健脾燥湿化饮之效。《虚烦证治》中言其"治大病后，虚烦不得眠，此胆寒故也，此药主之，又治惊悸"，其主治仍沿袭《集验方》之旧。而《三因极一病证方论·卷十·惊悸证治》中其主治证有所不同，为"心胆虚怯，触事易惊，或梦寐不祥，或异象眩惑，遂致心惊胆慑，气郁生涎，涎与气搏，变生诸证，或短气悸乏，或复自汗，或四肢浮肿，饮食无味，心虚烦闷，坐卧不安"。可见此处温胆汤的病机有所延伸，为"气郁生涎，涎与气搏"，这对后世温胆汤的衍化和应用有很大影响。此外，在宋代王硕代表作《易简方》中亦有温胆汤一方，药物组成与《三因极一病证方论》温胆汤相同，而具体用量有所差异，但大致比例相似，其功能主治亦为综合《三因极一病证方论》"惊悸篇"和"虚烦篇"而成，因王硕就学于陈无择，与陈氏同为永嘉医派代表，曾有后人评论"王德夫作《易简方》，大概多选于《三因极一病证方论》，而复以他方增损之"。可推测《易简方》中温胆汤应源于《三因极一病证方论》，而王氏更具自己临床经验在药物用量上有所变化。

（二）其他温胆汤

《三因极一病证方论》温胆汤病机从《集验方》温胆汤的"胆虚寒"扩展为胆郁痰阻，其主治病证由"大病后虚烦不得

温胆汤

眠"扩展为"气郁生涎，涎与气搏"诸证。这一改变为后世医家所遵循，并不断扩展，以至《三因极一病证方论》温胆汤成为后世习用之方，而渐忘了《集验方》之温胆汤。以《中医方剂大辞典》为底本，其记载的温胆汤同名方剂共有13首，其中不包括《备急千金要方》之温胆汤和《集验方》温胆汤，《易简方》《内经拾遗方论》《医略六书》中温胆汤与《三因极一病证方论·卷九》之温胆汤药物组成相同，而未单独列出。除本文提到的上述温胆汤外，尚有以下9首同名方剂（《普济方·卷十四》中温胆汤为《千金要方·卷十二》之"千里流水汤"的异名，亦不计在内）。纵观此9首方剂，由"痰"或"痰火"而致的"不寐""少睡"甚或"惊悸"者有3首，分别出自《名医杂着·卷六》《万病回春·卷四》及《仁斋直指小儿方论·卷一》。其中《名医杂着·卷六》之温胆汤为《三因极一病证方论》温胆汤去竹茹，主治"胆气怯弱，惊悸少寐，发热呕痰，饮食少思"。《万病回春·卷四》之温胆汤主治"内有痰火，惊惕不眠"，故其方加入黄连、山栀子以清心火，并与半夏相伍以祛痰热；以茯神易茯苓，并加入酸枣仁、辰砂，以增其安神定悸之功；同时方中还用大量补气、养血、滋阴之品，标本兼顾。《直指小儿·卷一》之温胆汤是在《三因极一病证方论》温胆汤基础上减竹茹用量，加入酸枣仁宁心安神，治疗"小儿惊悸顽痰"。酸枣仁入心经，又因其味酸而入肝经，"主烦心不得眠，补中，益肝气"（《名医别录》），为宁心安神之佳品。远志能"定心气，止惊悸"（《名医别录》），具有交通心肾、安神定惊之功，并可"散痰涎，疗五痫之角弓反张，惊搐，口吐痰涎"，故既适用于心神不藏、惊悸不宁之失眠、健忘，又可适用于痰阻心窍之癫痫等证。因此，《医方类聚·卷二十三》引

《经验秘方》之温胆汤为增其"定心志"之功，在《三因极一病证方论》温胆汤基础上去竹茹加入远志、酸枣仁。而《笔花医镜·卷二》中温胆汤主治"胆气虚寒，梦遗滑精"，胆气虚寒可致心不藏神，可有心烦、不寐等；胆寄相火，而肾为相火之源，今胆气虚寒可知肾中相火必然不足，才可出现"梦遗滑精"之证，故方中除加远志、酸枣仁安神，尚有人参与远志相配补养心神、交通心肾，熟地黄填精益髓，五味子酸敛涩精，并可使补而不失。"钩藤，手足厥阴药也，通心包于肝木，风静火熄"（《本草纲目》），可使惊痫眩晕等肝风相火之病自除，故《古今医彻·卷一》主治"伤寒挟惊"的温胆汤即是在《三因极一病证方论》温胆汤基础上加入钩藤一味以息风止惊。《陈素庵妇科补解·卷一》之温胆汤主治"妇人经行，卒遇惊恐"而致"神志失宁，经血忽闭"，甚则"气乱"诸证，故方中除加入远志、酸枣仁、钩藤安神定惊外，尚有当归、川芎、香附诸药以和血行气，针对女科之病候。《活人书·卷六》中温胆汤的病机已由《三因极一病证方论》温胆汤之胆郁痰阻、《万病回春》温胆汤之痰火变为痰、气、火相和为患，故见"上则眩晕"，加味甘性平之天麻，既不偏于发散，亦不偏于滋补，以治头目眩晕；"中则干呕作酸"，乃因胆火内郁，横逆犯胃，胃失和降而致，加入芩、连清胆火，并可与方中半夏、生姜汁相伍，取仲景半夏泻心之辛开苦降之意，胆胃同治、止呕制酸；"下则腹痛便燥"，加入紫苏子，既可润肠又可降肺气以通肠腑。诸药相伍以治"痰气火并结中宫"所致诸证。余下《杂病源流犀烛·卷六》之温胆汤虽以"温胆"为名，但其方中药物组成与《三因极一病证方论》之温胆汤迥异，故本文不予论述。

综上可见，温胆汤当出自南北朝名医姚僧垣的《集验方》，

后为《备急千金要方》《外台秘要》所载而得以存留。《三因极
一病证方论》卷八、卷九之温胆汤较《集验方》之温胆汤组成
稍有变化，而主治由"胆虚寒"扩展为"气郁生涎，涎与气
搏"，而为后人所习用，至此后世之同名方剂多是在《三因极
一病证方论》温胆汤基础上灵活加减变化，最终形成了温胆汤
类方。

第二节　古代医家方论

　　南宋陈无择的《三因极一病证方论·卷十·惊悸证治》条
下记载了一首温胆汤，但与《集验方》之温胆汤相比减少生姜
的用量，增加了茯苓和大枣二味药，主治为"心胆虚怯，触事
易惊，梦寐不祥，或异象感惑，遂致心惊胆摄，气郁生涎，涎
与气搏，变生诸证，或短气悸乏，或复自汗，四肢浮肿，饮
食无味，心虚烦闷，坐卧不安"。其主治内容已从"胆寒"变
为"心胆虚怯"，并明确提出其病变机制为"气郁生涎，涎与气
搏"。后世医家对《三因极一病证方论》所载的温胆汤颇有见解
和发挥，据《中医方剂大辞典》记载以温胆汤命名而药物组成
不同的方剂共有 13 首，出自 11 部方书。其加减变化也多加寒
凉、补益之品，经典的有黄连温胆汤，十味温胆汤。

　　《医宗金鉴·删补名医方论》论：温胆汤"方以二陈治一
切痰饮，加竹茹以清热，加生姜以止呕，加枳实以破逆，相济
相须，虽不治胆而胆自和，盖所谓胆之痰热去故也"。

　　《血证论》对此亦有论述："二陈汤为安胃祛痰之剂，竹茹
清膈上之火，加枳壳以利膈上之气。总求痰气顺利，而胆自
宁。"这主要说明温胆汤是通过化痰理气以调畅气机，化痰以利

胆，胆清则气运，气运则郁热自除。

叶天士在治疗时提出"分消上下之势"的治疗方法。在具体用药中提出了"如近时杏、朴、苓等类，或如温胆汤之走泄"。温胆汤则为分消走泄的代表方剂。方中诸药配伍，化湿祛痰以除滞障，通利三焦而利气道水道。三焦气机通畅，升降之枢纽通利，则气机出入之枢自通而胆热清，可谓不从胆治而治胆。

清代罗东逸在《古今名医方论》中阐释："胆为中正之官，清净之府，喜宁谧而恶烦扰，喜柔和而恶壅郁，盖东方木德，少阳温和之气也。若夫病后，或久病，或寒热甫退，胸膈之余热未尽，必致伤少阳之和气，以故虚烦惊悸者，中正之官，以熇蒸而不宁也，热呕吐苦者，清净之府以郁实而不谧也。痰气上逆者，土家湿热反乘而木不得升也，如是者，首当清利三焦。方中以竹茹清胃脘之阳，而臣以甘草、生姜调胃以安其正，佐以二陈，下以枳实除三焦之痰壅，以茯苓平渗，致中焦之清气，且以驱邪，且以养正，三焦平而少阳平，三焦正而少阳正，胆家有不清宁而和者乎？和即温也，温之者，实凉之也。若胆家真畏寒而怯，属命门之火也衰，当乙癸同源而治矣。"

张秉成在《成方便读》中云："此方纯以二陈、竹茹、枳实、生姜和胃豁痰，破气开郁之品，内无温胆之药，而以温胆名方者，亦以肝为甲木，常欲得其温和之气耳。"也就是说，所谓温胆者，是指通过宣畅气机、祛除痰热，使胆热自清而恢复其中正温和之本性。

【参考文献】

[1] 马伯艳，秦佳佳，张福利.浅论温胆汤之源流 [J].辽宁

温胆汤

中医杂志，2007（3）：281-282.

[2] 刘楠，赵有强，何小丹，等.温胆汤方名探究[J].云南中医中药杂志，2016，37（8）：102-103.

[3] 施国善，王有鹏.温胆汤方义及应用探析[J].中华中医药学刊，2017，35（1）：79-81.

临证新论

第四章　温胆汤方临证概论

第一节　古代临证回顾

历代医家多认为温胆汤的"温"指少阳温和之气。

《成方便读》云："以温胆名方者，亦以胆为甲木，常欲得其春气温和之意耳"。吴崑《医方考》曰："胆，甲木也，为阳中之少阳，其性以温为常候，故曰温胆。"

吴谦《医宗金鉴·删补名医方论》引罗谦甫言："胆为中正之官，清净之府，喜宁谧恶烦扰，喜柔和恶壅郁。盖东方木德，少阳温和之气也……命名温者，乃谓温和之温，非谓温凉之温也。"临证因气郁而生涎，涎与气搏致胆郁痰阻，使胆汁清净受扰，不能协肝以助脾胃运化，则易生湿生痰；胆气受扰，不得安和，则决断不能而影响精神活动，故温胆汤用以化痰理气开郁而复胆胃和气。

《成方便读》谓："此方纯以二陈、竹茹、枳实、生姜，和胃豁痰、破气开郁之品。"

《医方集解》将温胆汤归为和解之剂，称："此足少阳阳明药也，橘、半、生姜之辛温，以之导痰止呕，即以之温胆；枳实破滞；茯苓渗湿；甘草和中；竹茹开胃土之郁，清肺金之燥，凉肺金之所以平甲木也。如是则不寒不燥而胆常温矣。"

元代诸医家结合虚烦不寐、惊悸、气逆吐苦等症状，多从木郁不达，胃气不和，化热生痰，痰热内扰论及该方病机，主以竹茹、枳实清胆和胃，理气化痰。如罗谦甫言："若病后，或久病而宿有痰饮未消，胸膈之余热未尽，必致伤少阳之和气，以故虚烦惊悸者，中正之官，以熇蒸而不宁也。热呕吐苦者，清净之府，以郁炙而不谧也。痰气上逆者，木家夹热而上升也。方以二陈治一切痰饮，加竹茹以清热，加生姜以止呕，加枳实以破逆，相济相须，虽不治胆而胆自和，盖所谓胆之痰热去故也。"

清代程杏轩《医述》认为虚烦惊悸、热呕吐苦之证"首当清热，及解利三焦。三焦平而少阳平，三焦正而少阳正。胆家有不清安而和者乎？和，即温也。温之者，实凉之也"。汪昂在《本草备要》中云："胆热必有心烦口苦之证，何以反能好眠乎？温胆汤治不眠，用二陈加竹茹、枳实，二味皆凉药，乃以凉肺、胃之热，非以温胆经之寒也。其以温胆名汤者，以胆欲不寒不燥，当温为候耳。"

综上所述，温胆汤源于《集验方》，后经《三因极一病证方论》变化，其性由温转凉，后世医家又多从痰热立论该方。其方名方义，历代多认为温胆汤的"温"指少阳温和之气，无论用药凉温，其义皆在恢复少阳温和之气。

继《三因极一病证方论》卷九、卷十温胆汤主治大病后胆寒所致的虚烦不得眠，以及心胆虚怯之"触事易惊，或梦寐不祥，或异象惑，或短气悸乏，或复自汗，四肢浮肿，饮食无味，心虚烦闷，坐卧不安"诸症以后，历代医家不拘泥于此，灵活运用，大大拓展了《三因极一病证方论》温胆汤的临床应用范围。

内科方面，温胆汤被广泛用于治疗精神情志等方面疾病，如《医学入门》用温胆汤治忧思气结，郁结在脾所致"半年不食，或午后发热酉戌时退，或烦闷作渴加呕，或困卧如痴向里，坐亦喜向暗处，妇人经水极少，男子小便点滴"者；《证治准绳》用温胆汤去竹茹加人参、柏子仁治"有失志者，由所求不遂，或过误自咎，懊恨嗟叹不已，独语书空，若有所失"者；《景岳全书》以温胆汤治郁证之怒郁不解或生痰者；《医宗金鉴》以温胆汤合涤痰汤（人参、石菖蒲、胆南星）治"痰火内发，迷人心窍，令人精神恍惚，舌强难言"之内发证。

儿科方面，《婴童百问》用温胆汤加疏风化痰之剂治风痰所致小儿惊风搐搦、吐乳证；《幼科折衷》用温胆汤治主症为"表里寒热者，身大热而反欲得衣，热在皮肤，寒在骨髓"的小儿伤寒。

五官科方面，《景岳全书》用温胆汤减竹茹，加人参、酸枣仁、远志、五味子，即十味温胆汤治大惊大恐，肝胆受伤，猝然而致之声喑；《张氏医通》以温胆汤橘皮易橘红，下养正丹，结合外用通神散、蓖麻丸，治肝虚耳聋多恐者。

第二节　现代临证概述

一、单方妙用

案 1　刘某，女，35 岁，2008 年 8 月 13 日初诊。偏头痛间断发作 2 年余，以左侧太阳穴处及眉棱骨为甚，伴有心烦、睡眠差、纳差、口苦，舌暗红，苔黄腻，脉弦滑。血压 130/80mmHg。查 TCD 示：椎基底动脉血流速度增快。西医诊断：偏头痛。中医诊断：头痛，胆郁痰热阻窍。治拟化痰清热、活血通窍。方以黄连温胆汤加味：黄连 3g，姜半夏 10g，枳壳 10g，竹茹 12g，白芷 6g，川芎 10g，赤芍 10g，鸡血藤 15g，远志 12g，石菖蒲 10g，柴胡 10g，青皮 10g，陈皮 10g，茯苓 15g，焦山楂 15g，神曲 15g，生甘草 3g。服 6 剂后复诊，疼痛明显减轻，恶心、口苦悉除，饮食增加，精神转佳，唯睡眠欠佳、心烦，舌红苔微黄腻，脉弦滑。故上方去赤芍、柴胡，加牡丹皮 10g，栀子 6g。继服 6 剂后病告痊愈。嘱其服逍遥丸 1 瓶以巩固疗效。

案 2　王某，女，57 岁，2008 年 11 月 10 日初诊。失眠 1 年余，加重伴头晕 1 周。由于长期经营夜市，出现失眠、心烦、多梦易醒，时头晕、口苦咽干、纳差、便秘，舌质红、苔黄厚腻，脉弦滑。血压 150/100mmHg。西医诊断：失眠、高血压。中医诊断：不寐，痰热内扰型。治宜清化痰热，养血安神，佐以通便。予黄连温胆汤加味：黄连 3g，半夏 10g，陈皮 10g，枳实 10g，竹茹 12g，茯苓 15g，山药 15g，石决明 15g（先煎），鸡血藤 15g，酸枣仁 30g，柏子仁 30g，知母 10g，紫苏梗 10g，焦山楂 15g，神曲 15g，生甘草 3g。服药 6 剂后，夜寐明显改善，大便正常，余症均有改善，舌红，苔薄黄腻，脉弦。故上方去柏子仁、石决明、枳实、生甘草，加决明子 10g，丹参 15g，枳壳 10g，炙甘草 3g，继服 6 剂后患者入睡正常，仅有多梦，嘱其继服归脾丸以巩固疗效。

案 3　李某，女，26 岁。2008 年 10 月 21 日初诊。头晕间断性发作半年余，并有恶心、睡眠差、腹胀、纳差、便溏，舌质淡苔黄腻，脉弦滑。血压 100/70mmHg。查 TCD 示：椎基底动脉血流速度缓慢。西医诊断：椎基底动脉供血不足。中医诊断：眩晕，痰热上蒙型。治宜益气健脾，清化痰热。予黄连温胆汤合半夏白术天麻汤加味：黄连 3g，枳壳 15g，竹茹 12g，半夏 10g，白术 12g，天麻 10g，陈皮 10g，茯苓 15g，炒山药 15g，炒薏苡仁 15g，鸡血藤 15g，酸枣仁 30g，决明子 12g，紫苏梗 10g，焦山楂 15g，神曲 15g，生甘草 3g。服药 6 剂后，眩晕明显改善，仍睡眠差，余症消失，舌质淡红、苔薄黄、脉弦，故上方去炒山药、炒薏苡仁、紫苏梗、生甘草，加丹参 15g，炙甘草 3g，继服 6 剂后病告痊愈。

案 4 刘某，男，44 岁。2015 年 12 月 13 日初诊。主诉：突发眩晕 6 小时余。昨晚突发眩晕，视物旋转，动感明显，不能睁眼起身，伴恶心、呕吐、胸脘满闷、耳鸣无耳内胀满感、口苦、心烦，舌质红，苔黄腻，脉弦滑。血压 120/70mmHg。中医辨证为痰热上扰证，治以平肝阳、清痰热、畅气机，给予温胆汤加减，方药如下：清半夏 9g，橘红 12g，茯苓 10g，甘草 5g，枳实 12g，竹茹 12g，天麻 9g，钩藤 30g，珍珠母 30g，石决明 30g，葛根 15g，红花 9g，防风 9g。服 3 剂后，眩晕明显减轻，继服 3 剂巩固疗效，半年未复发。

按语：本病西医诊断为梅尼埃病，属于中医学"眩晕"范畴。患者平素忧郁恼怒太过，气郁化火，又年过四十，肝肾渐亏，而致风阳上扰，胆胃不和，酿生痰湿，风阳夹痰上扰清空，故而发为眩晕。给予清半夏化痰除湿、和胃降逆；橘红助半夏化痰除湿之力，并可行气宽中，解中焦气滞；茯苓、炙甘草健脾利湿，湿祛则痰除；竹茹清痰热，枳实破气消痰。全方合用，有理气化痰、清胆和胃之功，配以天麻、钩藤、珍珠母、石决明平潜肝阳，红花活血化瘀，防风擅治内外风，诸邪并去，葛根助脾胃升举清阳。西医学认为，本病基本病理变化为内耳迷路积水，为血管神经功能紊乱所致。现代药理研究证实，红花主要成分为红花黄色素，葛根主要成分为葛根素，具有扩张内耳血管、改善微循环的作用。天麻主要药理成分为天麻素，可以起到镇静的作用。全方合用，疗效显著。

案5　张某，女，38岁。2015年12月12日初诊。主诉：失眠2年余，加重1周。患者近2年来睡眠不好，近1周来加重。伴有心烦、胸闷脘痞、泛恶嗳气、口苦、目眩、头胀痛，舌质偏红，苔黄腻，脉滑数。中医辨证为痰热扰心证，治以清化痰热，和中安神，给予温胆汤加减。方药如下：清半夏9g，橘红9g，茯神12g，甘草5g，竹茹9g，枳实10g，黄连9g，合欢皮20g，夜交藤30g，远志12g。服上方7剂，症状明显好转。二诊：继服7剂巩固疗效。

按语：本病西医诊断为失眠症，属于中医"不寐"的范畴。其基本病机为阳盛阴衰，阴阳失交。患者平素嗜食肥甘厚味，日久酿生痰热，痰热内阻，上扰心神，则发为不寐。患者心烦、胸闷脘痞、泛恶嗳气为痰热中阻之象，给予温胆汤清化痰热，配以黄连苦寒善清心胃之火，除中焦湿热，加远志、夜交藤、合欢皮共奏安神之功。全方合用，疗效颇佳。

案6　宋某，女，26岁。2005年10月10日初诊。胃脘胀痛，嗳气，纳呆，伴失眠，头晕乏力，心悸，胸闷气促两年余。经胃镜检查：为反流性胃炎，服西药疗效欠佳，舌苔白腻，脉细滑。证属痰湿交阻，脾胃不和，胃逆胆火。治以清胆和胃，健脾理气，化痰利湿。方用温胆汤加减。处方：茯苓30g，制半夏10g，陈皮10g，枳实10g，姜竹茹6g，白术10g，木香4g，砂仁4g，甘草3g。水煎服，每日1剂。二诊（10月15日）：服药5剂后，诸症均见减轻，唯仍腹胀，再以原方加川厚朴6g，服药10剂后，诸症基本消失，夜寐亦安。尔后进四逆散合六君子汤调治 2 个月，胃镜复查胃炎已愈。

按语： 反流性胃炎多属中医"胃脘痛""呕吐"等范畴。与胆胃功能失调有关。盖中州痰湿，胆胃有热，气逆于上则胃脘胀、嗳气、胸闷，火随气升，内扰于心则失眠、心悸；苔腻、脉滑乃痰湿阻滞中焦之象。故方中二陈燥湿化痰，理气和胃，功在治痰湿；枳实、竹茹清胆胃之热，降胆胃之逆，功在清热；配白术、砂仁、木香健脾理气和胃，诸药相合，健脾利湿，清热化痰，调和胆胃，而获病愈。

案 7 宋某，男，43 岁。2006 年 4 月 18 日初诊。失眠 5 年，入睡困难，多梦，易惊醒，每夜服舒乐安定 2～3 粒后方可入睡 3～4 小时。形胖，素有痰涎，胸闷，心烦，口稍苦，饮食不香，二便调，舌暗红，苔腻微黄，脉滑数。证属痰火扰心。治宜化痰清热，宁心安神。方选温胆汤加味。处方：茯苓 100g，法半夏 10g，姜竹茹 10g，枳实 10g，陈皮 10g，丹参 30g，川黄连 4g，酸枣仁 15g，甘草 4g。水煎服，每日 1 剂。二诊（4 月 23 日）：服药 2 剂也能安静入睡，并停服西药，继服 3 剂，夜能睡 7～8 小时，梦少，痰少，胸闷、心烦亦减。续服 5 剂，巩固疗效，随访半年后，失眠未复发。

按语： 痰火扰心引致失眠，治以温胆汤加川黄连、丹参、酸枣仁化痰清热、宁心安神。方中重用茯苓、法半夏。李时珍《本草纲目》载：半夏除"目不得瞑"，且能逐痰饮和胃。现代药理研究证实，法半夏对中枢神经有良好的镇静和安定作用。周老多年验证，认为茯苓用量至 100g，方能达镇惊安神之效，故是治失眠之良药。

案 8 李某，男，14 岁。2005 年 2 月 17 日诊治。1 年前 6 月间一个夜晚突发癫痫，到福州总院做 CT 及脑电图检查未发现异常，按癫痫给予补脑镇痫（西药不详）治疗2个月未见好转而来求中医治疗。诊时，癫痫1天发作10多次，发作时以神呆、、似笑非笑，目吊，口吐白痰沫，身体向前弯曲，持续2～3分钟，醒后如常人，唯感疲乏，面色青，纳食与二便正常，舌红苔黄腻，脉滑。证属胆虚痰热，治宜清火豁痰息风。方选温胆汤加减。处方：茯苓30g，制半夏8g，姜竹茹8g，陈皮10g，枳实8g，川黄连3g，僵蚕8g，远志8g，天竺黄8g，甘草3g。水煎服，每日1剂。二诊（3月7日）：服药15剂，癫痫发作次数从每天10多次减少至5～6次，发作持续时间减少，症状减轻。头晕、记忆渐退，舌质较红，苔薄，脉细滑。宗上方加山茱萸10g，枸杞子10g，钩藤8g，天麻10g，龟甲20g，白芍15g，丹参30g。以益肾养肝，息风定痫固其本。三诊（3月17日）：病见明显好转，上方再服药10剂，癫痫发作10天来只发作2次，药已切中病机，宗上方加减治疗一年半，病获愈。

按语： 癫痫发作期多以风、火、痰为患，故有"无痰不作痫""无火不动痰""火动生风"之说，其症目吊，口吐痰涎，身体向前弯曲乃风痰之变；舌红苔黄为火热之征。方选温胆汤加川黄连、僵蚕、远志、天竺黄清火豁痰息风定痫治其发作期，待病情缓解后则加山茱萸、枸杞子、龟甲、天麻、白芍益肾养肝健脑治其本。妙用丹参养血镇静，以改善脑缺血全其美，使顽疾获得康复。

案9 李某，男，35岁。2005年4月15日诊治。患肾炎5～6年，屡治屡发。近2个月来时常感冒，全身浮肿，少尿，呕恶，神疲，多眠，纳少，住院治疗，尿检：尿蛋白（++++），白细胞（++）；血肌酐：1175μmol/L，尿素氮29.8mmol/L。西医诊断为早期尿毒症，并给予对症治疗。病情未见明显好转，要求配合中药治疗。症见面色白，身倦懒言，浮肿，怕冷，纳呆食少，恶心呕吐，尿少，腹胀，大便不畅，舌淡苔黄腻，脉细略数。证属脾肾虚衰，湿浊中阻，气机逆乱。治宜升清降浊，健脾和胃，温阳利水，泄浊解毒。方投温胆汤加味。处方：制半夏10g，陈皮15g，茯苓30g，枳实10g，姜竹茹10g，附子8g（先煎），大黄10g，牡蛎30g，大枣5枚，生姜3片，甘草5g。水煎服，每日1剂。二诊（4月20日）：服药4剂，大便通畅，呕吐大减，尿量稍增，腹胀减，苔黄腻稍退，浊邪已泄，病有转机，守原方再进5剂。三诊（4月25日）：呕吐已止，小便量少，浮肿见消，肾功能复查：肌酐、尿素氮明显下降。尿蛋白（＋）。唯神疲乏力，纳差，面色少华，舌苔薄，脉细。此乃肾阴亏虚，脾阳不振，邪虽去而正未复。方改六君子汤、金匮肾气丸等先后进退，以健脾温肾、行气利湿治其本，配尿毒清泄浊解毒治其标，标本兼顾调理两个月余，复查肌酐、尿素氮均属正常范围，病告愈，随访1年，病情基本稳定。

按语： 尿毒症属中医"关格""癃闭"范畴。本例临床表现以水肿、少尿、呕吐、腹胀，舌苔腻，脉细为主症。中医辨证为脾肾虚败，湿浊内潴，正虚邪实之证。治宗"急则治其标，缓则治其本"的原则，先以温胆汤健脾和胃、升清降浊以化湿浊治其标，配附子温肾阳化气利水，大枣补脾益气顾其本，方中妙用大黄苦降通腑泄浊以排毒；牡蛎滋阴以济阳，又取其味咸制酸以中和尿酸。该方经临床证实不但有通腑泄浊、健脾温肾、化气利水之功，且有降低肌酐、尿素氮，稳定肾功能作用。待病情稳定则以六君子丸、金匮肾气丸调补脾肾治其本，佐尿毒清祛余邪之毒，达到扶正祛邪、标本兼顾而病获愈。

案 10　叶某，男，66 岁。2001 年 10 月 15 日就诊。有高血压病史 7 余年，病情时轻时重，未进行系统治疗。刻诊头痛，头晕，胸闷，心悸，口苦，恶心，形体肥胖。查：血压 180/100mmHg，舌质暗红，舌体胖，苔黄腻，脉弦滑。证属痰热内郁，肝胆火旺。方用温胆汤加味：半夏 12g，陈皮 12g，茯苓 15g，枳实 10g，竹茹 15g，钩藤 12g，郁金 15g，川牛膝 15g，黄芩 12g，甘草 6g。水煎服，日 1 剂，药进 6 剂诸症悉减，上方加山楂 15g，续服 10 剂，血压降为 150/90mmHg。

案 11　张某，男，50 岁。2002 年 3 月 9 日就诊。自诉心悸半年，加重 1 周。述近半年来反复发作心悸、胸闷、憋气、胸痛，服用复方丹参滴丸后可缓解，近 1 周加重。患者形体肥胖，平素喜食肥甘厚味之品。查：舌质暗红，边有瘀点，苔黄腻，脉弦滑。心电图示：V_1-V_4 ST 段下移 > 0.5mv。诊为胸痹，证属痰热内扰，心脉瘀阻。拟温胆汤加味：半夏 12g，丹参 30g，竹茹 15g，枳壳 15g，陈皮 12g，茯苓 15g，石菖蒲 15g，瓜蒌 10g，薤白 9g，甘草 6g。服 3 剂，胸闷胸痛憋气渐减，上方加延胡索、三七（研末吞服）各 10g。续服 10 剂，复查心电图各导联 ST-T 正常。

案 12　邓某，男，50 岁。1998 年 11 月 20 日就诊。慢性支气管炎病史 5 年，每年秋冬季易发作。诊见：咳嗽，痰多色黄，伴胸闷，腹胀，纳少，大便不实，舌质淡，苔白微黄腻，脉滑，证属痰热阻肺，处方：半夏 12g，陈皮 12g，茯苓 15g，枳壳 12g，竹茹 10g，杏仁 12g，苍术 10g，桔梗 6g，白芥子 6g，黄芩 9g，甘草 6g。服药 6 剂，咳嗽缓解，诸症明显改善，继服巩固。

案 13　孙某，女，27 岁。2000 年 8 月 7 日就诊。述头晕

3 天，视物旋转，恶心，呕吐痰涎，纳呆口苦，舌质淡，苔黄腻，脉弦滑。证属痰火上逆。处方：半夏 12g，陈皮 12g，竹茹 15g，茯苓 15g，枳实 9g，石菖蒲 15g，郁金 15g，甘草 6g。水煎服，日 1 剂，药进 2 剂，诸症痊愈。

按语： 温胆汤组方精当，具有清热而不寒、化痰而不燥的特点，温胆汤的病机一为痰，一为热，故临床凡遇痰热所致痰患，均可异病同治。方中半夏治痰之标，茯苓治痰之本，两药相合共收燥湿化痰之功；陈皮理气燥湿，使湿去痰消；竹茹化痰和胃，除烦止呕；枳实降气开郁；生姜、大枣健脾和胃；甘草调和诸药。全方性质温和，共奏除痰降逆、清胆和胃之功。

案 14 崔某，女，49 岁。2000 年 12 月 16 日就诊。患者于 1 个月前出现胸满、后背疼痛，有时向左臂放射，自觉畏寒，手足欠温，舌质紫暗，脉沉细。多次做心电图检查提示：冠状动脉供血不足。此属中医的胸痹范畴，为胸阳不振，寒湿乘之，上焦清阳不宣，中焦浊阴上逆。以通降湿浊、宣通心阳、理气活血为治法，给予温胆汤加味。药用：半夏 9g，陈皮 9g，竹茹 10g，枳实 9g，茯苓 15g，瓜蒌 15g，薤白 9g，桂枝 6g，红花 10g，川芎 6g，丹参 30g，炙甘草 10g。水煎服，日 1 剂。用药 1 周后复诊，患者自诉胸闷背痛消失，又按原方服 5 剂后，诸症悉除，复查心电图提示各导联 ST-T 正常。

案 15 李某，男，50 岁。2001 年 3 月 18 日就诊。头晕、头重、耳鸣、胸闷、恶心呕吐、呕吐痰涎，时作时止，已历时 5 年，并伴听力进行性减退，口中黏腻，舌苔白腻，脉滑。西医诊断为梅尼埃病；中医诊断为眩晕，此乃痰浊内蕴，上扰清窍。以醒脾和胃、降浊升清、调畅气机为治法，给予温胆汤加减。药用：半夏 9g，陈皮 9g，枳实 9g，竹茹 10g，白术 12g，泽泻 10g，茯苓 10g，佛手 9g，炙甘草 6g。水煎服，日 1 剂。服 5 剂后，眩晕、呕吐明显减轻，又按原方服 5 剂，诸症悉除。

案 16　见某，女，48 岁。2000 年 11 月 22 日就诊。因家庭琐事不顺心，而出现郁郁寡欢，失眠多梦，食欲不振，口中黏腻，舌质淡红，舌苔白腻，脉滑。此为失眠之痰湿内蕴，内扰心神。以化湿开窍、养心安神为治法。给予温胆汤加减。药用：半夏 9g，茯苓 12g，枳实 9g，竹茹 9g，石菖蒲 10g，郁金 9g，陈皮 10g，远志 12g，五味子 15g，炙甘草 10g。水煎服，日 1 剂。服用 7 剂后病愈。

案 17　邢某，男，62 岁。2001 年 2 月 22 日就诊。胃脘部胀痛，热灼嘈杂，反酸嗳气，纳谷不香，口苦黏腻，舌质正常，舌苔腻略黄，脉弦滑。电子胃镜检查示：浅表性胃炎。中医诊断为胃脘痛，此乃湿热内蕴、胃失和降。治宜清热化浊，和胃降逆，以温胆汤加减。药用：半夏 6g，枳壳 6g，竹茹 9g，陈皮 9g，茯苓 9g，黄连 6g，金钱草 10g，煅瓦楞子 12g，甘草 6g。水煎服，日 1 剂。服 5 剂后，诸症明显减轻。又按原方基础上随症加减，服 15 剂后诸症除，复查胃镜示正常。

案 18　徐某，女，76 岁。1996 年 12 月 8 日初诊。患者 3 天前早起突然头晕，视物旋转，伴恶心呕吐。急送城内某医院诊断为"梅尼埃病"，给予扩血管、补液治疗，疗效不佳，遂求治中医。患者仍自感头晕，头呈强迫位，动则晕甚伴恶心，口苦，舌淡苔白滑，脉弦滑数。查：体温 37.2℃，血压 131/64mmHg。颈椎正侧位 X 片示：颈椎骨质未见异常。证属痰浊内生，胆胃不和，清窍失养。治宜化痰升清，利胆和胃。方用温胆汤加味，药用：法半夏、茯苓、防风、黄芩、钩藤、枳实、竹茹、天麻各 10g，陈皮、白术各 12g，代赭石 20g，生姜汁 3g（冲服）。4 剂，水煎服。12 月 12 日二诊：症状明显好转，头晕减轻，能做轻度转侧。守原方再进 3 剂。12 月 15 日三诊：诸症基本消失，纳食欠佳，上方去黄芩、防风，加砂仁 10g，炒麦芽、炒谷芽各 12g。4 剂，以善后。

按语：眩晕有虚实之分，本例患者痰浊蒙蔽，清阳不升，清窍失养，遂致头晕。痰湿阻滞中焦，胃气上逆，则恶心呕吐，方中以法半夏为君降逆止呕，化湿除痰，佐以竹茹、陈皮、枳壳共奏理气燥湿，和胃止呕，清化痰浊之效。辨证切中病机，遣方自能收效。

案 19 刘某，女，35 岁。1998 年 4 月 16 日初诊。患者半月前因与他人发生口角后，心事重重，几天后自感头晕欲吐，心中懊恼不适，继而神情恍惚，呢喃细语不停，彻夜不眠。某医院诊断为"混合性神经官能症"。经对症治疗效不明显，现患者表情淡漠，目光迷离，双手护胸，就诊不与合作，问多答少，时而望空叹息，舌质淡苔薄白稍腻，脉弦滑细。证属木郁生痰，痰热内扰。宜用温胆汤加减。药用：半夏、党参、茯苓、陈皮、枳实、柴胡、栀子、远志、淡豆豉各 10g，香附 9g，生姜 3 片。4 剂，水煎服。二诊：症状明显减轻，心胸自觉宽舒，呢喃消失，夜能入眠，但尚不深熟，大便稀溏。原方去栀子、淡豆豉、枳实，加白术、炒酸枣仁各 12g。4 剂，水煎服。药后诸症悉除，随访 2 年余未复发。

按语:《素问·灵兰秘典论》谓："心者，君主之官，神明出焉。"该病例痰湿蒙蔽清阳，清阳不升，而致头晕目眩。用温胆汤理气化痰、利胆和胃，配以柴胡、香附疏肝解郁，加栀子、淡豆豉清热除烦，远志宁心安神、祛痰开窍。诸药相伍，切中病机，故疗效可期。

案 20 胡某，女，54 岁。2010 年 7 月 6 日就诊。烦躁易怒，心悸失眠 10 余天。既往有高血压病史多年，5 年前心电图检查：诊断为"冠心病"，遂自己服用滋补安神类药物。近日又添动则汗出，不思饮食，舌尖红苔黄微腻，脉细弦滑。证属痰热内扰，胆胃不和。治宜以利胆和胃，涤痰清热，宁心安神。方用温胆汤加减。药用：半夏、枳实、陈皮、竹茹、炒酸枣仁、远志、党参、薤白各 10g，生地黄炭 15g，茯苓 12g，甘草 6g，生姜 3 片，大枣 3 枚。4 剂，水煎服。7 月 11 日二诊：胸闷、心悸缓解，夜能入睡但易醒，醒后难以入睡，舌脉同前，守原方加瓜蒌仁 12g，琥珀 3g（冲）。5 剂。7 月 16 日三诊：胸部宽松，心安神宁，睡时延长，食知其味，舌红苔薄白，脉细滑。法遵原方加减。药用：党参、百合、生地黄各 15g，茯神、酸枣仁、法半夏、陈皮各 10g，麦冬 12g，炙远志 9g，浮小麦 30g，甘草 6g。15 剂，水煎服。8 月 1 日四诊：诸症基本消失，最近外出旅游 5 日，也无任何不适感。遂停药，并嘱其调情志，慎劳累。

按语： 心悸一证，治疗上可从水饮、痰浊、郁滞、瘀血等入手，一般以虚证夹实居多，实邪又以痰、湿、热为主，此三者皆关乎中焦，与心、肝、肾等也有一定的关系。本患者体态丰腴，养尊处优，痰湿内宿，又自己服滋补药物，反助痰邪化热，内扰心神，则虚烦不眠，心悸不宁。故用温胆汤加减，利胆和胃，清热涤痰，宁心安神。药证相符，故得良效。

案 21 韩某，男，28 岁，已婚。2011 年 7 月 10 日初诊。遗精频作 2 月余。患者近 2 月多梦，遗精，小便浑浊赤热，偶有刺痛，倦怠乏力，口渴欲饮，自服金锁固精丸等补肾固涩之品症状未减反重，见体态丰满，舌苔腻，脉濡缓。证属痰热内生，湿注下焦，蕴而生热，热扰精室。治当清热利湿，化痰降浊。方选温胆汤加减，药用：枳实、竹茹、陈皮、萆薢、黄柏各 10g，半夏、石菖蒲各 9g，丹参 15g，茯苓 12g，甘草 6g。5剂，水煎服。二诊：药后症状缓解，守方继服 5 剂，诸症悉除。

按语： 遗精一病虽以肾虚滑脱，精关不固为多，但痰热内生，热扰精室者，也不鲜见，尤以素体丰腴之人居多。正如龚信《古今医鉴·遗精》云："夫梦遗精者，世人多作肾虚治……殊不知此证多属脾胃，饮食厚味，痰火湿热之人多有之。"该案因痰火湿热内盛，热扰精室而致。故虽服补肾固涩之品而效果不佳，反助其痰热更甚，而用温胆汤加味，涤痰清热，健脾渗湿，虽无一味固涩之品仍可获得良效，可见，辨证准确是取效的关键。

二、多方合用

本方在临床中应用广泛，常与其他经方、后世方合方应用。与经方合方举例如下：

（一）柴芩温胆汤治梦游症案

贺某，女，10 岁。初诊日期：2007 年 4 月 24 日。其母代述，患儿常夜 12 时至 1 时起床开灯，整理课本和文具，将书包放原处后关灯睡觉，白天生活、学习均无异常。问及此事，患儿一无所知。诊其脉，弦滑有力，望其舌，质红而苔腻。诊为梦游症，证属痰火扰心，治以柴芩温胆汤加减。处方：枳壳 12g，竹茹 15g，陈皮 10g，法半夏 15g，茯苓 12g，甘草 6g，黄芩 10g，黄连 5g，柴胡 10g。5 剂，水煎服。药后病愈，随访 1 年未见复发。

按语： 梦游症是一种较常见的睡眠障碍，小儿多于成人，常有家族史。本病多发生于睡眠初 2 ～ 3 小时，持续时间 5 ～ 30 分钟。发病时脑活动呈不完全觉醒状，意识朦胧。本病多属于功能性疾病，但具体病因不明，少数可由器质性病变引起，如癫痫等。本例患儿梦游每发于夜半子时，正为足少阳胆经经气旺盛之时；诊其舌脉乃痰火扰心之象，故赵师处以柴芩温胆汤清其痰热，和其少阳，其取效神速，实出意料。赵师还常用本方治疗痰湿体质之外感者，对于出现往来寒热者效果亦佳。

（二）三仁温胆汤治外感高热案

吕某，女，38 岁。初诊日期：2006 年 8 月 5 日。患者高热 7 日不退，经用抗生素及中药白虎汤、清瘟败毒饮等效果不显，请赵师会诊。就诊时症见：高热 39.8℃，不恶寒；汗出黏而少，头重痛，嗜睡懒言，食欲不振，大便溏而不爽，舌苔黄腻，脉滑数。证属湿热内蕴，气机不利，法当清热利湿，芳香化浊，处以三仁温胆汤加减。处方：陈皮 10g，法半夏 15g，茯苓 20g，炙甘草 6g，枳壳 10g，竹茹 15g，杏仁 10g，白豆蔻 10g，薏苡仁 30g，厚朴 6g，竹叶 10g，通草 6g，滑石 30g，藿香 10g，茵陈 30g，黄芩 15g，土茯苓 30g，大青叶 15g。3 剂，水煎服。患者服药 1 剂后，体温降至 38.5℃，3 剂服完，体温恢复正常，饮食好转，精神大振。

按语：中医治病，取效的关键是辨证施治，不能一味套用西医抗菌及抗病毒治疗，更不能见热仅知退热，一定要探本求源，仔细辨别病因。本例患者虽为高热，但无恶寒，可知非外感风寒；无舌边尖红、口渴，汗出而热不退，可知亦非风热。其汗出而黏、头重痛、便溏而不爽及舌脉当为湿热内蕴之象。

处以三仁汤合温胆汤加减，宣上、畅中、利下，药后湿热除、气机畅，故获效迅速。三仁汤与温胆汤合用，祛湿化痰作用得到加强。赵师常用本方加土茯苓 30g，天麻 10g，木槿花 15g，僵蚕 10g，治疗痰湿上蒙清窍之头痛、头沉、头昏，效佳；对反复口腔溃疡证属湿热痰浊内蕴为患者，赵师常加茵陈 30g，藿香 15g，海桐皮 20g；内热盛者加黄芩 15g，大青叶 15g；夹有外感者加金银花 30g，连翘 20g。

（三）丹栀温胆汤治胆汁反流性胃炎案

于某，男，68 岁。初诊日期：2007 年 10 月 18 日。患者右上腹胀痛 3 年余，胃镜检查提示为"胆汁反流性胃炎"。曾用摩罗丹及中药汤剂等治疗，未见好转。刻下症见：右胁及胃脘胀痛，嗳气反酸，纳少，口干口苦，乏力，舌质红苔黄腻，脉弦滑。诊为胃脘痛（胆汁反流性胃炎），证属肝火犯胃，胃失和降，治拟清肝利胆，和胃降逆，方用丹栀温胆汤加减。处方：陈皮 10g，法半夏 15g，茯苓 15g，炙甘草 6g，枳壳 10g，竹茹 15g，白芍 30g，当归 15g，柴胡 10g，白术 10g，牡丹皮 10g，栀子 10g，合欢皮 20g，徐长卿 15g，蒲公英 30g，煅瓦楞子 20g，海螵蛸 10g。每日 1 剂，水煎服。患者服上方 12 剂后，诸症减轻；仍用上方加减治疗，30 剂后临床症状完全消失。随访 1 年未见复发。

按语： 胆汁反流性胃炎是因长期饮食不节、情志不畅、吸烟、劳累等，导致自主神经功能紊乱、幽门括约肌松弛，以致含有胆汁的十二指肠液反流入胃所致。本病属于中医学"胃脘痛""嘈杂"范畴。临床表现为上腹灼痛不适、反酸、呕恶、脘腹饱胀及纳少。本病虽然在胃，但与肝胆密切相关。胆汁的生成、排泄依靠肝气的疏泄、胃气的下行。若情志不舒，肝气郁结，疏泄失职，横逆犯胃，则胃脘胀痛，胃气上逆则恶心、呕吐。《灵枢·四时气》曰："邪在胆，逆在胃，胆汁泄则口苦，胃气逆则呕苦。"方中丹栀逍遥散清肝火，散郁结，健脾胃；温胆汤化痰浊，和胃降逆；煅瓦楞子、海螵蛸制酸，合欢皮、徐长卿理气活血定痛，蒲公英解毒。肝火得清，胃气得降，诸症自愈。本方肝胆胃并治，可用于内外科多种疾病的治疗。如治疗失眠，赵师常用本方加合欢皮 20g，夜交藤 30g；治更年期综合征，加佛手 15g，合欢皮 20g；治面部黄褐斑，加玫瑰花 15g，凌霄花 15g，益母草 30g；治脱发，加透骨草 30g，茯神 15g。

（四）泻肝温胆汤治癫痫案

陈某，男，15 岁。初诊日期：2008 年 10 月 11 日。患者间断性意识丧失 5 年，加重 1 个月。患者于 5 年前无明显诱因于玩耍时突然出现仰头、双目上视，伴意识丧失，持续约 10 秒，家长未在意。2004 年 6 月，患儿在做作业时，突然出现意识不清、双目斜视，约 10 秒后自然缓解。此后频繁发作，5～7 天发作 1 次，每次持续 10 余秒，表现同前，事后不能忆起。查脑电图示：痫性放电。头部 CT 正常。就诊时神志清楚，烦躁，多动而易怒，不思食，口苦口黏，不欲饮，大便黏而不爽，梦多寐差，舌偏红苔黄白腻，脉弦滑数。诊为痫证，证属肝火携痰浊上扰，蒙蔽清窍，治宜清肝泻火，化痰开窍，方用龙胆泻肝汤合温胆汤加减。处方：龙胆草 10g，黄芩 10g，柴胡 10g，竹叶 10g，栀子 10g，枳壳 10g，竹茹 15g，陈皮 10g，法半夏 10g，茯苓 15g，甘草 6g，郁金 10g，石菖蒲 10g，青龙齿

30g（另包，先煎），生龙骨、生牡蛎各 30g（另包，先煎），大黄 10g。每日 1 剂，水煎服。患者服药 15 剂后来诊，期间只发作 1 次，见舌苔转薄。上方去大黄，加远志 10g，僵蚕 10g。续服 50 余剂，发作停止。将中药配成丸剂巩固治疗半年，逐渐停药。2010 年 3 月 12 日复查脑电图，未见明显异常。

按语：痫之为病，病理因素总以痰为主，故有"无痰不作痫"之说。痫病与五脏均有关联，但与肝关系最为密切。肝火携痰上扰，蒙闭清窍最易导致本病发作。赵师喜用龙胆泻肝汤合温胆汤治疗本病。方中龙胆泻肝汤清泻肝火，温胆汤理气而化痰浊，石菖蒲、郁金化痰开窍醒神，青龙齿、生龙骨、生牡蛎镇肝而安神定志，大黄釜底抽薪，导痰浊于下，肝火清、痰浊化则神自清。本方多用于治疗肝胆湿热兼痰浊壅盛之证。赵师常用本方加败酱草 30g，白花蛇舌草 30g，治疗湿热下注型泌尿系感染及阴痒、带下；加蜈蚣 1 条，土鳖虫 10g，治疗阳痿亦有佳效。

（五）半夏白术天麻温胆汤治头痛案

李某，男，29 岁。2016 年 3 月 4 日初诊。主诉：头前额部及顶部闷痛 2 月余，加重 1 周。患者于 2 月前无明显诱因出现头前额部及顶部闷痛，近 1 周加重，自觉头部晕沉，昏蒙，伴有胸脘满闷，纳呆呕恶、心烦、口苦、目眩，舌质偏红，苔黄腻，脉弦滑。血压 110/70mmHg。TCD 示：双侧椎基底动脉血流减慢。中医辨证为痰热中阻证，治以清化痰热。清阳得以上升，头痛则可自愈，给予温胆汤合半夏白术天麻汤加减。方药如下：清半夏 9g，橘红 10g，茯苓 9g，甘草 5g，竹茹 9g，枳实 10g，白术 12g，天麻 10g，石菖蒲 12g，郁金 15g，赤芍

15g，葛根 20g。服 6 剂后明显好转，继服 3 剂巩固疗效。

按语： 本病西医诊断为脑供血不足，属于中医头痛的范畴。头痛分为外感与内伤两大类，患者平素情志不畅，肝气郁结，气郁日久化火，故见心烦、口苦、目眩之症；肝郁脾虚，中焦运化不利，故而痰湿内生，故见胸脘满闷，纳呆呕恶；郁久化热上扰清空，故头部疼痛、晕沉、昏蒙。给予温胆汤清化痰热、疏胆和胃，加白术健脾渗湿，天麻平肝清热，石菖蒲、郁金化痰开窍，赤芍清热化瘀，葛根升举清阳，且赤芍与葛根现代药理学研究具有扩张脑血管、改善大脑血液循环的功效，诸药合用，疗效显著。

（六）柴胡龙牡温胆汤治抑郁症案

孙某，女，30 岁。2016 年 1 月 24 日初诊。主诉：焦虑、抑郁 3 月余。患者于 2015 年 11 月 12 日行胆囊切除术后，自觉焦虑、抑郁，常闷闷不乐，每至下午 4～5 点自觉头沉重、眩晕，夜间每有惊恐感，全身疲乏无力，纳可，眠可，二便正常，余无不适，舌淡，苔薄黄腻，脉沉弦细。中医辨证为胆郁痰扰证，治以清化痰热，调理少阳气机，以疏泄情志。给予温胆汤合柴胡加龙骨牡蛎汤加减治疗。药物组成：姜半夏 9g，陈皮 10g，茯苓 9g，炙甘草 5g，竹茹 9g，枳壳 10g，柴胡 12g，黄芩 9g，大黄 3g，桂枝 9g，党参 6g，龙骨 30g，牡蛎 30g，磁石 30g，远志 12g。服上方 7 剂，抑郁焦虑明显好转。二诊：继服 7 剂巩固疗效。

按语： 本病西医诊断为抑郁症，属于中医"郁证"范畴。患者于 3 月前行胆囊切除术后，情绪抑郁，闷闷不乐，致使肝失于疏泄，肝气郁结，少阳枢机不利，情志失于疏泄，夜间每有惊恐感为胆郁痰扰、心神不宁之象，给予温胆汤清化痰热，疏胆和胃，配合柴胡加龙骨牡蛎汤疏解少阳气滞，枢机得运，诸结可散，气血调畅，阴阳冲和，情志舒畅，诸症自除。同时加远志化痰开窍，头沉重、眩晕自除。现代药理学研究表明，柴胡与"龙牡桂苓军"为柴胡加龙骨牡蛎汤抗抑郁的主要组成部分，两方合用共奏奇效。

（七）五苓黄连温胆汤治验三则

1. 神经官能症　患者，女，54岁。2015年10月21日初诊。刻诊：头痛头晕，全身乏力，心慌心烦，胸闷气短，易悲大哭，自觉身体游走性疼痛并伴麻木、抽动，梦多纷纭，舌淡红苔白腻，脉沉弦滑。当地医院诊断为"癔病""神经官能症"。辨证：痰湿内阻，肝脾不调。处方：黄连温胆汤五苓散加九节菖蒲、生龙骨、生牡蛎。组成：黄连6g，橘红15g，姜半夏15g，茯苓15g，竹茹15g，枳实15g，桂枝7g，泽泻15g，猪苓15g，炒白术15g，炙甘草6g，九节菖蒲15g，生龙骨30g（先煎），生牡蛎30g（先煎）。14剂。清水煎至400mL，早晚各1次，温服。2015年11月18日二诊：以上症状减轻或消失，现患者胸闷气短，咽痒有痰，手足拘胀，背凉，梦多易惊，舌淡红苔薄白，脉沉滑。辨证：痰湿内阻，肝脾不调。处方：黄连温胆汤五苓散加远志、九节菖蒲。组成：黄连6g，橘红15g，姜半夏15g，茯苓15g，竹茹15g，枳实15g，桂枝7g，泽泻15g，猪苓15g，炒白术15g，炙甘草6g，九节菖蒲30g，远志10g。14剂。清水煎至400mL，早晚各1次，温服。2015年12月9日三诊：患者头痛、乏力、心慌心烦、易悲大哭、肢体疼痛麻木、抽动均消失。

2.多发性皮下脂肪瘤　患者，男，26岁。2015年10月14日初诊。刻诊：患者四肢、腹部皮下可触及多个圆形、光滑脂肪瘤，大小约1cm×1cm，体略胖，汗多，记忆力下降，轻度脂肪肝，纳眠可，二便调，舌边尖红胖苔薄白，脉沉濡滑。辨证：痰湿内阻。处方：黄连温胆汤五苓散加干姜、荷叶。组成：黄连6g，橘红15g，姜半夏15g，茯苓15g，竹茹15g，枳实15g，桂枝7g，泽泻15g，猪苓15g，炒白术15g，炙甘草6g，干姜15g，荷叶15g。14剂。清水煎至400mL，早晚各1次，温服。2016年12月23日二诊：诸症同前，乏力，汗多，记忆下降，舌边尖红苔薄白，脉弦滑。处方：黄连温胆汤五苓散加柴胡、白芍、皂角刺、生山楂。组成：黄连6g，橘红15g，姜半夏15g，茯苓15g，竹茹15g，枳实15g，桂枝7g，泽泻15g，猪苓15g，炒白术15g，炙甘草6g，柴胡12g，白芍15g，皂角刺30g，生山楂30g。14剂。清水煎至400mL，早晚各1次，温服。2016年2月3日三诊：未见新发脂肪瘤，个别瘤体较前缩小变软，食量大，乏力、记忆力较前好转，血脂高，纳眠可，二便调，舌淡红胖苔薄白，脉弦滑。处方：黄连温胆汤五苓散加皂角刺、昆布、海藻、海浮石、白芥子、连翘、荔枝核。组成：黄连6g，橘红15g，姜半夏15g，茯苓15g，竹茹15g，枳实15g，桂枝7g，泽泻15g，猪苓15g，炒白术15g，皂角刺30g，昆布15g，海藻15g，海浮石24g，白芥子10g，连翘15g，荔枝核30g。14剂。清水煎至400mL，早晚各1次，温服。1年后随访，未见新出脂肪瘤，原皮下脂肪瘤触及不明显。

3.慢性粒细胞性白血病　患者，男，72岁。2015年5月6日初诊。主诉：慢性粒细胞性白血病近1年。近期感冒，发热恶寒2天，体温37.5～39.2℃，在某医院住院治疗，罔效。现发热，精神差，食少不思，口干口苦，胸闷气喘，左胸刺痛，心下痞痛，下肢水肿，大便量少，小便不利，舌淡苔白厚。查血常规：白细胞 $18×10^9/L$，重度贫血，胆红素升高；肺部感染，胸腔积液，心绞痛，心力衰竭。医院连续下病危通知，患者要求中医介入治疗。辨证：水饮壅阻，气机不畅。处方：葶苈大枣泻肺汤、黄连温胆汤、五苓散加减。组成：葶苈子 30g，大枣 12 枚，黄连 6g，橘红 15g，姜半夏 15g，茯苓 30g，竹茹 15g，枳壳 15g，炙甘草 6g，桂枝 9g，炒白术 15g，泽泻 15g，猪苓 15g，生姜 15g，椒目 9g，7 剂。清水煎至 400mL，早晚各一次，温服。2015 年 5 月 13 日二诊：体温 37.3℃出现过 1次，左胸痛未见发作，胸闷气喘缓解，胸腔积液减少，双肺未闻及干湿啰音，下肢水肿消，患者病情稳定出院。

（八）半夏泻心温胆汤治慢性胃炎案

患者，女，35 岁。2017 年 8 月 21 日初诊。主诉：上腹部胀满不适半年余，加重 1 个月。患者半年前无明显诱因出现上腹部胀满不适，时有恶心、嘈杂感，无反酸、烧心和呕吐，时有口干口苦，伴胸部憋闷不适，下腹部时有寒冷感，下肢喜着厚重衣物，大便常年质稀不成形，食欲不佳，饮食无味，睡眠时时易醒。1 个月前因情绪不佳导致上述症状加重。患者曾于多家医院就诊，行胃镜检查示：慢性浅表性胃炎，幽门螺杆菌（－）。腹部彩超检查示：肝、胆、胰、脾、双肾未见明显异常。其余检查未见明显异常。曾服用中药及西药，效果均不明显。现症见：上腹部胀满不适伴嘈杂，不欲饮食，伴口干口苦，腹中寒冷，大便质稀不成形，面色潮红，舌红苔黄厚腻，脉沉。西医诊断：慢性浅表性胃炎。中医诊断：痞满（上热下寒证）。

治宜疏通气机，调和寒热。方予半夏泻心汤合温胆汤加减。处方：干姜 10g，黄连 10g，黄芩 10g，姜半夏 10g，党参 15g，陈皮 15g，枳实 10g，茯苓 15g，竹茹 10g，神曲 15g，炒麦芽 10g，浙贝母 15g，蒲公英 10g，栀子 10g，牡丹皮 10g，淡豆豉 15g，大枣 6g，炙甘草 10g。7 剂。每日 1 剂，水煎服。2017 年 8 月 28 日二诊：上腹部胀满感明显减轻；无口干口苦，大便逐渐成形，下肢寒凉感有所减轻，面色略红，舌红苔厚，脉沉。上方加吴茱萸 6g，继服 7 剂。2017 年 9 月 4 日三诊：下肢寒冷感已不明显，大便已成形，饥而欲食，舌淡红苔白，脉稍沉。守二诊方，继服 1 周。2017 年 9 月 11 日四诊：诸症好转，唯心情不佳时稍有胀满感。嘱患者平素保持心情舒畅，不适随诊。

按语： 本例患者中焦气机郁滞，升降失调，气机不通，故出现胀满及胸部闷胀感；胆腑之气失于疏泻，久郁化火，湿热内蕴，故见口干口苦、面色潮红等郁热之象；阳气集聚于上，下焦失于温煦，故见腹中寒凉、怕冷喜暖、大便不成形；舌红是由于体内有热；黄厚腻是由于脾胃运化失司，浊气聚于中焦，郁而化热，湿热内蕴所致。选用半夏泻心汤合温胆汤，达到调畅中焦、疏泄少阳、清热化湿、和胃消痞的目的。由于平素患者烦躁易怒，故加淡豆豉；患者热象明显、脸部潮红，故加栀子、牡丹皮降火凉血；食欲不佳，加神曲、炒麦芽；胃中嘈杂不适，加浙贝母、蒲公英缓解症状。诸药合用，通中有降，消中有和，共奏调整寒热、畅达气机之效。

（九）生脉温胆汤治失眠症案

患者，男性，45 岁。2015 年 9 月初诊。主诉：失眠 2 年余，加重 1 周。患者自诉近 2 年来因工作压力较大，晚上难以入睡，梦多，常半夜惊醒，每晚睡 3 小时左右，白天乏力，痰多，口黏，时有恶心，舌苔白腻，脉弦滑。西医诊断：失眠症。中医诊断：不寐（胆郁痰扰）。治宜理气化痰，和胃利胆。给予温胆汤加减，处方：半夏 12g，竹茹 15g，枳实 12g，陈皮 12g，茯苓 15g，夜交藤 20g，合欢皮 20g，生龙骨、生牡蛎各 20g（先煎），炙甘草 6g。7 剂，水煎服，日 1 剂，早、晚分服。嘱患者服药期间忌辛辣，畅情志。二诊，恶心、口黏症状明显缓解，仍入睡困难，时有惊醒，梦多，白天仍乏力，工作效率欠佳，舌苔白腻，脉弦滑。患者症状缓解且无其他不适，遂守上方 14 剂。三诊，睡眠质量明显改善，无惊醒，偶有做梦，白天心情舒畅，但仍乏力，舌淡红苔薄白，脉弦细。在原方基础上去生龙骨、生牡蛎，加党参 20g，麦冬 15g，五味子 15g。7 剂。四诊，睡眠基本正常，无其他不适，舌淡红苔薄白，脉和缓有力。上方连服 7 剂。嘱患者适当锻炼，调节情志。1 年后随访无复发。

按语： 患者因情志不畅，胆失疏泄，气郁生痰，加之平素饮食不节，多食肥甘厚味，更助痰湿，痰浊上扰心神而致失眠，证属胆郁痰扰，故予温胆汤治疗，夜交藤、合欢皮为治失眠常用药对，生龙骨、生牡蛎镇惊安神。三诊时痰湿渐化，气阴不足之象渐显，故予温胆汤合生脉饮标本兼顾。范师辨证准确，切中病机，故药到病除。

（十）小陷胸温胆汤

1. 不寐案 刘某，男，35 岁。夜寐不安 4 月余，诉每晚仅能睡 1～2 小时，其余时间辗转难眠，经中西药治疗，收效不佳。刻下：头昏头重，胸闷不舒，口苦纳呆，食后嗳气，痰多略黄，大便成形，小便黄赤，舌质红，苔薄黄，脉滑数。诊断：不寐（痰热内扰）。治宜化痰清热安神，方用温胆汤合小陷胸汤加三七、琥珀。处方：法半夏 10g，茯苓 15g，陈皮 10g，枳实 20g，竹茹 15g，甘草 6g，黄连 6g，全瓜蒌 15g，三七末 3g（冲服），琥珀末 3g（冲服）。5 剂后复诊：能睡 5 小时以上，余症减轻，精神振奋，守方调枳实、竹茹用量均为 10g，嘱其调畅情志，劳逸结合，再予 7 剂。三诊：诸症缓解，睡眠正常。

按语：不寐亦称失眠。西医学对于失眠症患者绝大部分选用苯二氮卓类药物，但该类药物对失眠症患者效果并不理想。中医认为不寐的原因很多，但总是与心脾肝肾及阴血不足有关。故前医多从益气养血、滋补肝肾着手。但本例不寐并非虚证，而是痰热内扰的实证，因头重、胸闷、口苦、纳呆、痰黄、尿赤、苔黄、脉滑数均为痰热表现，故以清热化痰、养心安神为法，使痰去热解而心神自安。三七、琥珀是伍老常用药对，有活血通脉、安神宁心之功，与清热化痰之方伍用，各取其效，相得益彰。

2. 惊悸案　李某，女，53 岁，因惊惕不安 2 月而就诊，家人诉其善惊不安，不敢一人独处，自诉恐惧、心烦、胸闷、夜寐不佳，曾服西药谷维素、地西泮等，略有好转，停药又发。经人介绍来看中医。症见：形体肥胖，坐立不安，善叹息，食少纳呆，舌质红，苔黄腻，脉滑数有力。诊断为痰热内扰之惊悸，以清热化痰为治法，方用温胆汤合小陷胸汤加紫苏梗、香附、厚朴。处方：法半夏 10g，茯苓 15g，陈皮 10g，枳实 15g，竹茹 15g，甘草 6g，黄连 6g，全瓜蒌 15g，紫苏梗、香附、厚朴各 10g。7 剂后症状大减。守方去厚朴，加远志 10g，琥珀末 3g（冲服），三七末 3g（冲服），5 剂后患者自诉无特殊不适，遂予香砂六君子丸调理脾胃，以善其后。

按语： 惊悸属于心悸范畴，临床多见虚证，西医学不分寒热虚实，概以镇静、调节自主神经为主，临床亦有一定效果，所谓"治标不治本"也。但中医讲究辨证论治，此例患者形体肥胖，惊悸伴胸闷、纳呆、夜寐不佳，舌苔脉象均显示痰热之象，故以温胆汤合小陷胸汤加宽胸理气之香附、紫苏梗、厚朴等，使热除痰消而心神自定，是为治本之法，之后再辅以安神定志之琥珀、三七、远志，是为标本同治之法。及至惊悸诸症消失，考虑患者素体脾虚、形丰痰盛，易于郁痰化火，遂以香砂六君子丸益气健脾化痰，以绝生痰之源。

3. **头痛案** 匡某，女，52 岁。头痛反复发作 3 年余，再发 2 月。患者 3 年前出现头痛，起初不甚在意，自以为劳累所致，自行休息，稍严重时即自购"头痛片"服用，亦能缓解症状，之后反复发作，头痛多以昏、重为主，有时伴目眩，有时如物裹首，甚者恶心呕吐。曾行头部 CT 检查未见明显异常，TCD 检查示"脑血管轻度痉挛"，中西药治疗均能短期获效。此次又发头痛，按前医所开"半夏天麻白术汤"自服 7 剂无效（以往 3 剂即能取效），迁延 2 月，一直未见明显好转，遂慕名前来就诊。患者形体丰盛，表情痛苦，以手撑头，自诉头重如裹，胸脘痞闷，纳呆口苦，夜寐不安，小便黄赤，大便不畅，查其脉象滑数有力，舌苔黄浊。诊为痰热上熏之头痛，予温胆汤合小陷胸汤加黄芩、胆南星。处方：法半夏 10g，茯苓 15g，陈皮 10g，枳实 15g，竹茹 15g，甘草 6g，黄连 6g，全瓜蒌 15g，黄芩 10g，胆南星 10g。5 剂即头痛头重大减，复诊时精神佳，黄浊舌苔变为薄黄，脉象略显滑数。效不更方，继以原方再服 5 剂。三诊时患者自诉头痛、胸闷、纳呆、口苦、寐差及二便基本恢复正常，但担心以后又会复发，遂再予原方5剂巩固疗效，并嘱其自购香砂六君子丸间断服用，健脾化痰以善其后。

按语： 周仲瑛主编《中医内科学》将头痛分为10种证型，其中有痰浊上蒙一型，伍老分析患者既往病历，认为前医用"半夏天麻白术汤"能获效者，是因患者素体形肥痰多，痰浊上蒙清窍，经络阻塞，清阳之气不得舒展，故头痛昏蒙、时有目眩之症能以化湿祛痰之法而解。但此次患者痰湿蕴久化热，痰热上熏而致头痛，单纯以化湿祛痰之"半夏天麻白术汤"难以取效，必先以清热化痰之法，使热去痰消，头痛方解，故而用温胆汤合小陷胸汤加黄芩、胆南星。因患者反复发作多次，每因湿聚痰蒙而致头痛，故需以健脾益气为法，常用香砂六君子丸调理脾胃、化湿祛痰，不使痰湿集聚为患，则可绝后患矣。

4. 厥证案 黄某，女，45岁。个体商户，因突然昏仆、不省人事反复发作2年，近又发1次而就诊。患者两年前因与人争吵而出现突然昏倒、不省人事，数分钟后自醒，醒后觉头痛头昏，四肢乏力，但无偏瘫、麻木、口角㖞斜等症状，未予特殊处理。之后又发作两次，均几分钟即醒，曾到某三甲医院行头部CT、多普勒、脑电图、心电图等检查，均无异常发现。此次就诊前2小时又发作昏仆、不省人事、喉间痰鸣、呼吸气粗、无口吐白沫及抽搐等，家属急送来医院就诊，约经半小时于途中患者自醒。刻诊：形体肥胖，面红，息粗，喉有痰声，诉头昏头重、四肢乏力、胸闷口渴、腹胀纳呆、恶心欲吐、小便短赤、大便秘结，舌苔黄腻，脉滑数。诊为厥证之痰厥，证属痰热交阻。予温胆汤合小陷胸汤加黄芩、栀子、胆南星。药用：法半夏10g，茯苓15g，陈皮10g，枳实15g，竹茹15g，甘草6g，黄连6g，全瓜蒌15g，黄芩10g，栀子10g，胆南星15g。

2 剂后患者头昏头重感减轻，仍口渴、大便结，胸闷、恶心消失，小便略黄，胃纳转佳，舌苔薄黄，脉仍滑数。遂将上方枳实、胆南星用量减为 10g，加炒莱菔子 30g，天花粉 30g，1 剂则大便通畅，腹胀、口渴大减，3 剂后诸症消除，自觉身轻神清，嘱其平日间断服用礞石滚痰丸及香砂六君子丸。随访 1 年半，未复发。

按语： 厥证是由于气机突然逆乱，升降乖戾，气血运行失常造成的。分气、血、痰、食几种，此例患者即属于痰厥，痰厥好发于恣食肥甘、体丰湿盛之人，发作时多伴喉间痰鸣、胸闷息粗，若痰湿化热，则兼见口渴便秘、舌苔黄腻、脉滑数等。用温胆汤合小陷胸汤加黄芩、栀子、胆南星清热行气豁痰，以通利清窍而止痰厥。复诊时便秘、口渴未解而加炒莱菔子和天花粉且用量较大，发挥二药降气豁痰、开郁通便和生津润燥之功而直达病所，使热解、湿去、痰化而气自顺，故诸症消除。平日服用礞石滚痰丸以豁痰清热降火，因此药性寒质烈，恐多用攻伐太过，故需间断服用且配合香砂六君子丸健脾调胃，以绝生痰之源。

5. **胆胀案** 李某，女，62 岁。右上腹胀痛 3 年余，又发 1 天而就诊。3 年前患"急性胆囊炎"，经中西药物保守治疗而缓解，之后右上腹一直胀痛并放射至右肩胛区，时轻时重，反复发作，多次中西药物治疗。此次就诊前一天又因饮食不节而诱发，症见右上腹胀痛并放射至右肩，胸闷拒按，恶心嗳气，咳痰黄稠，口苦口干，苔黄腻，脉弦数。诊为胆胀，胆腑郁热证，予温胆汤合小陷胸汤加龙胆草、柴胡、生牡蛎、天花粉。药用：法半夏、茯苓、全瓜蒌、枳实各 12g，竹茹 10g，甘草 6g，黄连 3g，陈皮 6g，龙胆草 10g，柴胡 10g，生牡蛎 30g，天花粉

30g。5 剂后右上腹胀痛消失，其余诸症亦大减，唯觉右肩胛区板滞不舒，上方加地龙 10g，僵蚕 15g，再服 4 剂，临床诸症消失。1 年后随访未复发。

按语： 胆胀以右胁胀痛为主，病机为胆腑气机通降失常，此患者因肝胆郁热，煎熬津液成痰，窜行肩背，阻滞胸膈，治宜升肝降胆，清热化痰。方中温胆汤清热化痰；小陷胸汤清胆泄热；柴胡升发肝气；龙胆草大苦大寒，沉阴下降，泻肝胆实火；生牡蛎咸寒软坚，散气火之凝结；天花粉清热生津润燥。诸药合用，共奏清泻肝胆痰热而止痛之功。后又加用地龙、僵蚕祛风通络、化痰散结以消肩胛区之板滞不舒。

6. **眩晕案** 马某，男，47 岁。头晕目眩反复发作 4 年余。西医诊断"梅尼埃病"，每次发作均以"脱水、改善脑循环、营养脑神经"等治疗而缓解，因反复发作，患者甚为之苦，遂求诊于中医。刻下：头重如蒙，视物旋转，胸闷不舒，脘腹饱胀，恶心欲呕，咯痰黄稠，口苦口干，小便黄，大便结，舌红苔黄腻，边有齿印，脉弦滑。诊为痰郁化火之眩晕，方选温胆汤合小陷胸汤加泽泻、白术。药用：法半夏 10g，茯苓 15g，陈皮 10g，枳实 15g，竹茹 15g，甘草 6g，黄连 6g，全瓜蒌 15g，泽泻 25g，白术 10g。4 剂后二诊，眩晕减轻，余症亦有不同程度的缓解，唯觉腹胀、便秘如故，遂于上方减泽泻量为 10g，白术增至 50g，试投 3 剂。三诊时患者诉服完 2 剂大便即通畅，服完 3 剂后诸症渐退。再以温胆汤合小陷胸汤化裁如下：法半夏、茯苓、全瓜蒌、枳实各 12g，竹茹 10g，甘草 6g，黄连 3g，陈皮 6g，续服 10 剂而诸症皆除。1 年后电话随访，患者诉未再发作，嘱其适当以香砂六君子丸调服，以善其后。

按语： 本例因痰郁化火、上蒙清窍之眩晕，以温胆汤合小陷胸汤清热化痰，以泽泻、白术（即泽泻汤）涤饮泻水，使清气上升、浊气下降，则眩晕自止。临床传统以白术健脾止泻，而此例患者便秘却重用白术，何解？伍老认为：此患者痰热内结已久，脾阳被遏，不能运化，则水谷不纳、大便难解，今以大剂量白术运化脾阳，使脾运正常而大便自通。再者，一诊重用泽泻取其涤饮利水之功，但同时又起到了"利小便而实大便"的作用而使大便愈结，故二诊减量使用以助通便之力。白术"少量则健脾止泻，大量则运脾阳而通大便"；利水渗湿药可"利小便而实大便"，此类中医药理论，伍老以丰富的临床实践经验加以验证，诚可信哉！

7. 胃痛案　梁某，男，47岁，农民。素嗜烟酒，因胃脘灼痛3天而就诊。症见：脘腹痞满，嗳气反酸，倦怠乏力，咯痰黄稠、食少纳呆，口苦口干，大便溏薄，小便黄赤，舌红苔黄腻，脉滑数。3月前曾行胃镜检查示：胆汁反流性胃炎。诊断为胃痛，痰热中阻型，治以温胆汤合小陷胸汤、四逆散化裁，药用：法半夏10g，茯苓15g，陈皮10g，枳实15g，竹茹15g，甘草6g，黄连6g，全瓜蒌15g，白芍15g，柴胡10g，香附10g，紫苏梗10g。3剂胃脘灼痛大减，5剂而诸症全消。继以香砂六君子丸调理脾胃，祛湿化痰，并嘱其适当限制烟酒。

按语：本例胃痛属痰热中阻型，患者喜食烟酒，易致湿邪停滞，聚而生痰，痰郁化热，痰热互结中焦则见胃脘灼痛，痞满反酸，咯痰黄稠，食少纳呆等。伍老对于脾胃病变，常以和法治之，因肝脾不和，肝木乘脾，易致脘胸胀痛、腹痛泄泻等。西医学理论也认为胃肠消化系统疾病多与情志有关，心理因素可通过迷走神经机制影响胃十二指肠分泌、运动和黏膜血流的调控。而四逆散可调和肝脾、疏肝理气，合小陷胸汤清热化痰、温胆汤清胆泄热，使痰热得消、胆热得清、肝气得顺，则胃痛自除。

8. 内伤发热案　王某，男，38 岁。低热、乏力 5 月而就诊。5 月前不明原因出现发热，起初以"感冒"论治，服用西药，体温由 38.5℃恢复至正常，之后不到 1 周又感身热如烘，几次量体温均为 36.8～37.5℃，伴头晕、乏力、纳差，化验血、尿、便常规无异常，曾在某三甲医院住院半月，发热期间行骨髓穿刺、腰椎穿刺、胸部 CT 等检查均无异常发现，发热无明显规律，体温不高于 38℃。遂求治于中医，刻诊：面色如常，自觉身体烘热，身倦嗜睡，胸腹微胀，恶心纳差，小便黄赤，大便干结，舌体瘦小，舌质暗红有瘀点，苔薄黄，舌底脉络瘀曲，脉细弦数。综合舌脉症，诊断为内伤发热，证属痰热血瘀型，治以温胆汤合小陷胸汤加赤芍、牡丹皮、郁金。方药：法半夏、茯苓、全瓜蒌、枳实各 10g，竹茹 9g，甘草 3g，黄连 3g，赤芍、牡丹皮、郁金各 9g，先服 7 剂。二诊时患者诉仍有低热，但发热频率减少、时间缩短，略有成效，余舌脉症基本同前，再投 7 剂。三诊患者诉近 3 日未感发热，甚喜，胃纳、身倦均好转，舌脉同前，效不更方，再投 7 剂。四诊患者诉再无发热，其他诸症亦渐除，舌质淡红苔薄黄，舌底脉络瘀曲较前好转，减量使用原方：法半夏、茯苓、全瓜蒌、枳实、竹茹各 9g，甘草、黄连各 3g，赤芍、牡丹皮、郁金各 6g，续服 10 剂。随访半年未复发。

按语：内伤发热亦有虚实两端，实证发热多由气滞、血瘀、湿阻、痰郁所致，虚证多由气虚、血虚、阴虚所致。此例即是痰郁化热、病久成瘀、痰瘀互结所致内伤发热，故以温胆汤清泄胆热、小陷胸汤清化痰热，以赤芍、牡丹皮、郁金凉血化瘀，共奏化痰、散瘀、清热之功。因患者痰、热、瘀互结体内，久病正气必伤，治宜缓图，不可急攻，故诸药用量不似其他病例那般量大。若兼见气、血、阴虚等证，尚可酌加补气、养血、滋阴之品。

三、多法并用

温胆汤出自宋代陈言《三因极一病证方论》，是由《备急千金要方》温胆汤衍化而来，较之多茯苓、大枣。笔者应用温胆汤及其类方"凉""壮""和""泄"之效于临床，多有收获，现简要介绍如下。

（一）凉——用于胆热

胆为"清净之府"，喜温和而主生发。罗东逸谓："和即温也，温之者，实凉之也。"饮食不节，肠胃受伤，宿食停滞，酿为痰热，壅遏于中，痰热上扰，胃气不和，以致眩晕、恶心、呕吐，不得安寐，此即《素问·逆调论》说的："胃不和则卧不安"，方选温胆汤或黄连温胆汤（《六因条辨》）化痰清热，和中安神。痰火互结，上扰心神，可导致心悸的发生，此即《丹溪心法·惊悸怔忡》所说的"痰因火动"之说，治宜清热化痰，安神养心，方选黄连温胆汤化裁。忧郁恼怒，肝失疏泄，气郁化火，灼炼津液，凝聚成痰，痰火扰动心神，故杂梦纷纭，治宜清热化痰，宁心安神，方选黄连温胆汤化裁。痰气郁而化热，痰热交蒸，上扰心神之癫证，治宜清热化痰开窍，方选黄连温胆汤合白金丸化裁。《医学纲要·癫痫》云："癫痫者，痰邪逆上……则头中气乱，胸道闭塞，孔窍不通，治宜涤痰开窍，方选涤痰汤化裁。"痰火互结，壅阻清窍所致耳鸣、耳聋，治宜清火化痰，和胃降浊，方选温胆汤化裁。

（二）壮——使壮大

用于虚证。《素问·灵兰秘典论》曰"胆者，中正之官，决断出焉。"平素心虚胆怯之人，由于突然惊恐，如耳闻巨响、目睹异物，或遇险临危，使心神惊慌，不能自主，发为惊悸者，治宜镇惊定志，壮胆安神，方选十味温胆汤（《证治准绳》）化裁。亦有暴受惊骇，情绪紧张，终日惕惕，渐至心虚胆怯而不寐者，正如《类证治裁·不寐》所说"惊恐伤神，心虚不安"。治宜益气镇惊，安神定志，方选十味温胆汤化裁。暴受惊骇，损及心胆，神志不安而多梦者，此即《沈氏尊生书》所谓"心胆俱怯，触事易惊，梦多不详"。治宜益气定惊，壮胆宁心，方选十味温胆汤化裁。《景岳全书·阳痿》云："凡惊恐不释者，亦致阳痿。经曰恐伤肾，即此谓也。"因由惊恐所致，治宜壮胆益肾，安神定志，方选十味温胆汤化裁。《诸病源候论》云："肝虚则恐，心肝虚而受风邪，胆气又弱，而为风邪所乘，恐如人捕之。"临床症见善恐、易惊，治宜补益肝胆，方选十味温胆汤化裁。

（三）和——和解少阳

蒿芩清胆汤出自《重订通俗伤寒论》，是温胆汤加清热之青蒿、黄芩，利湿之碧玉散组成。有清胆利湿、和胃化痰之功。主治邪犯少阳、湿热中阻，热重于湿之证。症见寒热往来、热重寒轻、胸膈胀闷、呕吐酸苦。

（四）泄——开泄

叶天士《温热论》云："再论气病有不传血分，而邪留三焦……此则分消上下之势，如杏、朴、苓等类，或如温胆汤之走泄。"温邪久羁气分，既不外解，亦不内传，往往滞留于三焦，故本证多见寒热起伏、胸满腹胀、苔腻等，病机则属上、中、下三焦气机，所以治宜分消走泄，如温胆汤之类。《素问·六节藏象论》云："凡十一脏取决于胆也。"张介宾注："足少阳为半表半里之经，亦曰中正之官，又曰奇恒之腑，所以能通达阴阳，而十一脏皆取乎此也。"所以临床诸多病证可从胆治疗。黄连温胆汤即温胆汤加黄连，所治之证热象较温胆汤为重。十味温胆汤即温胆汤减去清热化痰之竹茹，加入益气养血、补心安神之人参、熟地黄、五味子、杏仁、远志组成，与温胆汤相比较，温胆汤有热的一面，无虚的一面；十味温胆汤无热的一面，虚证较甚。二陈汤是燥湿化痰的主方，亦是治痰的基础方，除主治湿痰外，又可加减用于各种痰证。二陈汤加枳实、竹茹即为温胆汤。温胆汤加胆南星、石菖蒲、人参即为涤痰汤，善用于涤痰开窍，为中风痰迷、舌强语謇之常用方。诸方化裁，可用于多种病证。

【参考文献】

[1] 吴元洁，王正.温胆汤源流及历代应用考略[J].中成药，2012，34（1）：130-132.

[2] 高军宁，刘淑霞.温胆汤的源流、类方、方证及临床应用[J].甘肃中医学院学报，2009，26（5）：44-46.

[3] 张思雨，张晓雪.温胆汤临床应用验案举隅[J].山西中

医学院学报，2017，18（1）：59-60，63.

[4] 周艺.周来兴运用温胆汤临证验案举隅 [J].光明中医，2015，30（6）：1295-1297.

[5] 李文艳.温胆汤异病同治治验举隅 [J].甘肃科技，2004（9）：177.

[6] 张淑英，刘丙松.温胆汤验案举隅 [J].安徽中医临床杂志，2003（1）：58.

[7] 李耀凡.温胆汤临证验案举隅 [J].山西中医，2014，30（12）：27-28.

[8] 高立珍.赵和平应用温胆汤合方治验分析 [J].上海中医药杂志，2011，45（5）：24-25.

[9] 王向农.刘华为应用黄连温胆汤合五苓散的临床经验 [J].中国民间疗法，2017，25（12）：9-10.

[10] 张乃霖.贾民主任医师运用半夏泻心汤合温胆汤治疗上热下寒型痞满经验 [J].中医研究，2018，31（1）：51-52.

[11] 姬昌，史金玉.范军铭主任中医师运用温胆汤合生脉饮治疗失眠经验 [J].中医研究，2017，30（5）：58-60.

[12] 吴松华.伍炳彩运用温胆汤合小陷胸汤化裁异病同治验案举隅 [J].中医药通报，2012，11（4）：55-58.

[13] 李小平，姜宏博.温胆汤及其类方临床应用浅见 [J].陕西中医，2011，32（10）：1417.

第五章　温胆汤方临证思维

第一节　临证要点

一、辨证要点

温胆汤适于胆郁化热、胆胃失和、痰浊中阻之证，但今之医者临床辨其证型之时，每因对是证要旨不甚心中明了，则一是常与同样治疗情志失和的逍遥散证混为一谈，并取而代之，导致临证多逍遥散证而少温胆汤证的状况。二是对痰邪的性质，定性不够明确，进而影响到对痰邪又有不断变化的辨别。因此细辨证之机要于毫厘之间，方可确保选方用药直中矢的之效。

（一）脏腑失和，务应明辨

温胆汤和逍遥散虽都治情志内伤之杂证，然证型却截然不同，一是胆胃失和，一是肝脾失和；一是腑腑失和，一是脏脏失和，故而应详察各脏腑自身的症状表现，以为辨证要点。从生理上看，肝主谋略，胆主决断，都与情志有关，故病理上肝胆都有情志表现，但肝以谋略失主的情志过激、暴怒为症状特征，见有情绪激动，急躁易怒，两胁胀痛，脉弦有力等症。胆则以数谋而不断的胆怯症状为特征，见有触事易惊，虚烦不宁，梦寐易醒，寐中恶梦等症。从生理上看，脾主运化，胃主受纳，故病理上二者都有水谷消化失和的表现，但脾则以水谷运化失职的症状为特征，表现为不思饮食，饮食无味，纳差、纳呆、恶食等由轻渐重的症状规律。胃则以水谷受纳失职之症状为特征，表现为嗳气反酸、恶心呕吐等拒纳饮食诸症。由于肝脾和胆胃之间密切的生理关系，故可形成临床两大独立证型。从先贤论述中可见，亦在强调对温胆汤的辨证中应抓住胆胃各自的症状要点。温胆汤最早出于南北朝时期名医姚僧垣《集验方》中，其后《外台秘要》及《备急千金要方》均有引载，其中《备急千金要方》云："温胆汤疗大病后虚烦不得眠。"后世以《三因极一病证方论》温胆汤最为出名，其云温胆汤主治"心胆虚怯，触事易惊，或梦寐不祥，或异物感惑，心惊胆怯气，郁生涎，涎与气搏，变生诸证，或短气惊乏，或体倦自汗，四肢浮肿，饮食无味，心虚烦闷，坐卧不安"。清代名医汪昂在《医方集解》中亦云："治胆虚痰热不能眠，虚烦惊悸，口苦呕涎。"《医方考》曰："胆热呕痰，气逆口苦，梦中惊悸者，此方主之。"《绛雪园古方选注》云："热入足少阳之本，胆气横逆，移于胃而为呕，苦不眠。"综先贤所述得知，是证必以"心虚烦闷"一类情志症状为主线，复以胆怯心烦，惊惕不宁，及"胃不和卧不安"，拒受食物等独具胆胃特征的关键性症状辨出胆胃失和证。

（二）痰湿中阻，务应细辨

温胆汤证之痰浊，是湿痰还是热痰，实为辨证又一难点，考《张氏医通》在温胆汤的变化中云："胆之不温，由于胃之不清，停蓄痰涎。"其后又云："故用二陈之辛温以温胆涤痰。"《成方便读》亦云："此方纯以二陈、竹茹、枳实、生姜，和胃豁痰，破气开郁之品，内中并无温胆之药。"这些评述所及之痰证多言痰涎，而非明示热痰，方药分析中均提出以"二陈"涤痰、豁痰，从而表明温胆汤之痰阻，应为湿痰无疑。但胆热之证易化热，方中虽无大量清热化痰之品，但竹茹除可清胆和胃外，又有清化热痰之功，故而提示本方证也有湿痰郁而化热病理的存在，因此以方测证可知，温胆汤适于湿痰为主，或湿痰开始化热之痰证。

二、配伍要点

制方之要在于适证与权变，于是方证相符，效如桴鼓，是故温胆汤组方之中实应注重竹茹与半夏用量之变化，以求恰与胆热痰阻之证相应。

（一）化痰为主，重用半夏以和胃

温胆汤痰阻为主要病理之一，故祛痰是配伍组方的一个主要内容，观先贤用药，多举"二陈"以祛之，汪昂在《医方集解》对二陈汤分析中云："半夏辛温体滑性燥，行水利痰为君。"明确了半夏辛温性燥，故燥湿化痰之功尤着，而为治疗湿痰之首选用药，因此温胆汤必应重用半夏，燥湿化痰为主，兼以和胃止呕，则为是方用药要领之一，此乃"是证是药"之理，医者应了然于胸中。

（二）清胆为主，变化竹茹以合证

吴崑在《医方考·火门》中云："胆，甲木也，为阳中之少阳，其性以温为常候。"故罗东逸在《古今名医方论·卷二》中论及温胆汤功用时云："温之者实凉也。"而观其全方，清胆者仅竹茹一药也，其甘寒而恰入胆胃经，既可清胆热，又可化痰热，一药而照顾全面。然竹茹之使用精要，全在于随证权变用量，一是须遵惊烦的轻、中、重程度，来推断胆热的病理情况，并随之调整竹茹的用量；二是从舌苔颜色的变化来判断湿痰化热的程度，即苔白、淡黄，还是黄腻，从而辨别化热的情况，以此来调整竹茹的用量。因竹茹清热化痰之功，妙在勤于变化，于是亦为斟酌用药的又一机要。

第二节 与类方的鉴别要点

一、导痰汤

导痰汤出自《济生方》，是以温胆汤去竹茹加胆南星而成。胆南星一药，清热化痰、息风定惊，加入温胆汤使方添新用，言治一切风痰上逆之痰厥，其中半夏用量偏重，合南星、陈皮使得全方燥湿化痰之力略强，适用于痰与气相搏上犯之证，可见眩晕、咳、吐，或饮碍中焦，见胸胁满闷者。临床各医家常以其加减治疗头晕、中风等，以力专破气导痰为其功。

二、涤痰汤

涤痰汤出自《奇效良方》，为温胆汤加胆南星、石菖蒲、人参，可醒神开窍，以风痰盛之中风为主症，或伴有语言不利。方中生姜、茯苓、半夏化痰饮；人参、甘草健脾气，运生痰之源；胆南星开泄燥烈，涤荡顽痰；竹茹、石菖蒲开窍化浊；枳实、陈皮宽中下气。因其病机为心脾之气不足，邪风乘虚而入，该方在祛痰化浊之余，不忘用人参、茯苓、甘草顾护脾胃之气。

后世医家将其治痰范围扩大，痰气阻滞之证皆可投之。

三、十味温胆汤

十味温胆汤出自《证治准绳·类方》，处方组成：制半夏、枳实、陈皮、茯苓、酸枣仁、远志、熟地黄、人参、五味子、炙甘草、生姜、大枣。其方削温胆汤清热之力，增以养心、安神之功效，主治心虚胆怯，痰浊内扰之证。症状表现为心悸失眠，乏力气短，肢肿等症，并以本虚为其主要病机。名老中医蒲辅周擅长以十味温胆汤治疗冠心病，蒲老认为冠心病本为心气不足，标为痰浊及瘀血阻滞，此方治疗冠心病标本兼顾，为慢病缓调之典。

四、黄连温胆汤

黄连温胆汤出自清代陆廷珍《六因条辨》，为黄连替换大枣而成。黄连一药，清热解毒燥湿力强，与温胆汤组方，谓之治暑温痰热互结，内扰而见不眠、头晕、心烦、口苦、黄腻苔、汗不畅等症。功效以安神和胃、清热化痰为主。后世将黄连温胆汤的主治范围扩大，不再拘泥于暑热之证。

五、蒿芩清胆汤

蒿芩清胆汤出自俞根初的《通俗伤寒论》。以温胆汤去干姜、大枣、青蒿、黄芩、碧玉散。主治少阳湿热证，热重寒轻。症见胸胁痞闷，恶心、呕吐等。方中青蒿、黄芩透邪，清少阳湿热；陈皮、半夏、竹茹化湿畅气；茯苓、滑石利湿走下，以清泻胆经湿热之证为主。

六、清心温胆汤

清心温胆汤，也称清心抑胆汤，出自《万病回春》，是温胆汤加麦冬、川芎、人参、远志、当归、芍药、白术、石菖蒲、香附、黄连而成。此方治疗痫病之突然发作、手足抽搐、口吐涎沫之症，其病机为肝郁而痰火内扰心神，其中麦冬、当归、芍药养阴柔筋缓急；石菖蒲、远志化痰开窍益智；川芎、香附通畅气血；黄连清化热痰抑心火。全方可疏肝气，抑痰火，养心血安神而治痫。

七、竹茹温胆汤

竹茹温胆汤出自《扶寿精方》，为小柴胡与温胆汤的化裁方。为温胆汤加柴胡、桔梗、香附、人参、麦冬、黄连而成。此方主治伤寒久不愈，热不退，痰多惊悸不宁等症。伤寒病正不胜邪，邪入里而踞少阳，热与痰互结惊扰胆腑，见惊悸不宁等症。方以和解少阳，助阳气祛邪外出为主，兼以黄连温胆汤清化热痰治标。

八、参胡温胆汤

参胡温胆汤出自《伤寒全生集》，是温胆汤去竹茹加人参、柴胡而成。主治伤寒经久不愈，见虚烦不眠之症。《寒温条辨》中解释其病机为脾胃虚寒，胆经寒覆不升，痰滞胆腑，胆气不振心悸而少眠，人参、甘草、茯苓、大枣补中散寒，柴胡升阳，二陈辛散，枳实导痰气之滞，共发散痰饮，如此痰饮散而胆方不寒。

九、二陈汤

二陈汤出自《太平惠民和剂局方》，为后世医家公认的化痰经典方。主治痰饮为患，痰饮流窜，或见心悸，或见眩晕等。方中半夏、陈皮燥湿化痰，陈皮兼可疏理气机；生姜温中化痰降逆，又可制半夏之毒；茯苓利水湿而止惊悸；乌梅既可敛肺气，又可聚痰湿，还能制诸燥药伤阴。其方多用于肺系、脾胃系统痰病中，并在诸多痰饮为患的痰病中作为组方基础。

十、加味温胆汤

加味温胆汤出自《医宗金鉴》。方由半夏、茯苓、陈皮、竹茹、干姜、枳实、甘草、玄参、人参、地黄、酸枣仁、大枣组成。功效为化痰安神，益气养血，并可止呕。用于处事易惊、气郁、气短、乏力等，或见反酸、呕吐、呃逆、夜烦不眠、惊悸、癫狂等。方中补益气血与化痰兼顾，适用于痰浊之象不甚，而气阴亏虚相对明显者。

第三节　临证思路与加减

一、古代医家运用温胆汤荟萃

南北朝时期医家姚僧垣的《集验方》记载温胆汤治疗"大病后虚烦不得眠"；唐代医家孙思邈的《备急千金要方》及王焘的《外台秘要》亦记载其治疗"大病后虚烦不得眠"；宋代陈无择用温胆汤治疗不得眠、惊悸；明代刘浴德以之治疗胆涎沃心的癫痫，《普济方》以之治疗头痛、妇女产后虚烦，周文采以之治疗伤寒及一切病后虚烦不得卧，武之望以之治疗胃脘痛，张景岳以之治疗郁证，王绍隆以之治疗胆痛及呃逆，鲁伯嗣以之治疗小儿呕吐；清代的薛雪以之治疗湿热病，叶天士以之治疗湿热病及吞酸、脾瘅、痿证，陆廷珍以之治疗暑病，沈金鳌以之治疗伤食，林珮琴以之治疗喘证、咳嗽，吴楗以之治疗呕吐、梦遗，《竹林寺女科》以之治疗妊娠呕吐，日本医家丹波元简以之治疗黄疸；民国医家刘裁吾以之治疗湿热疟疾。

总结古代医家运用温胆汤所治疗病证为：失眠、惊悸、郁证、头痛、产后虚烦、胃脘痛、呃逆、呕吐、小儿呕吐、妊娠呕吐、吞酸、脾瘅、黄疸、喘证、咳嗽、梦遗、疟疾、湿热病等。

二、现代医家运用温胆汤总结

古代医家已经运用温胆汤治疗神经系统、消化系统、呼吸系统、循环系统、生殖系统及妇科、儿科疾病。现代医家继承并发展了古代医家运用温胆汤的经验，除运用温胆汤治疗上述疾病外，又将温胆汤治疗范围拓展，用于治疗泌尿系统、内分泌系统及皮肤科、耳鼻喉科疾病。

现将现代医家运用温胆汤治疗各科各系统病症列述于下：①神经系统疾病：失眠、癫痫、抑郁症、神经性头痛、神经官能症等；②消化系统疾病：功能性消化不良、反流性食管炎、慢性糜烂性胃炎、胆汁反流性胃炎、慢性浅表性胃炎、胃溃疡等；③循环系统疾病：冠心病、心律失常、神经官能症、高血压等；④呼吸系统疾病：支气管哮喘、慢性支气管炎、肺炎等；⑤泌尿系统疾病：慢性肾功能衰竭等；⑥内分泌系统疾病：糖尿病、糖尿病肾病、高脂血症等；⑦妇科疾病：妊娠呕吐、卵巢囊肿、围绝经期综合征等；⑧儿科疾病：小儿肺炎、小儿支气管哮喘、小儿呕吐、小儿厌食症、病毒性心肌炎、癫痫、儿童多动症、抽动－秽语综合征等；⑨皮肤科疾病：湿疹等；⑩耳鼻喉科疾病：梅尼埃病、耳聋、耳鸣、慢性咽炎等。

三、临证加减

温胆汤类方方证以心烦、失眠、心悸易惊、舌苔腻为关键症状；病机为胆虚痰热；主治证候为虚烦、失眠、触事易惊、易梦、眩悸、呕恶等。临床常见的病证加减包括以下几类：

1. 痰热内扰心神而引起的心悸、失眠。每见心悸善惊、虚烦不寐、胸闷呕恶、口苦、舌苔白腻或黄、脉滑等。常加酸枣仁、茯神、远志、夜交藤、鸡血藤等养心安神之品。

2. 痰热中阻、清阳不升、浊阴不降的眩晕、头痛。症见眩晕或头痛昏蒙、胸膈痞闷、呕吐痰涎、恶心口苦、舌苔腻、脉弦滑。常与半夏白术天麻汤合方治疗，常加山药、薏苡仁、紫苏梗、枳壳等健脾理气之品。

3. 痰热腑实、气机逆乱所致的中风急性期。症见神昏、言语不利、口眼㖞斜、烦躁失眠、大便秘结、舌红苔黄腻、脉弦滑，加大黄、黄连、赤芍，以清热化痰通腑，活血开窍醒神。

4. 痰热阻滞、气机不利、上蒙清窍而致的痰厥。此证因素体多痰湿，复因精神刺激，气逆痰升而发作。症见突然昏倒、不省人事，常有四肢逆冷、喉间痰鸣声、舌苔腻色白或黄、脉沉滑。可加胆南星、远志、石菖蒲等豁痰开窍之药。

5. 痰气郁结、肝失条达而致的梅核气、脏躁。常见精神恍惚、悲伤欲哭或胸闷烦躁、伸欠叹息、喉中梗阻不适等。可酌情与柴胡疏肝汤或甘麦大枣汤配合治疗。

6.痰热留滞中焦、损伤胃气而致的胃脘痛。常伴有反酸嘈杂、呕吐痰涎、口干、口苦、舌苔黄腻、脉弦滑或数。可与左金丸合方治疗，以增强其效。若脾虚痰湿内蕴、纳少体倦而胃脘疼痛者，常与香砂六君子汤配合施治。

第四节　临证应用

一、胃病

《内经》云："胆为中精之府。"其以清净为顺，性喜疏泄生发而恶抑郁。胃属土，为仓廪之官，主受纳而腐熟水谷。肝胆疏泄生发，可助脾胃升降运化，即所谓木可疏土；脾胃运化正常，可助肝胆之气疏泄，即所谓土畅木疏。胆不和则易气郁生热，胃失和则易聚湿生痰，痰热内阻，胃气上逆，临床表现则可见胃脘胀痛，或胁肋胀痛，或胸闷喜太息（常因情志因素而加重），嗳气，反酸，呕吐，呃逆，纳呆等症。根据此证候特点，采用温胆汤清热化痰，利胆和胃，即可应手辄效。临床应用，可随证候加减化裁：反酸者可加用白及、五味子、煅瓦楞子；口苦者可加用左金丸；纳食不馨者可加用荷梗、炒麦芽、枇杷叶；大便稀溏者可加用芡实、山药、炒薏苡仁。

二、咳嗽咯痰

《素问·咳论》云："五脏六腑皆令人咳，非独肺也。"因"脾为生痰之源"，而"肺为贮痰之器"，脾胃聚湿生痰，痰随气升，上犯于肺，肺失宣降，则见咳嗽痰多。张秉成在《成方便读》中指出："湿痰者，由于湿困脾阳，水饮积而成痰，其嗽则痰多而易出，治之又当燥湿崇土……""善治痰者，不治痰而治气，气顺者一身津液亦随之而去。"温胆汤诸药配伍，可澄本清源，标本兼顾，使脾胃运化如常，肝胆气机顺畅，津随气行，湿无所聚，痰不可生。可谓配伍严谨，用意周到。《类证治裁》中指出："肺为气之主，肾为气之根，肺主出气，肾主纳气，阴阳相交，呼吸乃和。"若久咳者必伤肾气，方中可加入木蝴蝶、菟丝子等补益肾气之品，共奏止咳之功。

三、失眠

《圣济总录》《古今医鉴》《卫生宝鉴》等著作都有关于温胆汤治疗不寐的论述。清代著名医家叶天士在《临证指南医案·不寐》中共记载了12则医案，其中4则为温胆汤验案。痰热中阻，土气壅滞，木气不舒，土壅木郁，胆气不和，心神不宁，而致梦寐惊惕、虚烦不得眠。临床上可见不易入睡、睡后易醒、醒后难以再寐，噩梦纷纭等症，兼可见胆怯易惊，坐卧不安等。正如《古今医统大全》云："痰火扰乱，心神不宁，思虑过伤、火炽痰郁而致不眠者，多矣。"亦如《素问》中曰"胃不和则卧不安"，故在选方药时，可以温胆汤为基，疏其瘀滞，化其津凝，使木气得畅，土气得运。临证之时，再配伍安神之品酸枣仁、远志、五味子、合欢花等，可提高疗效。

四、心脏疾病

心为五脏六腑之大主，其他脏腑病变常累及于心。心为火而脾为土，二者为母子关系，脾胃病变则易于涉及心脏。饮食不节，如过食肥甘厚味，或嗜烟嗜酒成癖，致脾胃损伤，运化失健，聚湿生痰，上犯心胸清旷之区，阻遏心阳，胸阳失展，气机不畅，心脉闭阻，则出现病理表现。另外，心中所积为宗气，由水谷精微和自然清气相合而成。若脾胃失常，水谷精微运化无源，土不生金致肺气虚弱，清气亦无从所得，则致宗气生成不足，难以贯心脉而行气血。而痰者，则由血脉壅塞，饮水积聚不能消散而成。此本虚标实，恰可由温胆汤治之。临证之时，常加入丹参饮（丹参一两，檀香、砂仁各一钱）以活血化瘀，行气止痛。另外，通过查阅文献得知，温胆汤亦应用于多种疾病的治疗中。如王海洲等用本方加黄芩、黄连、钩藤、石决明、川牛膝治愈一高血压患者，随访 1 年，诸症未发，血压稳定；罗善佑用温胆汤加味治疗妊娠呕吐 51 例，痊愈 42 例，好转 6 例，无效 3 例，总有效率 94.1%；李佳楠等发现温胆汤可以通过调节大鼠肝脏 LDLR 转录水平预防脂质代谢紊乱。诸位医家辨证精细，化裁灵活，融会贯通，应用自如，使笔者收获颇丰，受益匪浅。

【参考文献】

[1] 徐大鹏 . 温胆汤辨证及组方要点浅议 [J]. 陕西中医，2003（6）：548-549.

[2] 姜婷婷 . 温胆汤临证运用与体会 [D]. 北京中医药大学，2016.

[3] 施国善，王有鹏 . 温胆汤方义及应用探析 [J]. 中华中医药学刊，2017，35（1）：79-81.

[4] 高军宁，刘淑霞 . 温胆汤的源流、类方、方证及临床应用 [J]. 甘肃中医学院学报，2009，26（5）：44-46.

[5] 孙宇佳 . 温胆汤临床应用体会 [J]. 河南中医，2015，35（10）：2433-2434.

第六章 临床各论

第一节 内科

一、慢性胃炎

（一）概述

慢性胃炎是由多种原因引起的胃黏膜的慢性炎性反应，是消化系统常见疾病之一。该病症状易反复发作，严重影响患者的生活质量，慢性萎缩性胃炎伴肠上皮化生、上皮内瘤变者发生胃癌的危险度增加，在临床上越来越引起重视。本病属中医"胃脘痛"的范畴，临床辨证分型虽有多种，以湿热中阻证为多见。根据辨证论治的原则，拟定清热燥湿、理气和胃的治疗方法，选用温胆汤加减方作为基础方，随症加减，取得满意疗效。

（二）临床应用

缪氏治疗胆胃郁热型慢性胃炎 30 例，对照组口服多潘立酮片，每次 10mg，每日 3 次。治疗组给予中药汤剂温胆汤治疗，组方为：黄连 6g，淡竹茹 15g，柴胡 10g，白芍 10g，郁金 10g，浙贝母 15g，茯苓 15g，春砂仁 6g，木香 10g，党参 30g，枳实 10g，法半夏 10g，木棉花 15g，佩兰 15g。随症加减：脾虚者加炒白术 15g，五爪龙 30g；大便烂者加炒麦芽 12g；失眠者加夜交藤 30g，茯苓改为茯神。用法：每日 1 剂，水煎。取 150mL，分早、午饭后 1～2 小时后服用，每日 1 剂，分早晚两次口服。4 周为 1 个疗程，疗程结束以后，观察治疗前后症状和胃黏膜组织学变化。结果：治疗组与对照组对慢性胃炎的总体疗效无显著性差异，但从证候角度分析，治疗组中医证候疗效明显优于对照组，治疗组经过中药治疗后，黏膜层慢性炎症细胞的密集程度和浸润深度明显降低。结论：中药温胆汤治疗慢性胃炎，疗效确切，值得临床推广和应用。

（三）医案精选

案 1　吕某，女，74 岁，区体委离休干部，病案号：57579。胃脘胀痛半年，食欲不振，恶心，呕吐，嗳气，胸闷，肢体困倦，口中黏腻，舌淡苔白腻。曾做胃镜示：慢性胃炎。证属痰浊中阻、气机不畅之胃脘痛，治以健脾化湿，行气止痛，药用：陈皮、木香、砂仁、竹茹、枳实、半夏各 10g，茯苓、党参、白术各 15g，焦山楂、焦神曲、焦麦芽各 15g，炙甘草 3g。服药 1 周，疼痛已止，恶心、嗳气消失，饮食渐增。上方加黄芪 15g，续服 10 剂，诸症皆平。

按语：慢性胃炎是临床上常见病，病情易反复，巩固疗效难，投以健脾和胃、理气止痛之木香、砂仁、党参、白术、焦山楂、焦神曲、焦麦芽，诸药合用，理气而不伤正，健脾而不壅滞，使脾胃和，纳运正常，痰浊得化，气机通畅，疼痛自止。

案 2　张某，男，43 岁。1996 年 5 月 20 日初诊。胃脘部隐痛 3 年，时好时犯。嗳气反酸，甚则呕吐痰涎，得热则舒，夜间痛甚，食少纳呆，大便黏滞不爽。胃镜示：浅表性胃炎。

舌紫暗有瘀斑，苔白腻，脉濡滑。给予温胆汤加减，药用：陈皮、半夏、茯苓各15g，炙甘草8g，枳实15g，竹茹12g，高良姜15g，木香、砂仁各10g，百合30g，海螵蛸25g，蒲黄（包煎）、五灵脂（包煎）各10g。每日1剂，水煎服，6剂后，胃脘痛明显减轻，上方加延胡索、川楝子各15g，连服7剂，胃脘痛消失，续加白及15g，继进20剂，随访1年未复发。

按语： 本案辨证属湿瘀互结中焦，脾胃气机阻滞，升降失调，不通则痛。温胆汤具有清胆和胃、除痰止呕之功效，而其中的二陈汤具有燥湿化痰、理气和中的作用，百合、枳实、木香能够调畅脾胃气机；竹茹、砂仁、高良姜能够温中降逆止呕；海螵蛸能够制酸止痛；而蒲黄、五灵脂则化瘀行气止痛；黄连能够祛中焦湿热。

案3 患者，女，58岁，退休职工。2011年4月23日初诊。主诉胃脘胀痛3个月，食后加重，时有呕吐胃内容物，烧心反酸，伴纳呆恶心，疲乏无力，口干口苦，舌红苔黄腻，脉滑数，曾在临沧市人民医院行胃镜检查示：慢性胃炎伴中度糜烂。根据四诊合参，辨证属湿热中阻，气滞血瘀。治以清热燥湿化痰，活血化瘀止痛。拟方：半夏10g，陈皮10g，茯苓15g，炒白术15g，枳实10g，竹茹15g，白及10g，厚朴10g，延胡索10g，佛手10g，海螵蛸15g，浙贝母10g，煅瓦楞子30g，代赭石15g，甘草5g。3剂，水煎服，每日1剂。服药后，患者呕吐止，胃脘胀痛减轻，反酸好转，继服上方加减治疗1个月，症状消失，后以参苓白术散调理善后，随访半年未复发。

按语： 慢性胃炎属中医胃脘痛范畴。本案患者平素体虚，加之思虑过度，劳伤心脾，脾虚运化失常，痰湿内生，郁久化热，湿热中阻，气机不畅，不通则痛，故胃脘胀痛，烧心反酸；

痰热内扰，胃失和降，气逆而上，则时有呕吐胃内容物。故治疗用温胆汤清热燥湿化痰；加白及活血化瘀；延胡索、佛手理气止痛，煅瓦楞子和胃制酸；代赭石和胃降逆，即"急则治其标"之意，后用参苓白术散健脾燥湿以治其本，标本兼治，疾病痊愈。

案4　王某，男，52岁。患慢性胃炎10余年，服西药治疗时轻时重。症见：上腹疼痛不适，恶心，呕吐痰涎，胃脘部有振水声，舌苔厚腻，脉弦滑。药用：陈皮10g，半夏15g，茯苓10g，竹茹6g，川厚朴10g，枳实10g，黄连10g，甘草6g，生姜3g。服3剂后诸症减轻，继服6剂后自觉症状消失，饮食正常。

按语：在临床中对胆汁反流性胃炎，见有上腹不适、呕恶吐苦等症者，用本方加柴胡、黄芩、黄连、瓦楞子、白芍等治之可获明显疗效；对慢性胆囊炎患者见有胃部隐痛、腹胀、纳呆、呕恶吐苦、苔白腻、脉弦滑，证属肝气不舒、胃失和降者，用温胆汤加藿香、神曲、柴胡、茵陈治疗，常收到较好疗效。

案5　郭某，女，28岁，1997年4月7日初诊。产后胃脘部疼痛，伴呕吐痰涎、胆汁，吐后痛减。诊断为胆汁反流性胃炎。3年来，经多种治疗效果欠佳，脉弦，舌尖红，苔薄白。用黄连温胆汤合香砂六君子汤加白芍治疗，服10剂后，胃痛未作；续服2月，诸症悉平，唯停药后偶有小痛，便溏（日1次）。上方去川黄连、竹茹，加炮姜以温中健脾，再服10剂痊愈。

按语：本例属痰积胃痛。胆汁反流，夹痰浊注于胃中，损伤胃气，失其和降之性而致疼痛，呕吐痰涎、黄水。《类证治裁》说："痰积脘痛必呕恶。"用原方加黄连合香砂六君子汤以清热化痰，调理脾胃，切合病机，故获良效。

温胆汤

案6 李某，女，51岁，2000年2月17日初诊。胃脘阻胀，热灼嘈杂半年。纳谷不馨，胃脘似辣非辣，似热非热，似痛非痛，反酸嗳气，口苦黏腻，四肢乏力，脉弦滑，舌质正常，苔黄浊厚。纤维胃镜示：慢性浅表性胃炎，伴幽门螺杆菌重度感染。曾服用多潘立酮片、枸橼酸铋钾胶囊、普利胃炎胶囊等未效。辨证为湿热内蕴，胃失和降，热伤胃络，湿热久羁，胃阴亦伤。治用清热化浊，和胃降逆，佐以养胃，并加入可杀灭幽门螺杆菌之品。方药：黄连、甘草各6g，制半夏、陈皮、竹茹、川厚朴、炒枳壳、紫苏叶各10g，茯苓12g，煅瓦楞子、蒲公英、芦根各30g，石斛20g。服药7剂，胃脘阻胀、热灼嘈杂、胃纳均好转。服药30剂，诸症除。3月后胃镜复查正常，幽门螺杆菌（－）。

案7 患者，男，37岁，2005年10月9日初诊。反复脘腹胀满5年余，加重半年余。形体肥胖，素嗜烟酒，5年前因大量饮酒，呕吐腹泻，渐觉脘腹饱胀，满闷不舒，时上腹隐痛。服阿莫西林、多潘立酮片等尚可缓解，但经常复发。近半年来病情加重，服前药无明显效果，而求治于本院。自诉脘腹胀满，有隐痛，嗳气吞酸时欲呕吐，饮食乏味，食量减少，大便稀，小便偏黄，腹软舌质淡红，苔薄黄厚腻，脉弦滑。胃镜诊断：慢性浅表性胃炎。饮食不节，酒后伤胃，脾胃受损，酿湿生痰；痰湿内阻，气机不利，中焦壅滞，痞满乃成。治以燥湿化痰，消痞除满。温胆汤加味，半夏20g，枳实15g，黄连10g，厚朴15g，陈皮10g，茯苓30g，莱菔子20g，竹茹15g，甘草6g。7剂。16日复诊述：脘腹胀满减轻，嗳气呕吐已除，食欲渐增。续进7剂。10月23日再诊，自诉偶觉脘腹微胀，饮食如常。痰消气顺，病将痊愈。原方去竹茹、莱菔子，加党参30g，白术15g，益气健脾，以绝生痰之源。再服7剂，以巩固疗效。随访1年未复发。

案8　张某，女，53岁，2002年5月1日初诊。患者上腹胀痛2月，伴头重如蒙，口干苦，纳差，食后腹胀，大便先干后溏，有胃部疾病病史10年。查体消瘦，腹软，剑突下轻压痛，舌红苔薄黄而腻，脉弦滑。纤维胃镜示：糜烂性胃窦炎。诊为胃脘痛（痰热郁阻）。治以清热化痰，理气和胃。给温胆汤加黄连、黄芩、蒲公英、龙骨、牡蛎、焦山楂、焦神曲、焦麦芽。6剂后腹胀痛缓解，原方去龙骨、牡蛎，加薏苡仁，进10剂痊愈。慢性胃炎以胃脘疼痛，饱胀，食欲不振，乏力为临床主要表现，属中医"胃痛"范畴，上证似脾虚，但用健脾治疗效差，给温胆汤加黄芩、黄连、蒲公英（偏热者）等，加白芍、石斛（偏阴虚）等，加四君子汤（偏气虚）等，效果显著。

案9　吴某，男，42岁，2004年10月26日初诊。患者诉胃脘部胀闷伴隐痛，嗳气时减轻，吐酸，恶心欲呕，厌油腻，口苦。查：舌苔黄腻，脉象弦数。胃镜示：胃黏膜弥漫性充血、水肿，伴有渗出，胃窦部轻度糜烂。诊断为慢性浅表性胃炎，证属湿热阻滞，胃失和降。治当健脾和胃，清热化湿。处方：半夏、竹茹、枳实、茯苓、冬瓜皮各10g，陈皮、炒栀子、枳壳各8g，生姜6g，炙甘草5g。服药7剂后，患者症状基本消失，黄腻苔明显减退。增进30剂后复查胃镜：原胃黏膜之炎症表现均不存在。提示：慢性浅表性胃炎治愈。

按语：慢性胃炎症见胃脘隐痛或闷痛，胃脘部痞闷、胀满，恶心欲呕，纳呆不饥，厌油腻，口黏口苦，渴而不欲饮水或不欲多饮，大便溏薄，舌苔厚腻或黄或白，脉象滑或兼数。脾胃湿热是慢性浅表性胃炎的常见证型之一。脾胃同居中焦，而一阴一阳，一脏一腑，喜恶不同。脾喜燥而恶湿，胃喜润而恶燥，故脾病者多湿，胃病者多热。然脾胃以膜相连，互为表里，故疾病时脾湿与胃热常并见，互结难分。治宜清化和中，通降胃气。由于脾胃之喜恶不同，遣方用药时既要考虑到病变的性质，对症下药，又要做到燥湿而不助胃热，清热而不伤脾助湿。方选温胆汤加味：陈皮、半夏、茯苓、甘草、枳壳、竹茹、生姜、炒栀子、荷叶、冬瓜皮。方中陈皮、半夏微苦微温，健脾化湿；竹茹、炒栀子清泄胃热；茯苓、冬瓜皮甘淡微凉，渗湿清热，兼顾脾胃，可根据湿邪之轻重增减药量；生姜味辛，荷叶质轻，二药相伍，能升发脾气；枳壳味苦，擅长通降胃气；升降并用，可条达气机，清热化湿。

案 10 患者，女，58 岁，退休职工。2011 年 4 月 23 日初诊。主诉胃脘胀痛 3 个月，食后加重，时有呕吐胃内容物，烧心反酸，伴纳呆恶心，疲乏无力，口干口苦，舌红苔黄腻，脉滑数，曾在临沧市人民医院行胃镜检查示：慢性胃炎伴中度糜烂。根据四诊合参，辨证属湿热中阻，气滞血瘀。治以清热燥湿化痰，活血化瘀止痛。拟方：半夏 10g，陈皮 10g，茯苓 15g，炒白术 15g，枳实 10g，竹茹 15g，白及 10g，厚朴 10g，延胡索 10g，佛手 10g，海螵蛸 15g，浙贝母 10g，煅瓦楞子 30g，代赭石 15g，甘草 5g。3 剂，水煎服，每日 1 剂。服药后，患者呕吐止，胃脘胀痛减轻，反酸好转，继服上方加减治疗 1 个月，症状消失，后以参苓白术散调理善后，随访半年未复发。

按语： 慢性胃炎属中医"胃脘痛"范畴。本案患者平素体虚，加之思虑过度，劳伤心脾，脾虚运化失常，痰湿内生，郁久化热，湿热中阻，气机不畅，不通则痛，故胃脘胀痛，烧心反酸；痰热内扰，胃失和降，气逆而上，则时有呕吐胃内容物。

故治疗用温胆汤清热燥湿化痰；加白及活血化瘀；延胡索、佛手理气止痛；煅瓦楞子和胃制酸；代赭石和胃降逆，即"急则治其标"之意，后用参苓白术散健脾燥湿以治其本，标本兼治，疾病痊愈。

案 11 历某，女，46 岁。食后欲呕，纳差，胃脘胀满隐痛 5 年余，近 3 月来加重。胃镜检查提示为充血性胃炎，舌暗红，苔薄，脉滑。治以温胆和胃，佐以清利湿热，活血化瘀。方以温胆汤加味：陈皮、枳实、竹茹、浙贝母、郁金、鸡内金各 10g，玫瑰花 10g，姜半夏、黄连、山楂各 6g，丹参、沙参、茯苓、蒲公英各 15g，炒麦芽、炒谷芽各 30g。服上方 3 剂后，食后欲呕吐症状减轻，但胃脘部仍感作胀，上方去茯苓、炒麦芽、炒谷芽，加厚朴 10g。续服 5 剂后，主要症状得以控制，嘱其以三九胃泰善后。

按语：慢性胃炎中医辨证该病常分为气滞型、阴虚型和脾虚型。笔者临证将辨证和辨病有机结合，灵活地应用温胆汤治疗各种类型的慢性胃炎。浅表性胃炎以嗳气干呕表现突出者，以温胆汤与旋覆代赭汤化裁，温胆和胃，降逆止呕；糜烂性胃炎以胃脘嘈杂为主症者，以温胆汤合葛根芩连汤化裁，既温胆和胃，又清利滞留于胃肠的温热余邪；充血性胃炎以食后欲吐为主症者，多因胃有热郁、瘀血所致，在温胆汤温胆和胃的同时，酌加清热解毒、活血化瘀之品。

二、消化性溃疡

（一）概述

消化性溃疡是一种常见的消化系统疾病，它主要是由胃酸分泌过量、幽门螺杆菌感染、胃黏膜屏障受损等因素引起的，因此，如何抑制胃酸分泌、提高胃部防御功能是治疗的重点。常规西药治疗中，虽然能够起到一定的治疗效果，但是该方法对幽门螺杆菌的清除作用不强，治疗后的复发率较高，且容易产生不良反应，总体治疗效果欠佳。中医认为，消化性溃疡主要是由胃部血运不畅、湿邪困脾、瘀血停滞引起的，因此，治疗的原则在于扶正祛邪、祛除湿邪、益气补血，消除脾胃虚弱的症状，帮助患者提高胃部及消化道的抵御能力，以达到预期的治疗效果。

（二）临床运用

王氏以 82 例消化性溃疡患者为研究对象，随机分为两组、观察组患者 41 例。对对照组患者采用常规西药治疗，口服埃索美拉唑 20mg，2 次 / 日；口服阿莫西林 1.0g，2 次 / 日；口服克拉霉素分散片 0.5g，2 次 / 日；胶体果胶铋 0.2g，2 次 / 日。以上药物均饭前服用，连续治疗 10 天后，改为埃索美拉唑镁 20mg，1 次 / 日。4 周为 1 个疗程，共治疗 2 个疗程。对观察组患者采用温胆汤方加味治疗，药方组成：茯苓 15g，竹茹 30g，砂仁 10g，木棉花 15g，枳实 15g，法半夏 10g，陈皮 10g。胃阴不足者加用麦冬 15g，太子参 15g；寒热错杂者加用黄芩 10g，干姜 10g，黄连 6g；瘀血阻络者可加丹参 30g，九香虫 9g，檀香 5g，砂仁 5g；肝胃不和者可加香附 10g，沉香 5g，百合 20g，白芍 30g，佛手 10g；胃寒脾虚者可加黄芪 10g，肉桂 5g，党参 20g，甘松 6g。以上药物均取水煎服，每日 1 剂，取汁 300mL，分早、中、晚 3 次服用。4 周为 1 个疗程，共治疗 2 个疗程。结果表明观察组中，基本治愈者 15 例，治疗显效者 12 例，治疗有效者 12 例，治疗无效者 2 例，治疗总有效率为 95.12%（39/41）；对照组中，基本治愈者 8 例，治疗显效者 8 例，治疗有效者 15 例，治疗无效者 10 例，治疗总有效率为 75.61%（31/41）。两组差异有统计学意义（$P < 0.05$）。

（三）医案精选

案 1　于某，男，41 岁。患胃脘痛 5 年多，多次经 X 线及胃镜检查确诊为胃溃疡、十二指肠溃疡，曾服乐得胃、甲氰咪胍等西药。一般服药后症状可控制，但停药或饮食不节后又复发。本次胃脘痛发作 1 周，腹胀，食欲不振，大便干结，检查见舌质暗，苔厚腻微黄，脉弦。辨证为脾虚湿困，湿热中阻。治以健脾燥湿，清热利湿，理气止痛。方以温胆汤加味：陈皮、枳实、竹茹、鸡内金、青皮、厚朴、大黄、苍术、海螵蛸各 10g，姜半夏、黄连各 6g，茯苓 20g，延胡索 15g。服上方 5 剂后，大便次数增多，胃脘疼痛减轻，但反酸明显，上方去大黄，海螵蛸用量改变为 15g，延胡索 10g。续服 6 剂后，主要症状消失，嘱其以香砂六君子丸善后调理。

按语：消化性溃疡属中医"胃脘痛"，病机较为复杂，临床以气滞、血瘀、郁热、阴虚和虚寒等证型为多见。此病病程一般较长，病机复杂，表现为寒热错杂，虚实夹杂。治疗上应虚实兼顾，寒药、热药并用。选用温胆汤加味治疗本病，主要是根据对方中药物性味和归经分析，以及对所谓"胆寒""温胆"的实质认识而选定的。笔者认为温胆实质上是温运脾胃，恢复脾胃的功能；胆寒实质是指脾胃气（阳）虚，温胆汤的主要效用是健脾燥湿，兼以清利痰热或湿热余邪。湿热偏盛者，以温胆汤加黄连、黄芩等清热燥湿药；气滞而痞满偏盛者，以温胆汤加莱菔子、木香、厚朴等理气消满之品；而对胃酸过多者，常用海螵蛸、瓦楞子制酸；胃脘疼痛严重者，常加活血止痛之品，如延胡索等。

案 2 皇某，女，52 岁，1998 年 11 月 8 日就诊，胃溃疡多年，胃次全切术后肠粘连，虽曾住院治疗，未能根除。半个月前发生呕吐，腹痛，经服中西药未能好转，故来诊治。症见：呕吐多为痰涎，腹痛多在食后，脘闷食少，口苦虚烦，大便未解，伴有头晕心悸，舌质淡红，苔腻中微黄，脉象细弱。辨证：中土虚弱，痰湿内生，郁而化热，内扰胆胃，胃气上逆而呕吐。治疗：理气化痰，清胆和胃。处方：半夏 10g，陈皮 10g，茯苓 10g，竹茹 10g，枳实 6g，莱菔子 20g，甘草 6g，生姜 3 片，大枣 3 枚。5 剂，水煎服。当日中午服 1 煎，晚饭后再服 1 煎，半夜呕吐 1 次，大便 1 次量多，恶臭，次日呕吐缓解。5 剂后，呕吐、腹痛全除，精神转佳，能进食。改服香砂六君子调理。

按语： 分析病史，患者溃疡多年，术后粘连，脉见细弱，可见中土脾虚，脾不健运，痰湿内生。症见呕吐痰涎，口苦虚烦，苔腻微黄，是痰湿郁久化热，阻滞胆胃。

三、胃食管反流病

（一）概述

胃食管反流病（GERD）是由于胃、十二指肠内容物反流入食管引起的一组临床症状和食管的组织损害，主要表现为烧心、反流、胸骨后疼痛三大症状。胃食管反流病也常伴有食管外表现，如哮喘、慢性咳嗽、声嘶、反流性喉炎、非心源性胸痛等非典型性症状。胃食管反流病可分为 3 种类型：非糜烂性反流病（NERD）、糜烂性食管炎（EE）和 Bar-rett 食管（BE）。该病应属中医学胃脘痛、反胃、反酸、呕吐等范畴。中医学认为，胃食管反流病病位在食管，属胃气所主，与肝、胆、脾、肺气机升降功能失调密切相关。治疗以疏肝理气、和胃降逆、化湿祛痰为基本治则。

（二）临床运用

冀氏采用温胆汤加减治疗本病 50 例，并设对照组对照。温胆汤加减（陈皮、竹茹、半夏、枳壳、茯苓、炒白术、香附、厚朴、黄芩、黄连、海螵蛸、煅瓦楞子、白芍、炙甘草）治疗 50 例。对照组口服奥美拉唑肠溶片 20mg，每日 2 次；多潘立酮片 10mg，每日 3 次。治疗组口服温胆汤加减：陈皮 10g，竹茹 6g，半夏 9g，枳壳 10g，茯苓 10g，炒白术 12g，香附 10g，厚朴 10g，黄芩 10g，黄连 6g，海螵蛸 30g，煅瓦楞子 30g，白芍 15g，炙甘草 6g。随症加减，每日 1 剂，水煎温服，每日 2 次。服药期间忌油腻过量及刺激饮食。两组以 7 天为 1 个疗程，3 个疗程后评定疗效。结果：治疗组总有效率为 96%，对照组总有效率为 84%，两组比较有显著性差异（$P < 0.01$）。结论：本方法对本病有清胆和胃、理气降逆之功效。贾氏以温胆汤为主方，加减治疗胃食管反流病患者 54 列，基本方组成：清半夏 12g，陈皮、竹茹、茯苓、香附、黄芩各 10g，枳壳 15g，胆南星 6g，甘草 5g。加减：口苦口臭加焦神曲、焦山楂、焦麦芽、焦槟榔、鸡内金、炒莱菔子；便秘加肉苁蓉、大黄；胃脘灼热加左金丸、煅瓦楞子、海螵蛸；黑便加三七、蒲黄炭、海螵蛸；反胃加紫苏叶、黄连；夹中气虚加党参、炒白术；夹瘀加五灵脂、炒蒲黄、三七；夹阴虚加麦冬、天花粉；夹郁加柴胡、郁

金、佛手。每日 1 剂，水煎服，共取汁 400mL，分早、晚两次空腹口服，服药期间忌烟酒辛辣及油腻食物，睡前 3 小时不再进食。疗程 4 周。结果：显效 32 例，有效 18 例，无效 4 例，总有效率为 92.59%。表明温胆汤加减以清胆和胃降逆为主，治疗胃食管反流病疗效理想。

（三）医案精选

案 1 某女，58 岁，医生，形体偏胖。2015 年 1 月 29 日初诊。胃痛稍胀，曾服相关西药两月余稍缓解，始终不适，情绪不舒，反酸，烧心，嗳气，饮食一般，少寐，大便常溏，舌边尖红，苔黄白腻，脉弦滑。辨证为脾胃湿热，肝胆气郁，胃热移胆。治法：清化脾胃湿热，疏肝解郁散热，健脾和胃。柴胡四逆温胆汤加减：柴胡 12g，黄芩 10g，白芍 20g，炒枳壳 12g，太子参 15g，法半夏 10g，陈皮 6g，竹茹 10g，瓜蒌皮 20g，黄连 3g，炙甘草 6g，赤石脂 30g（先煎）。7 剂，水煎服，日 1 剂，早晚分服。2015 年 2 月 5 日复诊：症状明显缓解，较之前服的西药效果更为显著，为求巩固，后继以上方加减调之而恢复良好。

案 2 某男，48 岁。2013 年 8 月 7 日初诊。患者反酸口苦 3 年。3 年来经常嗳气，反酸苦水，口苦，口气异味，胃中灼热感，时有右上腹胀痛，纳可，舌红，苔薄黄，脉弦滑。胃镜：反流性食管炎（LA-B 级），慢性胃炎。西医诊断：反流性食管炎。中医诊断：吐酸。辨证属胆热犯胃，胃失和降。治宜清胆和胃，化痰降逆。方选温胆汤加减。处方：竹茹 10g，茯苓 15g，海螵蛸 15g，浙贝母 10g，姜半夏 9g，赤芍 15g，陈皮 15g，麸炒枳实 10g，茵陈 30g，郁金 15g，麸炒白术 15g，醋鸡内金 20g，甘草 6g，柴胡 10g。每日 1 剂，水煎服。二诊：服药 14 剂诉已无反酸，口苦、口中异味减轻，仍时有右上腹胀痛，原方加减再服 1 月得愈。

按语：《古今名医方论》曰："方中竹茹清胃脘之阳；而臣以甘草、生姜，调胃以安其正；佐以二陈，下以枳实，除三焦之痰壅；以茯苓平渗，致中焦之清气。"原方加茵陈、郁金、柴胡清热利胆。高鼓峰言："饮食太过，胃脘痞塞，脾气不运而酸者，是怫郁之极，湿热蒸变，如酒缸太甚则酸也。"脾失运化则生湿浊，过多的胃酸或异位的胃酸可以看作为中医的痰湿，故方中用海螵蛸、浙贝母、姜半夏制酸和胃，以化痰湿；炒白术健脾祛湿；醋鸡内金消食和胃。全方药证合拍，故取佳效。

案 3 刘某，女性，48 岁，2012 年 7 月 10 日就诊。胃脘不舒，胸骨后隐痛，恶心，烦闷，嗳气，反酸，夜寐惊醒，情志抑郁，口苦咽干，月经量少色暗，小便黄，大便时常干结，舌淡红苔黄腻，脉弦数。查胃镜提示：慢性浅表性胃炎伴糜烂，反流性食管炎。辨证为肝胃郁热，胃气上逆。治以疏肝清热，和胃降逆。拟方：黄连 5g，茯苓 10g，制半夏 10g，淡竹茹 10g，枳实 10g，陈皮 5g，柴胡 10g，炒白芍 15g，白术 10g，薄荷 5g，牡丹皮 10g，栀子 10g，甘草 5g，生姜 3 片，旋覆花 10g，海螵蛸 10g，川芎 10g，厚朴 10g。服药 7 剂，即觉腹胀、恶心、嗳气症状明显改善，效不更方，继服 14 剂，胸骨后隐痛感消失，反酸好转，仍诉不寐，半夜惊醒，舌红苔黄，脉弦数，原方加珍珠母 30g，龙骨、牡蛎各 15g，淡竹叶 10g。四诊时患者自觉心情舒畅，胃纳改善，胃脘不适好转，不再嗳气、反酸，睡眠质量改善，再未半夜惊醒，仍有口干，大便秘结，舌淡苔黄，脉弦。上方去厚朴 10g，淡竹茹 10g，加入石斛 10g，当归

10g，炒莱菔子 15g。半月后患者大便通畅，纳食甚佳，口干好转，去石斛、炒莱菔子，继服两周，共治疗 8 周，半年后随访症状再未反复，复查胃镜提示：慢性浅表性胃炎。

按语：长期临床经验，分析认为饮食不节，嗜食辛辣，饮酒嗜烟，造成胃热蕴结；烦躁易怒，情绪失畅，造成肝气郁结，日久化火，横逆犯胃，胃失和降，肝胃火盛，上逆食管，这是反流性食管炎发生、发展、病变的基本病机。故拟疏肝清热、和胃降逆治法，选用黄连温胆汤合丹栀逍遥散加减为基本方治疗本病。黄连温胆汤因温胆汤化裁而来，方中半夏、淡竹茹化痰止呕、和胃降逆；陈皮、枳实理气化痰，助半夏、竹茹化痰和胃之功；茯苓健脾渗湿，杜绝生痰之源；生姜温中止呕；诸药配伍，以奏理气化痰、和胃利胆之效。再加黄连增强清热燥湿之功。丹栀逍遥散以逍遥散为主方加减而成，方中柴胡疏肝解郁，调畅气机；炒白芍、当归酸苦敛阴，缓急止痛；白术益气健脾，扶土抑木；另少佐薄荷，有疏散肝经郁遏之气，透达肝经郁遏之热的功效；又因肝郁日久，则生热化火，肝胃郁热，加牡丹皮、栀子疏肝经郁热，清血中伏火。

四、胆囊炎

（一）概述

慢性胆囊炎主要由细菌感染和胆固醇代谢失常，刺激胆囊壁组织增生肥厚，功能丧失，属中医学"胁痛""痞满"范畴，是指胆腑通降失常所引起的以右胁胀痛为主要临床表现的一种病症。《灵枢·胀论》云："胆胀者，胁下痛胀，口中苦，善太息。"其病机关键在于肝失疏泄，胆失通降，脾胃不和，湿邪内生，蕴久化热，湿热熏蒸肝胆，排泄失常，肝胆阻滞，痹阻不通所致。治疗以理气化痰、清胆和胃为大法。

（二）临床运用

黄氏运用温胆汤加味治疗慢性胆囊炎 30 例，温胆汤加味：竹茹 9g，法半夏 6g，陈皮 9g，炒枳实 6g，茯苓 9g，桂枝 3g，吴茱萸 1.5g，柴胡 10g，郁金 10g，生姜 5 片，大枣 2 枚，炙甘草 3g。若兼呕吐加黄连、枇杷叶；兼有结石者加金钱草、海金沙。水煎服，日 1 剂，煎 2 次，取 400mL，分 3 次服。5 天为 1 个疗程，2 个疗程后，观察疗效。30 例患者中，显效 16 例，有效 10 例，无效 4 例，总有效率为 86%。表明温胆汤加味治疗慢性胆囊炎有明显的临床疗效。张氏将 100 例慢性胆囊炎患者随机分为两组。治疗组 65 例，对照组 35 例。治疗组予温胆汤加减治疗，药物组成：半夏、青皮、陈皮、竹茹、枳实、柴胡、黄芩各 10g，茯苓、郁金、焦山楂、焦神曲、焦麦芽各 12g，茵陈 15g，薏苡仁 20g，生姜 6g，甘草 5g。急性发作加大黄、金银花；胆石症加鸡内金、金钱草；胆道蛔虫加乌梅、黄连；胰腺炎加莱菔子。水煎服，日 1 剂，早晚分服。对照组：胆舒胶囊（四川济生制药有限公司出品，国药准字：Z20026078，生产批号：050505）每次 1 粒，每日 3 次口服。两组均以两周为 1 个疗程，结果：治疗组治愈 39 例，显效 15 例，有效 7 例，无效 4 例，总有效率 93.8%；对照组治愈 10 例，显效 7 例，有效 12 例，无效 6 例，总有效率 82.8%。

（三）精选医案

案 1　冯某，女，32 岁，超市工作人员。5 年前，患者因参加亲友婚宴后，出现右上腹疼痛，诊断为急性胆囊炎，经治疗后好转。而后饮食稍有不慎，尤其进食油腻多脂食物后，右上腹胀通不适，服用利胆类药物，时作时瘥。2010 年 10 月，因饮食不节，觉有不适，遂就诊。时见右上腹胀闷不适，心痞，纳差，睡眠欠佳，苔腻，脉弦滑。体征：心肺（－），体温 36.2℃，胆囊区有轻度压痛；B 超见胆囊壁毛糙、增厚；血常规正常；诊断为慢性胆囊炎，属胆胃不和、痰热内阻证。治当清胆和胃，理气化痰。药用：竹茹 9g，法半夏 6g，陈皮 9g，炒枳实 6g，茯苓 10g，桂枝 3g，吴茱萸 1.5g，柴胡 10g，郁金 10g，生姜 3 片，大枣 2 枚，炙甘草 3g。水煎服，日 1 剂，煎 2 次，取 400mL，分 3 次服。服药 5 剂后，心痞、纳差、睡眠明显好转，继服 5 剂后，症状和体征基本消失，随访半年未复发。

按语：胆属木，为清净之府，寄附于肝，喜温和而主升发，失其常则木郁不达，胃土因之不和，进而化热生痰，内扰肝胆络脉，络郁不通，而发胁痛。"络以辛为泄"，故施以辛散开泄，利络降浊，清胆和胃法治疗。方中法半夏辛散消痞，化痰散结，少佐桂枝、吴茱萸助半夏辛温通胆，开郁化滞，利络降浊，促进胆汁排出，即寓温胆之意。《成方便读》曰："夫以胆为甲木，常欲其得春气温和之意耳。"竹茹、炒枳实清热除烦，行气消痰；陈皮、茯苓理气醒脾；柴胡、郁金疏肝理气，通络止痛；使以生姜、大枣、炙甘草益脾和胃而协调诸药。全方合用，有开郁利络、清胆和胃的特点。笔者临床运用温胆汤加味治疗慢性胆囊炎，辨证施治，随症加减，疗效满意。

案 2 患者，男，46 岁。2005 年 5 月就诊。患者有慢性胆囊炎病史 12 年，曾多次急性右上腹部疼痛，经输液消炎治疗而愈，但时有隐痛发作，缠绵难愈。诊见：右胁隐痛 2 月余，生气时明显，食后胃脘胀满不适，嗳气，嘈杂，口干，口苦，心烦易怒，夜寐早醒。舌嫩红，苔中厚腻微黄，脉弦略数。经 B超检查，诊断为慢性胆囊炎。此为肝胆气郁化火，痰热内扰，胃失和降。治当疏肝胆，清痰热，和胃气。以黄连温胆汤加味。处方：炒黄连 9g，制半夏 10g，陈皮 10g，炒竹茹 10g，茯苓20g，生甘草 10g，生姜 3 片，大枣 20g，枳实 10g，吴茱萸 3g，柴胡 10g，金钱草 30g，蒲公英 30g，延胡索 15g，川楝子 15g。每日 1 剂。分上下午两次温服，7 剂。上方服后，右胁隐痛消失，时有脘胀、嘈杂、口干，舌苔仍厚。上方去延胡索、川楝子、蒲公英，加川厚朴 10g，炒苍术 15g，生鸡内金 15g，炒麦冬 20g，7 剂。三诊时，患者舌苔转薄，夜能安睡，余症亦基本消失，以前方再进 7 剂善后。半年后，患者因心烦寐差又发右胁隐痛，仍以黄连温胆汤为主调治两周获愈。

案 3　某患者，男，49 岁。患者原有慢性胆囊炎病史，治未除根，近日突然发作，右胁及上腹绞痛，呕吐，发热，憎寒，经某医院治疗 5 天，症状不能缓解。右胁下及上腹部阵痛，辗转不安，痛如绞割，憎寒发热，胸脘满闷，口苦，口干不欲饮，厌恶油腻食物，烦躁不安，夜难入眠，大便秘结，小便黄热，口唇暗红，舌质淡，苔黄厚微腻，痛甚则头汗出，面色潮红，缓解则如常人。证属湿热蕴结肝胆，疏泄不利，气机不畅，传导失常。治宜疏肝利胆，清热利湿，佐以通腑泄热，方用温胆汤合大柴胡汤：柴胡 12g，橘红 12g，生白芍 20g，半夏 10g，生大黄 15g，枳壳 15g，龙胆草 12g，茵陈 30g，金钱草 3g，郁金 12g，鸡内金 12g，生甘草 3g。服药 3 剂，热轻痛减，二便正常，饮食增加。脉沉弱，舌质红，苔薄白微腻，体温 37℃，但右胁下仍有微痛。继投上方去生大黄、茵陈，加延胡索、川棟子各 12g，日服 1 剂。3 剂后痊愈。1 个月后随访，患者告之未再发作。

案 4 方某，女，38 岁，有慢性胆囊炎史 5 年，每因生气发作。来诊时见症：恶心欲吐，右侧胁痛，口苦反酸，舌红苔黄腻脉弦数，行腹部超声检查示：胆囊体积增大，壁毛糙，收缩功能不佳。诊为胁痛（胆胃郁热），给温胆汤加延胡索、黄芩、柴胡、香附、鸡内金、龙胆草，3 剂后右侧胁痛消失，呕吐控制，仍觉得进食后腹胀，给温胆汤加川厚朴、三棱、莪术，6 剂后上症缓解。后拒绝再服药。随访 1 年未复发。胆囊炎是由于胆道系统受细菌、结石、化学因素的侵袭而发生炎症致病，属中医学"胁痛"范畴。其病位虽在胆，但涉及肝与脾胃，乃肝郁气滞，胆失疏泄，气血郁滞，脾胃虚弱所致，其邪滞多夹虚，故给温胆汤加味以解痰气交阻、土壅木郁之候。

案 5 闫某，男，36 岁。患慢性胆囊炎 3 年余，曾用消炎、利胆药物治疗无明显好转，近日明显加重，自诉上腹不适，呃逆频发，进油腻食后加重，食欲欠佳，检查舌红，脉弦滑，辨证为气阴不足，痰热壅结，气滞血瘀胁痛。治以温胆养肝，理气化瘀，清热化痰。处方：姜半夏、竹茹、陈皮、沙参、麦冬、郁金、桃仁、炙枇杷叶、浙贝母各 10g，炒麦芽、炒谷芽各 30g，白芍、丹参、柿蒂、茯苓各 15g，服上方 3 剂后，呃逆明显减轻，食欲改善，但上腹部仍有不适感，舌苔变薄，脉滑。效不更方，续服上方 8 剂后，诸症消失，B 超复查胆囊无异常变化。

按语： 慢性胆囊炎多由急性胆囊炎发展而来，常与胆石症同时存在。笔者认为，胆囊炎发病日久，或失治或误治，发展为慢性病变。中医辨证为本虚标实之证。本虚表现胆气不足，气阴两虚，标实则表现为气滞血瘀，痰热留恋不去。因此，治疗上应注意标本兼顾，在清胆和胃的同时，兼以疏肝理气，化痰祛滞，清热化痰。方以温胆汤加味，兼肝阴不足者加白芍、麦冬、沙参；气滞血瘀者加丹参、青皮、郁金、桃仁等。随症加减，灵活应用。

五、便秘

（一）概述

慢性便秘是以大便排出困难、排便次数减少为主诉的症候群。根据结肠动力学特点，与慢性便秘相关的功能性疾病一般可分为4种类型：①慢传输型便秘（STC）：由结肠动力障碍使肠内容物滞留于结肠引起的便秘。STC是最常见的便秘类型，多表现为排便次数少，粪便坚硬，少有便意。②排便障碍型便秘：既往称之为出口梗阻型（OOC），主要表现为排便费力费时，排便不尽感，排便时肛门直肠堵塞感，需手法辅助排便。结肠传输可能正常或延缓。③混合型（MC）：具备上述两种亚型的特点。④正常传输型便秘：多见于便秘型肠易激综合征（IBS），患者有便秘症状，同时伴有腹痛或腹胀，但结肠传输功能正常。流行病学调查显示，各国便秘的发病率为0.7%～81%，其中功能性便秘占2.4%～27.2%，症状的个体差异较大，目前尚无确切有效的治疗方法。其治疗目标是缓解症状、恢复正常的肠道动力和排便生理功能。便秘虽病在肠道，却与脾胃密切相关，根于脾胃，多是脾胃运化功能失常，肠道的传输不利，糟粕内停不行，发为便秘，治疗当重视气机调畅。

（二）临床运用

皮氏运用温胆汤加白术治疗顽固性便秘 40 例，基本方：半夏、茯苓各 12g，白术 30g，陈皮、枳实、竹茹、胆南星、甘草各 10g，丹参 20g。伴有头晕痛者，加白蒺藜、川芎各 15g；血压高为肝阳上亢者，加钩藤、牛膝各 15g，天麻 12g；伴有半身不遂者，加地龙 12g，僵蚕、桑枝各 10g；伴有言语不清者，加石菖蒲 10g；伴有半身麻木者，加胆南星 12g；伴气虚者，加党参 15g，黄芪 30g。每日 1 剂，水煎分 3 次服。连服 7 剂为 1 个疗程。结果显示：显效 31 例，占 77.5%；有效 8 例，占 20%；无效 1 例，占 2.5%；总有效率为 97.5%。许氏以温胆汤合桃核承气汤联合针灸治疗帕金森病便秘 50 例，对照组常规服用抗帕金森病药物，并指导患者改善饮食和生活环境，调节情志。治疗组在对照组的基础上，加服温胆汤合桃核承气汤并配合针灸治疗。温胆汤合桃核承气汤组方：法半夏 10g，陈皮 10g，枳壳 10g，竹茹 10g，桃仁 12g，生大黄 9g，桂枝 6g，当归 10g，巴戟天 10g，肉苁蓉 15g，火麻仁 30g，生甘草 6g。热重者加生地黄、黄连；气滞者加木香、槟榔；寒重者加附子、干姜；气虚者加黄芪、白术；阴虚者加玄参、麦冬；阳虚者加附子、肉桂。每日 1 剂，水煎取汁 300mL，早、晚两次温服。4 周为 1 个疗程，治疗 2 个疗程。并联合针灸以调理肠胃、行滞导便为治法，以足阳明、手少阳经穴为主。4 周为 1 个疗程，治疗 2 个疗程。结果表明，治疗组在治愈率及有效率方面均有显著疗效。

（三）医案精选

案 1 任某，男，71 岁。1999 年 12 月 3 日初诊。左半身不遂 5 年，反复发作大便秘结，4～5 日一行，虚坐努责。时伴有头晕痛、半身麻木，颜面潮红，舌质暗红，苔薄黄，脉弦滑。查体：神清合作，心肺正常，血压 180/98mmHg，左侧中枢性偏瘫。入院即拟基本方加川芎、白蒺藜、钩藤、牛膝各 15g，天麻 12g。服上方 1 剂大便即通畅，成形而质软易下。连服 14 剂后，无头痛头晕、半身麻木等症。半年后复诊，竟未再有便秘，且未服用其他润肠通便或泻下之药。

按语：古人云："无痰不作眩。"老年患者，年迈体虚，脾胃不足，痰湿必蕴，故而易发眩晕，痰瘀阻络则易发为中风。笔者认为，老年顽固性便秘也因痰而生，顽痰阻于肠道，故不能分清别浊、传导糟粕，久之大便秘结难下，且传统多认为便秘乃有阴虚或腑实，故多用"润"与"泻"之法，故只能服之有效，停之则如初。因其不能祛其病因。笔者认为，老年顽固性便秘也因痰而生，故应称为"痰秘"。温胆汤乃经典古方，其方理为化痰祛湿。方中重用白术，因白术为健脾渗湿之药，取其健脾之性，脾胃得健则化湿有力，湿化则得以祛痰；以枳实、竹茹导滞而下；半夏、茯苓、胆南星均助白术健脾化湿痰；加丹参以活血，肠道得血养故濡润更佳。诸药配伍，痰祛便通，故见神效。

案 2　张某，女，19 岁。2005 年 3 月 10 日初诊。便秘 4 年余。大便 5～6 天一行，干结难行，平素服用果导片、番泻叶、通便灵等通便药，停药后便秘如故。伴有外痔、肛裂。平素神疲乏力，自汗，饮食尚可，月经规律，舌质淡白，苔微黄腻，脉沉弦细。证属痰湿化热，气血不足。拟方：茯苓 30g，白芍、黄芪各 20g，木香、藿香、生地黄、陈皮、枳实各 15g，川芎、竹茹、黄连、麦冬各 10g，甘草、当归、半夏各 6g。3

剂，每日 1 剂，水煎分 2 次服。二诊：大便每日 1 次，痔疮未出血，唯精神仍不振，舌苔黄腻减少，加黄芪量为 30g，再进 5 剂。三诊：诸症全消，嘱按上方再服 5 剂。3 个月后随访，便秘未复发。

按语： 便秘病因多端。该患者病因有二：其一，由于素体气血不足，肠道失于濡润，故大便干结难行；其二，脾胃运化不佳，痰湿内生，气机郁滞，大便难行。故药用温胆汤化痰利湿，黄连清肠胃积热；黄芪、当归、生地黄、川芎、白芍益气养血，润肠通便；木香、藿香燥湿行气，理肠胃气机。诸药合用，收到满意的效果。

案 3 曹某，女，75 岁。因"便秘半年，加重 4 个月余"，于 2014 年 11 月 24 日就诊并收治入院。患者半年前无明显诱因出现排便困难，每天需用开塞露引便，2014 年 7 月 17 日患者摔倒致腰椎骨折，行微创术后排便困难加重，出现大便不通，5～6 日一行，大便不成形，便时全身抽搐，腹痛伴心慌、汗出，小便不畅，多方医治未果。现患者大便 6 天未解。入院症见：大便排出困难，便意强，排便时感腹痛、全身抽搐，心慌、汗出，但量少甚则无物排出，伴小便不畅、不欲饮食、嗳气吞酸，口干口苦，时有恶心，心烦，多次有轻生意念，怕热，手足心热，喜凉食，头晕，乏力，久蹲起立困难，眠尚可。舌紫暗，苔黄垢腻，脉细滑。查体：腹部微膨隆，未见胃肠型及蠕动波，腹部轻压痛，无反跳痛，无腹肌紧张，左下腹部触及粪块，左下肢轻度水肿。辅助检查：11 月 10 日腹部彩超示肠梗阻；11 月 16 日我院肛肠科就诊查体示：直肠下段粪便球形嵌顿，未触及其他，印象：便秘（混合型）、直肠梗阻。11 月 26 日腹部 X 线：腹部部分肠腔积气，未见明显液平，提示肠胀气；大便常规未见异常。西医诊断：粪嵌塞；中医诊断：便秘（脾胃气虚，痰热内蕴证）。方选黄连温胆汤加减。处方：黄连9g，竹茹9g，枳实18g，半夏9g，陈皮12g，砂仁12g，木瓜15g，白术30g，佩兰15g，黄芪18g，草果12g，槟榔15g，厚朴12g。4剂，水煎服，早晚温服，嘱患者摩腹，热敷腹部，多食粗纤维食物，给予奥美拉唑抑制胃酸分泌。患者服用3剂后，大便可行，排便时仍感腹胀痛，全身抽搐及心慌汗出症状稍减轻，量少，呈羊屎状，小便稍通，舌苔黄垢腻较前稍减轻，左下肢水肿减轻，余症同前。上方去木瓜、草果，改黄芪30g，加炒槐米15g，蒲公英15g，白豆蔻9g。3剂，水煎，早晚温服，并给予厚朴排气合剂辅助治疗。患者服用4剂后，自诉大便每天数次，腹胀痛减轻，全身抽搐、汗出症状减轻，量少质稀，呈细条状，欲饮食，无嗳气吞酸，口干口苦减轻，手足心热减轻，仍觉心烦，头晕乏力减轻，舌苔黄腻减轻，余症同前。上方去佩兰、蒲公英，加苍术15g，栀子9g，淡豆豉6g，滑石21g，甘草6g，玉竹15g。3剂，水煎服，早晚温服。患者服用3剂后，二便通畅，纳眠可，腹部平坦，未触及粪团，无压痛。心烦症状好转，头晕好转，余症基本消失。给予患者上方继服，以巩固疗效，嘱患者平日摩腹，多食粗纤维食物。后复诊二便通畅，纳眠可。

按语： 患者老年女性，年过半百，气阴自半，久病脾胃气血亏虚，气虚推动无力，水液输布失常，聚而成痰，痰湿久蕴，郁而化热，致湿热内蕴，气虚大肠传送无力，以成本证，舌紫暗，苔黄垢腻，脉细滑，舌脉俱为佐证。治以清热除湿，益气健脾，通腑泻浊为原则，老年性便秘症虽单纯，然而成因复杂，多为虚实夹杂，因虚致实，老年人脏腑功能虽已弱，但急性期应以祛邪治标为主，扶正为辅，标本兼治。综观脉症，患者便秘、心烦、舌红、苔黄垢腻、脉细滑，均系痰热之象，故以黄连温胆汤清化痰热为主，合枳术丸健脾消滞；黄芪补气；木瓜、佩兰、草果化湿；槟榔、厚朴行气。临床中运用本方的关键在于抓住便干便秘、心烦口苦、舌苔黄腻和脉弦、滑或略数的证治要点，以及痰热内扰这一核心病机，化裁应用。

案4 患者中年女性，2016 年 7 月 16 日初诊。主诉：便秘 4 年余，加重 2 月。症见：精神尚可，大便 3～5 天一行，干结难解，量少，便秘则胃嘈杂、头晕，无头痛，腹胀，无腹痛，舌质红，苔黄略腻，脉缓滑。查体：腹部平坦，未见肠型及蠕动波，未见腹壁静脉曲张。全腹部无压痛、反跳痛，未触及包块。肠鸣音亢进 3～4 次 / 分，无振水音，无血管杂音。西医诊断：便秘；中医诊断：便秘，证属痰热内蕴，以燥湿化痰为法，方选黄连温胆汤加减，具体用药如下：苍术 20g，厚朴 10g，黄连 10g，竹茹 10g，陈皮 12g，法半夏 10g，茯苓 10g，枳实 20g，炙甘草 6g，生地黄 10g，麦冬 20g，杏仁 20g，生白术 50g，桃仁 20g，当归 10g，14 剂，水煎服，日 1 剂，每日水煎 2 次，分早晚两次温服。2016 年 11 月 2 日，患者二诊诉：服药后大便好转，日行 1 次，无腹痛腹胀，遂停药两月余，近来大便不通再发，舌质红，苔薄黄少津，脉滑。继予黄连温胆汤加减，具体用药如下：黄连 10g，竹茹 10g，陈皮 10g，法半夏 10g，茯苓 10g，炙甘草 6g，枳实 20g，厚朴 10g，生地黄 10g，麦冬 20g，蒲黄 10g，五灵脂 10g，桃仁 20g，白术 120g，当归 30g，杏仁 20g。20 剂，水煎服，日 1 剂，每日水煎 2 次，分早晚两次温服。2016 年 11 月 16 日，患者三诊诉：大便日行 1 次，黄软，无腹痛腹胀，纳可寐安，舌质红，苔薄黄少津，脉沉。继予上方 14 剂以巩固治疗，随诊。

按语： 患者大便 3 ～ 5 日一行，干结难解，量少，病属便秘，且证属痰热内蕴型。痰热内蕴，阻滞三焦，三焦气机不利，脾失运化，清不升，浊不降，故大便干结难解、量少，且伴有头晕。患者舌质红，苔黄略腻，脉缓滑，均属痰热内蕴之象。予黄连温胆汤加减，黄连温胆汤清热燥湿，理气化痰，和胃利胆，调其气机，祛其痰热；气机阻滞，久碍血运，易致气虚或气滞，瘀血内结，反更阻气机，致大肠传导功能日渐减弱，故予桃仁、当归活血化瘀，且当归活血补血，使祛瘀而不伤正，生地黄清热凉血，养阴生津，既助主方祛热，又与麦冬、杏仁相配，润养肠中津液；厚朴燥湿化痰，助主方祛其痰湿，苍术、白术与主方茯苓共奏燥湿健脾之功，以杜生痰之源。复诊去苍术加蒲黄、五灵脂，且加重白术、当归用量，加重白术用量，意仍在祛湿健脾，"脾为生痰之源"，正气复，邪乃去；加大蒲黄、五灵脂及当归用量，重在活血化瘀，祛瘀生新则气机通畅。

六、慢性咳嗽

（一）概述

慢性咳嗽是临床常见病、多发病。目前已成为一种独立的临床疾病，慢性咳嗽发病时间多 ≥ 8 周，以咳嗽为主要或唯一症状，且胸部 X 线检查无明显异常者，定义为不明原因慢性咳嗽，简称慢性咳嗽（CC）。慢性咳嗽在中医的辨证思路中多属内伤咳嗽。中医具体临床辨证中多分为气虚不固、痰热郁肺、肝火犯肺、肺阴亏耗等证型，中医辨证论治对其治疗可取得较好疗效。

（二）临床运用

温氏研究温胆汤合三子养亲汤加减治疗痰湿蕴肺型咳嗽的临床疗效，采用随机对照的研究方法，将痰湿蕴肺咳嗽患者93例随机分为治疗组（47例）和对照组（46例），治疗组采用温胆汤合三子养亲汤加减治疗，对照组采用西药治疗。两组均治疗7天，分别在治疗前及治疗后收集相关数据，对咳嗽程度、咳嗽时间、咳痰量、复发率及临床疗效进行统计，比较两种疗法的差异。结果：治疗组总有效率为85.11%，对照组总有效率为65.22%，差异有统计学意义（$P < 0.05$）；治疗组治疗后可明显减轻患者的咳嗽程度，减少咳嗽时间和咳痰量，降低复发率（$P < 0.05$）。其中，在减轻咳嗽程度，减少咳痰量，降低复发率等疗效方面优于对照组（$P < 0.05$）。结果表明温胆汤合三子养亲汤加减治疗痰湿蕴肺型咳嗽，疗效肯定，值得临床应用推广。刘氏应用芩连温胆汤治疗痰热咳嗽80例，治疗方法：予芩连温胆汤加减，以清泻肺热，化痰止咳，药选：黄芩15g，黄连15g，竹茹15g，枳壳15g，陈皮15g，法半夏15g，茯苓15g，大枣15g，甘草15g。热盛加栀子；久咳或有阴虚者加沙参；咳甚或兼喘加桑白皮、葶苈子；痰带脓血合千金苇茎汤；兼见外邪束表、头身疼痛者，加葛根、防风。每日1剂，水煎取汁300mL，分3次温服。服药期间忌烟、酒及辛辣之品。3～7天为1个疗程，1个疗程后统计疗效。结果80例中痊愈、显效62例，有效15例，无效3例，总有效率96.25%。患者一般用药两天后症状减轻。

（三）医案精选

案1　李某，女，50岁，农民。1998年6月15日就诊。主诉：咳嗽、吐痰、易感冒，每于冬天加重，缠绵难愈，曾多次应用西药及中药（用药不详）效果不佳，近1周又感冒，查：咳嗽，吐白稠痰，轻度气喘，乏力，面色萎黄，舌体淡胖，边有齿痕，苔薄白略腻；血常规化验无明显异常，唯中性粒细胞偏高；胸部X线示：两肺纹理增粗、增强。诊断为脾虚湿痰咳嗽。方用温胆汤化裁：半夏15g，陈皮15g，茯苓15g，白术15g，枳实10g，竹茹10g，黄芩10g，党参20g，丹参20g，泽泻15g，浙贝母15g，莱菔子10g，紫苏子10g，白芥子10g，补骨脂10g，远志5g，甘草5g，生姜3片，大枣4枚。水煎2次，早晚分服。4剂后诸症大减，考虑到冬病夏治，继服8剂，以巩固疗效。

按语：咳嗽一证，病位在肺，关乎于脾，与肾亦有密切关系。盖脾为生痰之源，肺为贮痰之器，肾为气之根。故对于慢性咳嗽，即慢性支气管炎及肺气肿者，治疗应健脾祛痰，理气活血，温补肺脾。肾之气为主，待正气来复，痰清气爽，血活络通，则病无不愈之理。应用本法治疗无毒副作用，疗效持久，治疗四季感冒咳嗽亦每获良效。

案2　姜某，男，49岁。2000年5月19日初诊。3月前因感冒治疗不及时而留下病根，常有咳嗽吐痰。近日又因感冒病情加重，咳嗽剧烈，痰多色黄，伴胸闷腹满，头昏沉重，服中西药效果不显。刻诊：患者咳嗽声重，痰涎黄稠，恶心呕吐，舌红苔黄，脉数。证属木郁不达，胆胃失和，痰热内扰，治宜益气除烦，清胆和胃，燥湿化痰。方用温胆汤加减：半夏10g，陈皮 10g，竹茹 15g，枳实 10g，茯苓 12g，桑白皮 12g，瓜蒌 15g，生姜 5 片，胆南星 10g，当归 10g，甘草 6g。每日 1 剂，水煎服。服 5 剂后诸症均减，仍时有咳嗽声重，痰吐不爽。原方加苍术 10g，白术 15g，又服 15 剂而愈。

按语：《素问·咳论》云："五脏六腑皆令人咳，非独肺也。"咳嗽与脾的关系尤为密切，故有"脾为生痰之源"之说，脾不健运，壅而生痰，滞而化热。胆附于肝，为中清之府，藏精汁而能泄，若郁而不泄，肝胆气郁，郁而生涎，痰涎壅滞，则生诸症。用温胆汤调理脾胃，清泻痰热，使胆气条达，复其温和升发之性，以维持人体气血正常运行，促进脏腑功能相互协调。

案 3 患者男，50 岁，有慢性咽炎病史，吸烟史 30 余年，初诊日期：2016 年 1 月 16 日。自诉咳嗽加重半个月，自觉咽中有刺激感，咽痒，咳嗽声高亢有力，晨起为重，有痰，痰时黄时白，质较稠，易咯出，纳眠可，饿则胃痛，食后易困倦。精神可，无口干口苦。近日来腰有酸重感，从事体力劳动后明显。二便正常，舌暗红，苔黄腻，脉弦滑，右寸较无力。诊断：风邪束肺，痰热内蕴。治宜祛风止咳，清热化痰。方药：法半夏 10g，竹茹 15g，黄芩 20g，茯苓 20g，瓜蒌皮 15g，枳壳 10g，防风 15g，荆芥 15g，党参 20g，川木瓜 15g，威灵仙 20g，桑寄生 15g，甘草 6g，先予 4 剂。二诊：患者诉咽痒、腰痛减轻，痰量减少，咳嗽减轻不明显，舌脉同前，遂予前方减荆芥、党参，加紫苏叶 15g，苦杏仁 15g，浙贝母 20g，牛膝 20g。续服 4 剂后患者咳嗽明显减少，咽微痒，无体力活时腰痛不明显，苔转黄薄腻。前后共服用 12 剂，症状基本消失。

按语：温胆汤治咳嗽多以中上二焦病变为主。中焦脾胃虚衰，运化失常，聚湿成痰，郁久化热，痰热互结，阻滞中焦，可见纳差痞满，缠绵难愈；痰随气升阻于咽喉，肺气升降失常，加之冬日寒风凛冽，束其肌腠，皮毛开合失司，见咳嗽有痰、咽中有异物感等。患者咳嗽声音高亢，痰液黄白浓稠，且其舌暗红，苔黄腻，可知患者体质偏实。温胆汤以中焦为本，清解痰热化生之源，复中焦气机升降，佐以行上焦之品，复肺气宣降，从而使中上焦气机调达，气顺则一身津液亦随之而去。方中黄芩、瓜蒌皮、法半夏、竹茹清热燥湿化痰；党参、茯苓健脾利湿，恢复脾胃运化之职；枳壳行气化痰；防风、荆芥轻清上扬，以祛风利咽，解除表邪；紫苏叶、杏仁一升一降，以利肺气宣肃；浙贝母入肺经，清热化痰散结；川木瓜、威灵仙、桑寄生除湿舒筋通络，补益筋骨；牛膝利尿通淋，且能引药行于腰背，活血通经，虑其久病生瘀之变。

案4　魏某，女，33岁。2012年4月6日初诊。患者于2个月前有感冒病史，后转为慢性咳嗽，迁延不愈，他院诊断为"支气管炎"，予以咳特灵、止咳糖浆等药治疗，未见明显改善，后自行服用蛇胆陈皮液稍有缓解，但停药后易复发。诊时患者表现为发作性咳嗽，难以自制，咯痰色黄，痰少，黏稠难以咯出，晨起与夜间为重，伴胸闷烦乱，胃脘胀满不适，舌红，苔黄腻，脉滑数。诊断为咳嗽，证属中焦痰热积滞证。治以清热化痰，降肺止咳。方用温胆汤加味，处方：陈皮9g，法半夏10g，甘草6g，茯苓10g，枳实12g，竹茹12g，黄芩15g，白芥子15g，紫苏子9g，瓜蒌30g，连翘15g。服药3剂而愈。

按语：此类咳嗽往往为急性咳嗽迁延不愈而致，且常常未进行规律性彻底治疗，所以最后治疗效果一般不甚理想。此类疾病常包括西医学所指的急、慢性气管支气管炎，肺炎以及哮喘、支气管扩张等呼吸系统部分疾病表现以咳嗽为主症者。此类患者系胃中素有痰积，郁久化热，由外邪引动上溃于肺而致咳嗽。其病在肺，然其根在胃。治疗若一味止肺咳而不除中焦胃之积热，只能起扬汤止沸之功。予以温胆汤清化中焦痰热，使肺受灼之源得以消除，同时佐以降肺止咳之品，则咳自除，此有"釜底抽薪"之妙。

案 5 黄某，男，72 岁。2012 年 11 月 21 日初诊。诉反复咳嗽、咳痰 8 年余，加剧 1 周。诊时患者表现为咳嗽，咯痰多色白，尤以天冷受凉后发作，晨起咳嗽剧烈，并伴胸闷不适，纳呆，舌苔白腻，脉滑。诊断为咳嗽，辨证属痰浊阻肺证。治宜健脾燥湿，理气化痰。方用温胆汤加味，处方：陈皮 10g，法半夏 10g，甘草 6g，茯苓 12g，枳实 12g，竹茹 12g，杏仁 10g，桔梗 10g，前胡 10g。7 剂。7 剂后，咳嗽减轻，诸症明显改善。继以温胆汤加味以巩固疗效。

按语： 此例患者年迈久病，脾虚失运，痰湿内生，上溃于肺，阻碍气机而见咳嗽；痰阻胸膈，气机不畅则胸闷；纳呆既因脾胃虚弱，也因湿困脾胃，运化无力；痰多色白，舌苔白腻，脉滑。方以二陈汤健脾化痰，理气燥湿；竹茹清热化痰，并清膈上之热以除烦止呕；枳实行气消痰，有使痰随气而下之功；茯苓健脾渗湿、除湿；再以甘草益脾和胃。诸药合用，共奏清痰利气、调达气机之功。

案 6 刘某，女，29 岁。2011 年 4 月 8 日就诊。患者诉刺激性咳嗽半年，伴咽部有异物感、干痒。西医体检示咽部充血、黏膜肥厚，并有颗粒状淋巴滤泡增生及咽侧索增粗，曾用西地碘含片、六神丸、金嗓子喉宝等治疗，未见明显效果，遂求中医治疗。诊时诉咽痛且如有异物梗阻，口苦，吐黏痰，伴胸闷纳呆，心烦失眠，大便黏腻，苔黄腻，脉弦滑。诊断为咳嗽，证属痰盛郁滞证。治宜清胆和胃，理气化痰。方用温胆汤加味，处方：法半夏 6g，竹茹 6g，枳实 6g，陈皮 9g，茯苓 4.5g，白术 6g，甘草 3g。7 剂。每日 1 剂，水煎服，早、晚各 1 次。连服 7 剂，自觉咽间堵塞减轻，但仍口苦呕恶，苔黄而腻，依上方加黄芩、瓜蒌皮各 6g。又 7 剂，诸症悉除。

按语： 此类"喉痹"所致咳嗽，相当于西医学的慢性咽炎，临床表现以咳嗽为主症，并伴随有咽喉干痒、微痛、梗塞不适等症状。中医学所言"喉痹"，以咽部异物梗阻感为主要症状，由于咽部慢性炎症刺激或咽部黏膜腺体分泌亢进，分泌物增加，黏稠分泌物附着于咽后壁，引起患者咽部不适而易出现反复的刺激性咳嗽。此类咳嗽系由肝郁乘脾，脾运不健，聚湿生痰，郁而化火，结于咽中所致，故治宜理气化痰，方用温胆汤。以半夏为君药，因性辛温而燥，故能燥湿化痰，降逆和胃；竹茹为臣，能化痰除烦止呕，清膈上之虚热，与法半夏君臣合用，既化其痰浊，又清其痰热；茯苓健脾利湿，使湿去痰消；枳实、陈皮理气行气化痰，使气顺则痰自消；使以甘草益脾和胃而协调诸药。

案 7 赛某，病案号：70383。患者经常咳嗽，气喘，痰多白黏，咯吐不爽，尤以夜间为甚，胸闷，气促，胁肋胀痛，舌淡，苔白腻，脉弦滑。西医诊断为慢性支气管炎急性发作。证属痰湿内阻，肺失肃降所致，治以健脾燥湿，行气化痰，药用：竹茹、茯苓各 15g，全瓜蒌 13g，枳壳、陈皮、半夏、杏仁、紫苏子、莱菔子、白芥子、厚朴、鸡内金、炒麦芽各 10g。每日 1 剂，水煎服。服药 5 剂，咳嗽减轻；上方加川贝母 10g，续服 1 周，诸症皆除。

按语： 本例为痰浊内阻、肺失肃降之咳喘，气机受阻所致，投以温胆汤合三子养亲汤加减，以祛痰降气，平喘止咳，气顺痰消，痰除浊化，咳喘自平。

七、慢性支气管炎

（一）概述

慢性支气管炎是常见的慢性疾病之一，已是我国慢性病防治工作的重要疾病。多由于感染或非感染性因素导致气管、支气管黏膜及其周围组织慢性非特异性炎症，临床多以咳、痰、喘反复发作为特点，该病呈慢性进展，最终可导致肺气肿、肺心病、慢性阻塞性肺疾病，严重影响患者的工作及日常生活，加重社会的医疗负担。该病属中医"久咳""肺胀"等范畴，其急性期多因外感时邪，经久不宣，化热壅肺，导致清肃失职，肺气上逆，多以"痰热"为主要病机，治宜清热化痰，肃肺止咳。

（二）临床运用

柴氏观察加减柴芩温胆汤治疗慢性支气管炎急性发作临床效果，方法为将 60 例本病患者随机分成治疗组和对照组，对照组给予西医抗感染、祛痰及对症治疗。治疗组在对照组治疗的基础上，加用加减柴芩温胆汤治疗，药物组成：柴胡 10g，黄芩 10g，法半夏 10g，陈皮 6g，瓜蒌皮 10g，竹茹 15g，杏仁 10g，桑白皮 10g，浙贝母 15g，枳实 10g，甘草 6g，每天 1 剂，水煎，分两次服。结果：治疗组总有效率为 90.0%，对照组为 73.3%，两组比较，$P < 0.05$。

（三）精选医案

案 1　患者，女，57 岁，1999 年 10 月 14 日初诊。患者素有咳喘病史 10 余年，始为秋季发，春夏瘥。近 3 年来，咳喘发作不分四季，时轻时重，近因天气骤冷，防护失慎，痼疾加重，并身困乏力，胸腹胀满，五心烦热，心烦失眠，心悸，纳谷不香，长期便秘，先后多次更医效均不显而来门诊就医。细询问其治疗过程，几年来自己常购人参蜂王浆和其他补剂，屡进而身体困乏不解；麻仁润肠丸常服，便秘依然；观其药方麻杏已属不少，而咳喘如故；视其面黄浮肿，少气懒言，呼气急促，稍动尤甚，喉中痰鸣，舌质暗淡，舌体胖，边有齿痕，苔白厚腻，诊脉濡缓。综观舌脉，属脾肺气虚，痰湿蕴肺，故益气健脾，祛湿化痰。方以温胆汤加味：党参 10g，白术 10g，枳壳 15g，半夏 10g，陈皮 12g，胆南星 5g，桔梗 15g，茯苓 15g，甘松 10g，甘草 10g。日 1 剂，3 剂后咳痰易出，唯大便仍干，纳谷不增，故上方加木香、砂仁健脾助运，进 5 剂后诸症大减。又嘱其再进 5 剂，咳喘去，大便日行 1 次，舌苔变薄，腻苔已去，诊脉有力。

按语： 温胆汤原为治疗大病瘥后，虚烦不得眠，后经历代医家对此方进行了深入的研究，多用以治疗心悸、胆怯、易怒、自汗、心烦不寐、坐卧不宁和癫狂等。清代叶天士又用其治疗温热病邪留三焦者。发展至今，通过临床应用，温胆汤适用范围更加广泛，除治疗上述疾病外，还用作治疗神经官能症、中风及颅脑损伤后遗症、高血压、冠心病、妊娠恶阻、胆囊炎、慢性肝炎等。在这些疾病过程中出现或呕，或眩，或悸，脉见弦滑，苔厚腻或舌体胖大而苔腻者，根据具体情况可用温胆汤加减，符合中医怪病、眩病、癫狂从痰治之说，充分体现了异病同治的原则。

八、支气管哮喘

（一）概述

支气管哮喘是一种气道慢性炎症性疾病，有多种炎症细胞、炎症介质和细胞因子的参与。西医学认为，哮喘的形成和反复发作，除特殊过敏体质外，为多种因素如呼吸道感染、吸入物、气候变化、精神因素、内分泌因素、药物、运动或疲劳等综合作用的结果。本病属中医学"哮证"范畴，其急性发作期的病机主要为"伏痰"遇感引触，痰随气升，气因痰阻，相互搏结，壅塞气道，肺气上逆所致。

（二）临床运用

李氏在观察温胆汤加减治疗支气管哮喘急性发作期临床疗效的研究中，将60例患者随机分为治疗组和对照组，两组均予西医常规治疗，治疗组另予温胆汤加减。结果：两组总有效率相近，但治疗组临床控制率明显高于对照组；治疗组肺通气功能改善优于对照组，其外周血嗜酸性粒细胞计、血清 IgE 较之对照组有明显下降。李氏运用温胆汤加减治疗支气管哮喘56例，基本方：制半夏 9g，竹茹 15g，枳实 12g，陈皮 6g，茯苓 18g，甘草 5g，炙麻黄 10g，紫苏子 12g，地龙 10g。偏痰热加桑白皮 15g，黄芩 10g；偏寒加细辛 3g，干姜 8g。每日 1 剂，水煎 2 次，分早、晚两次服。连续服药治疗两周后停药评定疗效。本组 56 例中，临床控制 17 例，占 30.3%；显效 24 例，占

42.9%；好转 10 例，占 17.9%；无效 5 例，占 8.9%；总有效率为 91.1%。

（三）精选医案

王某，男，59 岁，2001 年 7 月 20 日诊。患者有慢性支气管炎、支气管哮喘病 6 年。每年于夏季发作，需靠大量输液，口服氨茶碱及麻黄素、醋酸泼尼松片等药才能缓解。3 天前因天气闷热又发作，经 3 天输液等治疗未能好转。症见：呼吸急促，胸高，喉间哮鸣，咳呛阵作，痰浊稠黄而黏，排吐不利，胸膈烦闷不安，舌质红，苔黄腻，脉滑数。体温 37.8℃，两肺呼吸音粗及大量哮鸣音，右下肺可闻及湿啰音，胸片报告：慢性支气管炎、支气管哮喘合并右下肺感染。证属热哮。治以清热化痰，宣肺降逆。方用温胆汤加味，处方：陈皮 10g，半夏 10g，枳实 10g，全瓜蒌 30g，杏仁 10g，茯苓 15g，鱼腥草 30g，葶苈子 10g，紫苏子 10g。水煎服，每日 1 剂。服药 5 剂，咳嗽胸闷减轻，呼吸较平稳，时发痰鸣声，右下肺仍有细小湿啰音，双肺偶闻哮鸣音，体温 37.1℃，舌质红，舌苔薄黄腻，脉滑数尺弱。原方去枳实，加知母 10g，玄参 10g，续进 10 剂，病告痊愈，随访近 2 年未再复发。

按语：患者宿痰久伏，痰热内郁于肺，外感而发，引动宿痰，痰热交阻，阻塞气道，肺失清肃而气上逆，故胸高，呼吸急促；痰气相搏故见喉间哮鸣；痰热内伏于肺则见痰浊稠黄而黏，排吐不利；痰火郁蒸则胸膈烦闷不安；舌质红，苔黄腻，脉滑数，亦为痰热内蕴之象。用温胆汤加全瓜蒌、鱼腥草，重在清热化痰；葶苈子、紫苏子定喘豁痰，宣肺利气；病后阴伤，酌加少量补阴药适当兼顾，但治疗大法为清化肃肺，药证相符，疗效满意。

九、慢性肺源性心脏病

（一）概述

慢性肺源性心脏病（简称肺心病，CPHD），是由于肺、胸廓或肺血管疾病引起肺循环阻力增加，从而导致右心室肥大和右心衰竭的疾病。肺心病属于中医学"肺胀""喘证""心悸""怔忡""水肿"等病范畴，其证候较为复杂，多属本虚标实。本病的发生多因久病导致肺脾肾气阴亏虚，痰热、瘀血内生，导致肺气胀满，不能敛降而致肺胀。多属标实本虚，标实为痰热、瘀血互患；本虚为肺脾肾气阴亏虚。

（二）临床运用

罗氏等观察生脉温胆汤治疗慢性肺源性心脏病（以下简称肺心病）急性期的临床疗效。方法：将 104 例肺心病急性期患者随机分为两组，对照组 52 例给予常规西医治疗，治疗组 52 例在对照组治疗基础上予中药汤剂治疗，两组均治疗 14 天后观察治疗前后中医症状积分、西医体征积分变化、综合疗效评定、血气分析。结果：治疗组总有效率 96.15%，对照组总有效率 82.69%，两组总有效率比较差异有显著性意义（$P < 0.05$），治疗组疗效优于对照组。两组治疗后中医症状积分、西医体征积分均较本组治疗前降低（$P < 0.05$），治疗组治疗后中医症状积分、西医体征积分均低于对照组（$P < 0.05$）。两组治疗后氧分压（PaO_2）及二氧化碳分压（$PaCO_2$）均改善（$P < 0.05$），治疗组改善优于对照组（$P < 0.05$）。

（三）精选医案

患者，男，72 岁。2014 年 10 月 18 日初诊。患者反复发作咳嗽、胸闷、气短 15 年，再发加重 1 周。平素吸烟，每日 1 包，喜食肥甘厚腻，多次住院治疗，诊断为慢性支气管炎、阻塞性肺疾病、肺心病、心功能Ⅱ级。1 周前因贪凉，自觉上述症状加重，在家自行口服消炎药（头孢丙烯分散片、蛇胆川贝枇杷膏），自诉咳嗽有所改善，但痰多，色黄，胸闷，间有心前区针刺样疼痛，面色晦暗，胃部胀满，口苦，有恶心感，气短，夜间可以平卧入睡，但步行两层楼气短明显，小便色黄，大便干，两日一行，夜寐欠安，舌红，边尖可见瘀点，苔黄偏厚，脉濡涩。西医诊断：慢性支气管炎急性发作、阻塞性肺疾病、肺心病、心功能Ⅱ～Ⅲ级。中医诊断：咳嗽，胸痹心痛（痰瘀阻络型）。治以化痰祛瘀，行气止咳。拟温胆汤合血府逐瘀汤加减。处方：半夏 10g，竹茹 12g，枳实 12g，陈皮 15g，茯苓 15g，桃仁 15g，红花 15g，川芎 10g，当归 12g，牛膝 8 g，桔梗 10g，紫苏子 10g，白芥子 10g，莱菔子 10g，甘草 10g，毛冬青 10g。水煎取汁 400mL，每日 1 剂，分 2 次，饭后温服。2014 年 11 月 2 日复诊：患者诉痰较前明显减少，色白，易咳出，胸闷较前明显好转，胸痛未作，仍觉口苦、口干、夜寐欠安，故上方减三子养亲汤之紫苏子、白芥子、莱菔子，加用火麻仁 10g，黄芩 6g，夜交藤 15g。续服 1 周。2014 年 11 月 10 日复诊：患者咳嗽、咳痰、胸闷症状基本消失，有乏力感，上方桃仁、红花减量至各 10g，减黄芩，加黄芪 10g，党参 10g，山药 10g。续服 3 周。复诊时患者病情稳定。

按语：该患者属痰瘀阻络型，患者长期生活习惯不良，加之喜食肥甘厚腻，炼液成痰，进而致脉络瘀滞，气机不畅，使肺气不得宣散，故而发为咳嗽、咳痰；痰浊郁久化热，色变黄，脉络瘀阻不畅，故发为胸闷、胸前区疼痛；脾为生痰之源，肺为贮痰之器，脾胃运化受阻，故胃部胀满，气机升降失司；胆亦受累，故口苦，心胆不宁；加之痰热内扰，则夜寐欠安。痰热见苔黄偏厚，脉濡，血脉瘀阻则见舌红，边尖可见瘀点，脉涩。治疗上以化痰祛瘀为其大法，以温胆汤合血府逐瘀汤加减。该患者服用 7 剂后症状即出现改善，但患者症状得以控制后，还应考虑其年龄大，加之久病，在守原方的基础上加用补气之品。

十、冠心病

（一）概述

冠心病是一种心脏疾病，因冠状动脉粥样硬化造成血管管腔狭窄，改变冠状动脉血流循环，进而导致心肌缺氧及缺血，病因主要包括高血压、高脂血症及不良生活习惯等，临床表现主要是心前区疼痛及憋闷，并且伴有自汗及心悸气短等症状。冠心病致残率及致死率较高，且近年来发病率日益上升，严重影响患者的正常生活。冠心病属于中医"真心痛"及"胸痹"范畴，多见于中老年人。发病机制为以气虚为本，痰瘀互结为标。治疗原则为通络化痰、益气活血及标本兼治。

（二）临床运用

刘氏运用温胆汤加减治疗冠心病心绞痛 60 例，其中稳定型 41 例，不稳定型 17 例，变异型 2 例，温胆汤药物组成：半夏 10g，竹茹 10g，枳实 10g，陈皮 12g，茯苓 12g，炙甘草 3g。胸阳不振加桂枝 9g，薤白 9g；伴有心悸气短加黄芪 20g，白术 12g；失眠多梦，易惊善恐，重用炙甘草 10g，加酸枣仁 20g，琥珀 2g；兼瘀血见刺痛时作，舌有瘀点，加红花 12g，檀香 12g，丹参 15g，川芎 15g；口干苦，心烦，苔黄，脉数，加黄连 12g，栀子 9g；大便秘结加瓜蒌 15g，生大黄 9g；面色苍白，肢凉，脉细数无力，心阳虚衰，加附子 9g，淫羊藿 12g。每日 1 剂，煎两次，取浓汁 450mL，早晚分服，4 周为 1 个疗程，1 个疗程后观察疗效。结果：60 例患者中，显效 31 例，改善 20 例，无效 9 例，总有效率为 85.00%；治疗后心电图疗效，显效 22 例，好转 15 例，无效 23 例，总有效率为 60.66%。张氏将 72 例冠心病患者作为研究对象，将其随机均分为实验组和对照组，对照组予以地奥心血康胶囊（成都地奥制药集团有限公司生产）治疗，每次 2 粒，每日 3 次，饭后口服，连续服用 3 周；实验组采用加味温胆汤（广东一方制药有限公司生产）治疗，处方：枳壳 10g，茯苓 15g，黄连 2g，陈皮 10g，白芍 15g，丹参 20g，三七 10g，党参 10g，瓜蒌壳 15g，橘红 5g，法半夏 10g，每日 1 剂，水冲服，分两次服用，连续服用 3 周，观察比较两组临床疗效。分别接受治疗后实验组显效 13 例，有效 22 例，无效 1 例，临床有效率为 97.22%；对照组显效 10 例，有效 19 例，无效 7 例，临床有效率为 80.56%。两组临床有效率比较有显著性差异，比较有统计学意义（$P < 0.05$）。

（三）医案精选

案 1 梁某，女性，56 岁，2003 年 8 月 10 日初诊。主诉：胸中窒闷 2 个月，加重 3 天。现症见：自感发作性胸中窒闷，伴胃脘胀满，嗳气，虚烦不得眠，双下肢浮肿，舌质暗红，舌苔黄厚，左寸脉沉细，左关脉弦滑。既往反流性食管炎病史 2 年。血压 160/80mmHg。心电图示室性早搏，各导联 T 波低平。中医诊断：胸痹；西医诊断：冠心病（心律失常室性早搏）；慢性胆囊炎；反流性食管炎。辨证为胆胃不和，痰热扰心，心气阴不足。治宜利胆降逆，清化痰热，补气养阴，宁心安神。以《三因极一病证方论》黄连温胆汤、《内外伤辨惑论》之生脉散加减而成。药用：太子参 15g，麦冬 15g，五味子 10g，丹参 10g，木香 10g，白豆蔻 5g，白术 10g，酸枣仁 20g，夜交藤 15g，夏枯草 15g，旋覆花 10g（包煎），代赭石 20g，陈皮 15g，半夏 10g，茯苓 30g，焦山楂、焦神曲、焦麦芽各 10g，炙甘草 10g。连服 5 剂，胸中窒闷及腿肿症状明显好转，早搏减少，仍自觉胃脘痞满，嗳气，反酸，夜寐欠安，舌质暗红，苔黄，左关脉弦滑。考虑此患者为脾胃痰湿内阻，寒热错杂，气滞血瘀之象。宜通补兼施，方选温胆汤合旋覆代赭汤、乌贝散、丹参饮化裁，连服 5 剂，诸症悉平。

按语：胆为六腑之一，泻而不藏，胆为清净之府，喜温而主和降，失其常则郁而不通，胃气内壅而不降，痰热内生。正如张秉成所说："痰为百病之母，所虚之处，即所受邪之处。"此患者左寸脉沉细，说明心之气阴两虚，痰热得以上扰神明，阻滞心脉，出现胸中窒闷，虚烦不寐。方用温胆汤补气养阴，利胆降逆，清化热痰，心脉得通，气血调和，诸症俱消。西医学认为，心脏、胆道均由自主神经支配，两者在胸 4～胸 5 脊神经可有重叠交叉，故胆道疾病可通过心脏大神经纤维牵涉至心前区，导致心绞痛。同时，胆道疾病常伴有感染，产生湿热之邪，而导致心脏小动脉自律性和传导功能异常，从而产生各种心律失常。因此，胆心同治，不仅符合中医辨证论治的原则，也符合西医学理论，适用于治疗冠心病心绞痛合并慢性胆囊炎或胆心综合征。

案2 患者刘某，男，62岁，退休。2011年8月17日初诊。该患者因胸痛时发，就诊前3个月我院，冠脉造影提示三支病变，于左前降支及右冠支分别植入支架一枚，术后患者坚持冠心病二级预防方案，就诊时自诉胸痛已无，但仍时感胸闷心悸，痰多泛恶，神疲乏力，纳呆寐差，夜多异梦，大便黏滞不畅，查视患者形体肥胖，舌淡胖，苔白根腻，脉滑。此属痰湿中阻，痹遏心胸之证，治拟化痰利湿，健脾宽胸，处以温胆汤化裁治之：陈皮、炒枳壳、生甘草、全瓜蒌各6g，姜半夏、茯苓、炒竹茹、炒白术、炒谷芽各12g，薤白、郁金、石菖蒲各10g，生薏苡仁、夜交藤各15g。上药水煎，每日1剂，分两次温服。服药7剂后回访，患者胸闷心悸减轻，纳便尚可，无明显泛恶吐痰，夜寐仍欠安，上药去石菖蒲，加远志9g以宁心安神。守方治疗1月，诸症悉平。

按语:《金匮要略·胸痹心痛短气病脉证治》曰:"阳微阴弦，即胸痹而痛。"指出了本病的病机所在，阳微即本虚，阴弦即标实，如寒、痰、气、瘀痹阻心脉。随着人们生活水平的提高，饮食结构的改变，使得胸痹心痛的病因及中医证型发生了变化，痰浊证比例日渐增加，随之治法也由"从瘀论治"为主转为"从痰论治"及"痰瘀同治"。本例患者形体肥胖，平素夜多异梦，为胆气不足之体，胆失疏泄，气郁生痰，痰浊痹阻心胸，心阳不展，则胸闷心悸；胆胃不和，胃失和降，故泛恶时作；胆为清净之府，胆为痰扰，失其宁谧，则夜寐难安；痰湿困遏，脾失健运则纳呆便溏；化源匮乏，气血津液不能输布全身则神疲乏力。方选温胆汤理气化痰和胃为主，胃气和降则胆郁得舒，痰浊得去，诸症自愈。全方多理气之品，从调气解郁着手，推动化痰以祛有形之邪，即"治痰先利气，气顺则痰利"，同时痰去又有助气机升降。酌加炒白术、生薏苡仁、炒谷芽健脾化湿，以助茯苓消生痰之源，使得痰化气行；痰浊阻滞明显故加石菖蒲，以增强化痰之功；患者时有胸闷心悸，故加全瓜蒌、薤白，与姜半夏、陈皮共享，可加强祛痰宽胸、通阳散结之功，且全瓜蒌兼可润肠通便；另予郁金疏肝理气，调畅气机。全方切中病机，故获良效。

十一、高血压

（一）概述

高血压属于临床常见慢性心血管系统疾病，即机体出现血液循环障碍后增加阻力，对血管壁产生冲击后升高压力，进而诱发全身小动脉病变。临床表现为眩晕，病情轻微者闭眼可缓解，病情严重会难以站立，眩晕加重后可致出汗、昏倒及恶心。随着人们生活方式的改变，患病人数不断增加，且逐渐年轻化。常规治疗为降压药物，虽有一定效果但不良反应较多，可导致治疗风险增加。该病发作隐匿，且病程长，会损伤心脑肾等靶器官，为改善预后需尽早治疗以控制血压。中医学将高血压纳入"头痛""眩晕"等范畴，由于阴阳失衡诱发该病，病机为肝失疏泄与脾失健运，故而治疗需注重祛痰、降浊，应用药物需注重平肝潜阳、清热滋阴及调节阴阳等。

（二）临床运用

葛氏观察温胆汤合半夏白术天麻汤治疗高血压的疗效。将80例高血压患者分为对照组和观察组各40例。对照组采用常规降血压药物治疗，观察组在对照组治疗基础上，加用温胆汤合半夏白术天麻汤治疗，药方组成：天麻10g，半夏10g，炙甘草6g，茯苓15g，枳实10g，陈皮12g，竹茹10g。若患者热象明显，则加黄连3g与连翘10g；若患者痰湿盛，则加白豆蔻10g，车前子10g，薏苡仁15g；若患者痰阻，则加丹参30g与牛膝15g，或赤芍10g，当归10g；若患者风象明显，则加白蒺藜10g，罗布麻10g，钩藤10g。水煎服，取药汁450mL，早晚温服，持续3个月，并对比两组患者的疗效及血压改善情况。结果：治疗后，对照组总有效率为80.0%，明显低于观察组的95.0%，差异有统计学意义（$P < 0.05$）；观察组血压下降幅度明显优于对照组，差异有统计学意义（$P < 0.05$）。连氏将90例痰湿壅盛型肥胖性高血压患者随机分为治疗组60例与对照组30例，两组均口服苯磺酸左旋氨氯地平片5mg/日，治疗组另服加味温胆汤，方药组成：半夏10g，竹茹12g，枳实12g，陈皮12g，茯苓15g，甘草6g，大枣15g，天麻10g，钩藤20g，夏枯草15g，日1剂，水煎400mL，分早晚两次温服，疗程均为4周。结果：治疗组降压总有效率为91.67%，明显优于对照组的70.00%（$P < 0.05$）；治疗组中医证候总有效率93.33%，明显优于对照组的63.33%（$P < 0.05$）。结论：加味温胆汤治疗痰湿壅盛型肥胖性高血压疗效显著。

（三）医案精选

案 1 赵某，男，52 岁，1996 年 3 月 24 日来诊。患高血压 10 余年，血压 221/120mmHg，甘油三酯 1.43mmol/L。心电图检查心脏有轻度异常。经常用复方降压片、地巴唑片、烟酸肌醇酯片及中药治疗，效果不理想。患者形体较胖，常有头晕头痛，夜寐多梦，有时睡中憋闷而醒，被迫起坐片刻始安。脉细滑，舌红苔薄。用原方加天麻、胆南星、石决明、远志、石菖蒲。服 10 剂后，症状改善；服 40 剂，头轻微晕痛，夜寐宁，寐中憋闷而醒现象消失。血压稳定在 150/85mmHg 左右，甘油三酯降至 0.73mmol/L。

案 2 患者男性，53 岁。主诉：头晕头胀反复发作 5 年。现病史：5 年前劳累后出现头晕、头胀，于家中自测血压 160/100mmHg，服用硝苯地平后症状缓解，未继续服用药物。超声心动图：左房增大（39mm），射血分数 69%。2014 年 2 月 9 日初诊。头晕目眩，视物动摇，伴有恶心、胸闷，舌尖红，脉弦滑。西医诊断：高血压。中医诊断：眩晕。中医辨证：痰瘀互结证。方药：陈皮 15g，半夏 15g，茯苓 20g，决明子 20g，枳实 15g，竹茹 15g，天麻 20g，黄连 10g，牛膝 20g，杜仲 20g，菊花 20g，甘草 10g。2014 年 2 月 15 日二诊：眩晕症状减轻，上方加川芎 15g。2014 年 2 月 21 日三诊：上述症状均明显改善。继服上方 5 剂，以巩固疗效。

按语： 患者中年男性，形体肥胖，肥人多痰，痰阻清阳，加之肝风内动，风痰上扰清空，故头晕目眩；风性主动，肝风内动，上扰头目，则视物动摇，甚则欲仆地；湿痰中阻，阻碍气机，气机不利，则见恶心、胸闷；舌边尖红，为风痰有化热之势，苔白腻，脉弦滑皆为脾虚、痰湿壅盛之征。方中半夏燥湿化痰，降逆和胃；枳实破气消痰，散结除痞；陈皮理气燥湿而化痰，既助半夏以祛痰，又增枳实调气之功。配以甘淡微寒之竹茹，清胆和胃，清热化痰，除烦止呕；茯苓健脾渗湿，以治生痰之源。天麻平肝阳，息肝风，钩藤清肝热，息肝风，二药相伍，以平肝息风；牛膝引血下行，以利肝阳之平降。

　　案3　康某，男，72岁。2014年12月4日初诊。主诉：心悸不适反复发作5个月，加重1天。现病史：有高血压病史40年，最高达220/100mmHg，既往不规范服用珍菊降压片、北京降压零号、酒石酸美托洛尔片等，现口服硝苯地平缓释片，血压控制不理想。现心悸不适反复发作5个月，加重1天，伴头晕头痛，乏力，怕热，多汗，眠差，夜尿频，饮食尚可。舌紫暗，舌体胖大，有齿痕，苔黄厚腻，脉结代。查体：血压170/90mmHg，心率84次/分。24小时动态心电图示房性期前收缩331个。超声心动图：左心增大（LV：57mm，LA：45mm），左室壁对称性增厚（13mm），射血分数48%。现症见：心悸，头晕头痛，乏力，怕热，多汗，眠差，夜尿频。舌紫暗，舌体胖大，有齿痕，苔黄厚腻，脉结代。西医诊断：高血压，冠心病，心律失常，房性期前收缩。中医诊断：心悸，证属痰瘀互结，肝肾亏虚。方药：陈皮20g，半夏15g，茯苓20g，枳实15g，竹茹15g，天麻20g，黄连10g，牛膝20g，杜仲20g，覆盆子20g，金樱子20g，桑螵蛸20g，芡实20g，麦冬15g，五味子15g，茯神20g，夜交藤30g，酸枣仁40g，白茅根15g，甘草10g。2014年12月18日二诊：心悸症状明显改善，上方去白茅根，加丹参15g。2015年1月5日三诊：患者无心悸发作，头晕头痛减轻，乏力改善，睡眠可，仍有夜尿

频，原方去夜交藤，加乌药 20g，女贞子 20g。2015 年 1 月 20
日四诊：患者诸症减轻，原方续服 15 剂，未见复发。

按语： 温胆汤常用于治疗虚烦不眠，惊悸不宁等的痰热内
扰证。中医学认为，其主要病机是心气不能主血脉，血脉运行
失畅所致。心气不能主血脉之因可分虚实两方面。虚则为气虚、
阳虚、阴虚、血虚；实则是气滞血瘀、瘀血阻滞、痰热郁滞等。
其气阴两虚是基础，而气滞血瘀、瘀血阻滞、痰热郁滞等则是
快速心律失常的病理改变。二者相互影响，互为因果，使其具
有虚实夹杂、寒热错杂、病程较长的病理特点。而临床中，快
速心律失常症状以心悸、胸闷烦躁为多，舌暗苔黄腻，脉结代，
为痰热郁滞，扰动心神所致，"毒""瘀"乃是其发生的根本。
方中黄连苦寒泻火，清心除烦。西医学研究表明，黄连有清热
除烦、抗心律失常、降低心肌耗氧量、降压等作用；陈皮、半
夏燥湿化痰，理气和胃；茯苓利水渗湿，健脾安神。

十二、高脂血症

（一）概述

高脂血症是指人体血浆中的脂质浓度超过了正常的范围，
人体血浆中的脂质来源于食物及肝脏、大肠合成，当食物中摄
入或肝合成过多，或排泄过少，胆道阻塞，都可能造成高脂血
症。可分为以下四类：①高胆固醇血症。血清总胆固醇含量超
过 5.72mmol/L，而甘油三酯含量正常。②高三酰甘油血症。血
清中甘油三酯含量超过 1.70mmol/L，而总胆固醇含量正常。③
混合型高脂血症。血清中总胆固醇超过 5.72mmol/L，甘油三酯
超过 1.70mmol/L。④低密度脂蛋白血症。血清高密度脂蛋白胆

固醇含量降低 < 9.0mmol/L。高脂血症在中医归为痰浊阻滞证。主要临床表现为眩晕、恶心、呕吐、腰部沉重、食欲不佳、大便黏腻或干燥、舌苔厚腻或黄腻、脉滑。病因多为过食膏粱厚味，喜静少动，气机不利，水液运化不利，聚湿生痰，导致体内痰浊阻滞。

（二）临床运用

宋氏等运用温胆汤加减治疗高脂血症 60 例，处方：法半夏、枳实各 10 ～ 12g，泽泻、茯苓各 15 ～ 30g，陈皮、山楂、大腹皮、竹茹、神曲各 10 ～ 15g，甘草 6g。水煎每日早晚分服，治疗 30 天为 1 个疗程，连续服药 3 个疗程，治疗前及每疗程结束后均查血清胆固醇、甘油三酯，治疗期间停用其他降脂药物。高血压、冠心病患者除急需时给予其他药物治疗外，一般不给口服药物。结果：60 例患者中显效 46 例（76.7%），有效 8 例（13.3%），无效 6 例（10%），总有效率为 90%。董氏运用温胆汤加减治疗高脂血症 50 例，方药：法半夏、枳实、竹茹、三七、川芎各 10g，陈皮、茯苓、泽泻、山楂、何首乌各 15g，丹参 30g，炙甘草 6g。上方加水 400mL，煎 30 分钟，取汁 150mL，二煎加水 300mL，取汁 150mL，两煎混合，每日 1 剂，早晚分服。两组均治疗 4 周为 1 个疗程，连续 3 个疗程后观察疗效。治疗前及每疗程结束后均查血清总胆固醇、甘油三酯、高密度脂蛋白、低密度脂蛋白，同时要求所有患者低脂、低盐饮食，适量运动。结果：显效 10 例，有效 36 例，无效 4 例，总有效率 92%。其中，血总胆固醇、血甘油三酯、低密度脂蛋白均比治疗前下降，而高密度脂蛋白上升，经处理差异有统计学意义（$P < 0.05$）。

（三）医案精选

案1 张某，女，52岁，于2016年7月15日就诊。主诉：眩晕15天，伴恶心，呕吐，食欲不佳，舌淡瘀斑瘀点，脉涩。大便正常，TG：3.49mmol/L，CH：6.94mmol/L，LDL：4.82mmol/L，VLDL：1.69mmol/L，平素工作压力大，乳腺小叶增生病史，西医诊断：高脂血症；中医诊断：痰蒙清窍。治则：化痰祛瘀。方药：枳实15g，竹茹15g，法半夏10g，茯苓15g，甘草9g，白术15g，虎杖10g，三七10g，丹参20g，川芎10g，山楂20g，瓜蒌20g，苍术15g，绵茵陈15g，陈皮15g，姜黄15g，7剂，水煎服，每日2次，口服。二诊：眩晕无，腰痛减轻，乳房仍胀痛，舌淡瘀斑瘀点，脉涩，效不更方，上方继服1个月。三诊诸症消失，血脂指标都恢复正常，随诊未复发。

按语：患者为中年女性，平素情绪易激动，肝气郁滞，久而痰阻血瘀。方药以理气化痰祛瘀为主，其中枳实、竹茹、法半夏、茯苓、甘草、白术、虎杖化痰，三七、丹参、川芎、山楂活血化瘀。

案2 缪某，女，45岁，于2016年7月27日就诊。现症见：头晕半年，伴有口苦，口干，手麻，大便时干时稀，腰酸，舌淡苔薄黄边青，脉弦细，有熬夜史。CH：6.60mmol/L，LDL：3.33mmol/L，HDL：1.77mmol/L，西医诊断：高脂血症；中医诊断：痰热上扰。治则：化痰祛瘀。方药：黄芩15g，枳实15g，竹茹15g，法半夏10g，茯苓15g，甘草9g，白术15g，虎杖10g，三七10g，丹参20g，川芎10g，山楂20g，苍术15g，绵茵陈15g，陈皮15g，神曲20g，7剂，水煎服，每日两次口服。二诊：口苦、口干减轻，腰酸减轻，舌淡红，脉细，效不更方，上方继服，诸症见好，随诊未复发。

　　按语：患者因熬夜伤阴，导致湿热蕴结，痰蒙清窍则头晕，阻滞中焦则口苦，大便干，一诊方药黄芩、枳实、竹茹、法半夏、茯苓、甘草、白术、虎杖化痰，黄芩疏肝泄热，三七、丹参、川芎、山楂活血化瘀。二诊继服上方以巩固疗效。

　　案3　黄某，女，70岁，于2016年11月9日就诊。现症见：胸闷30天，伴有汗出，口干，大便干结，腰酸，健忘。舌苔黄厚，脉滑，有高血压病史。TG：3.49mmol/L，CH：6.94mmol/L，LDL：4.82mmol/L，VLDL：1.69mmol/L。西医诊断：高脂血症；中医诊断：痰阻中焦，治则：化痰祛瘀，方药：枳实15g，竹茹15g，法半夏10g，茯苓15g，甘草9g，白术15g，虎杖10g，三七10g，丹参20g，川芎10g，山楂20g，瓜蒌20g，苍术15g，绵茵陈15g，陈皮15g，7剂，水煎服，每日两次口服。二诊：胸闷、汗出减少，口干减轻，腰酸减轻，仍有健忘，舌红，脉细，处方：枳实15g，竹茹15g，法半夏10g，茯苓15g，甘草9g，白术15g，虎杖10g，三七10g，丹参20g，川芎10g，山楂20g，瓜蒌20g，苍术15g，绵茵陈15g，陈皮15g，杜仲20g，狗脊20g，豨莶草20g。三诊：胸闷汗出无，口干，腰酸无，舌红，脉细，处方：枳实15g，竹茹15g，法半夏10g，茯苓15g，甘草9g，白术15g，虎杖10g，三七10g，丹参20g，川芎10g，山楂20g，瓜蒌20g，苍术15g，绵茵陈15g，陈皮15g。四诊：口干，腰酸无，仍有健忘，舌淡，脉弱，处方：枳实15g，竹茹15g，法半夏10g，茯苓15g，甘草9g，白术15g，虎杖10g，三七10g，丹参20g，川芎10g，山楂20g，瓜蒌20g，苍术15g，绵茵陈15g，陈皮15g，杜仲20g，狗脊20g，豨莶草20g。五诊：患者诸症明显好转，各项指标均正常。

按语：患者因素体亏虚，运化不足，导致痰浊阻滞，兼有肾精不足，一诊方药其中枳实、竹茹、半夏、茯苓、甘草、白术、虎杖化痰，三七、丹参、川芎、山楂活血化瘀。二诊患者痰证有所减轻，则加杜仲20g，狗脊20g，豨莶草20g，以填精补肾，后三次仍有补肾药，以巩固疗效。

案4　陈某，男，48岁。于2016年12月27日就诊。主诉：头晕15天，伴有四肢困重，乏力，舌质暗，苔白腻，脉沉。TG：2.41mmol/L，CH：9.03mmol/L，LDL：7.0mmol/L，VLDL：1.1mmol/L。西医诊断：高脂血症；中医诊断：痰浊阻滞。治则：理气祛痰，活血化瘀。方药：枳实15g，竹茹15g，法半夏10g，茯苓15g，甘草9g，白术15g，虎杖10g，三七10g，丹参20g，郁金10g，川芎10g，柴胡10g，香附10g，山楂20g，7剂，水煎服，每日两次口服。二诊：头晕、四肢困重、乏力减轻，舌淡红，脉细，效不更方。三诊：四肢困重、乏力无，舌淡红，脉细，方药：枳实15g，竹茹15g，法半夏10g，茯苓25g，甘草9g，白术15g，虎杖10g，三七10g，丹参20g，郁金10g，川芎10g，柴胡10g，香附10g，山楂20g，防风15g，桂枝20g。四诊患者诸症好转，血脂恢复正常，后随诊未复发。

按语：患者平素喜食膏粱厚味，兼有湿邪困脾，久而化瘀，一诊方药以理气祛痰、活血化瘀为主，其中枳实、竹茹、法半夏、茯苓、甘草、白术、虎杖化瘀理气，三七、丹参、郁金、川芎、柴胡、香附、山楂活血。二诊诸症减轻，继服上方。三诊加防风、桂枝通阳活络。

案5　张某，男，57岁，1998年12月20日初诊。头昏肢重，胸脘胀闷3月，口苦黏腻，烦躁易怒，大便不爽，面色红润，体质丰盛，脉弦，舌质红，苔黄厚腻。嗜好烟酒 30 年，高血压病史 5 年，刻下测血压 163/90mmHg；血脂分析：总胆固醇 8.97mmol/L，甘油三酯 3.57mmol/L；心电图检查正常。长期服卡托普利片、尼莫地平等，但不能按时服用，烟酒肥甘未戒。辨证为长期嗜好烟酒肥甘，湿热内聚，酿为痰脂，逆流血脉造成血脉污浊；肝阳偏旺，阳夹痰脂上扰清空。治宜清热化痰，平肝潜阳，活血降脂。并嘱患者戒烟酒肥甘，清淡饮食，调畅情志，按时服药，锻炼身体。方药：黄连、甘草各 6g，陈皮、制半夏、竹茹、枳实、石菖蒲各 10g，茯苓 12g，石决明（先煎）、草决明、山楂各 20g，丹参 30g。服药 7 剂，苔腻渐化，胸脘胀闷，头昏肢重均减轻，大便通畅。服药 35 剂后查血脂：总胆固醇 6.47mmol/L，甘油三酯 2.12mmol/L。又服 15 剂，再查血脂正常，测血压 135/86mmHg，诸症消失。嘱服卡托普利 25mg，每日两次，以维持血压的稳定。

十三、缺血性中风

（一）概述

　　缺血性中风相当于脑梗死，是指各种原因引起的脑部血液供应障碍，使局部脑组织发生不可逆性损害，导致脑组织缺血、缺氧性坏死。随着人们生活水平的逐渐提高和生活方式的改变，摄入热量增加，活动量减少，体型偏胖，痰湿体质的患者增多，患高血压、动脉粥样硬化的比例上升；脑梗死的发病率逐渐上升。脑血管缺血性疾病有着漫长的发生发展过程，高血压、高黏血症、高脂血症、高血糖、动脉粥样硬化等，是其共同的病理基础和危险因素，正气虚衰、脏腑功能失调、气机逆乱为发病之本，外邪、饮食、情志、劳倦是发病诱因，痰湿、瘀血、风火、郁热为病理产物。笔者认为缺血性中风急性期以风、痰、瘀、火为主，临床以风痰瘀阻型中风多见，以风证、痰证、血瘀证为主，治疗当用平肝息风、化痰通络、活血化瘀等方法。

（二）临床运用

张氏以温胆汤加味治疗缺血性中风80例，主方：半夏10g，竹茹15g，枳实15g，陈皮15g，茯苓15g，生甘草10g。加减：辨证为气虚血瘀型的加黄芪50～100g，桃仁15g，红花15g，水蛭10g；肝阳上亢型加天麻20g，钩藤15g，草决明30g，石决明30g，蜈蚣2条；风痰阻络型加僵蚕15g，胆南星15g，全蝎10g，桃仁15g；阴虚动风加生地黄、熟地黄各20g，白芍15g，沙参15g，地龙15g。上药水煎，每日1剂，早晚分服，15天为1个疗程，可连服1～4个疗程。治疗期间根据病情适当对症应用降血压、降血糖、维持水电解质及酸碱平衡的药物；吞咽困难者予以鼻饲，大便秘结者予以通便。结果：80例患者基本痊愈36例，显效25例，有效17例，无效1例，恶化1例；基本痊愈率为45%，有效率为97.5%。李氏观察温胆汤加味治疗风痰瘀阻型缺血性中风急性期临床疗效，方法：将116例患者按数字法随机分为治疗组60例和对照组56例，对照组给予常规西药治疗，治疗组在常规西药治疗的基础上，合用温胆汤加减治疗。两组均以西医常规治疗为基础，根据病情选择抗凝、降纤、抗血小板聚集等治疗，加强支持疗法，维持水电解质平衡，脑水肿致颅内压高者给予脱水降颅压，调控血压等对症治疗。治疗组在此基础上口服温胆汤加味：法半夏8g，竹如10g，陈皮10g，枳实10g，茯苓15g，炙甘草10g，天麻 10g，地龙 10g，川芎 15g，当归 10g，水煎，每日 1 剂，口服，两组疗程均为 14 天。结果：两组临床疗效、治疗后神经功能缺损积分、治疗后中医证候积分比较，经统计分析，具有显著性差异，分别为 $P < 0.05$ 和 $P < 0.01$，显示治疗组疗效优于对照组。表明在西医常规治疗的基础上，合用温胆汤加味治疗风痰瘀阻型缺血性中风急性期患者，可获得较为满意的疗效。

（三）医案精选

案 1　某男，62 岁，退休。因左侧肢体麻木 1 周，于 2009年 1 月就诊。症见：言语不利，口角流涎，头晕乏力，夜寐不安，面红烦热，纳食不香，二便失调，舌红，苔黄腻，脉弦滑。既往有高血压病史。头部 CT 示：右侧基底节区腔隙性梗死。证属痰热内扰型缺血性中风。治以清热化痰，息风通络。拟用黄连温胆汤化裁治疗。处方：川黄连 6g，广陈皮 6g，半夏 10g，石菖蒲 10g，茯苓 10g，竹茹 10g，枳实 10g，广地龙10g，广郁金 10g，天竺黄 10g，胆南星 10g，焦白术 10g，天麻10g，大枣 4 枚，生甘草 10g。5 剂。每日 1 剂，水煎，分两次口服。药后左侧肢体麻木明显改善，语言欠利、口角流涎已止，精神尚可，纳食渐香，大便干结，舌苔黄微腻，舌微红，脉弦。上方去天竺黄、胆南星，加瓜蒌仁 10g。继服 10 剂后症状明显改善。

按语：中医学认为，缺血性中风之病因包括风（肝风、外风）、火（肝火、心火）、痰（风痰、湿痰）、虚（阴虚、气虚）、气（气逆）、血（血瘀）六端，此六端在一定条件下相互影响、相互作用而突然发病，并随病性的进展而相互转化。但据笔者临床观察，本病以痰热内扰型居多。多由脾失运化、痰浊内生、郁久化热、痰热互结、壅滞经脉、上扰清窍所致。此即《丹溪心法》所谓"湿生痰，痰生热，热生风也"。加味温胆汤具有稳定神经元细胞膜系统，保持神经元内环境稳定，抑制自由基反应，提高抗氧化反应活性和清除代谢产物等作用，并可镇惊安神。

缺血性中风的病理改变为脑动脉内膜深层的脂肪变性和胆固醇堆积，从而形成粥样硬化及各种继发性病变，导致管腔狭窄及闭塞，使梗死部位的脑组织转化坏死等，使梗死周围呈低灌注而形成缺血半暗带，局部脑水肿，脑压增高，严重者可形成脑疝。脑损伤早期，脑的神经功能存在着可塑性，因此，迅速恢复梗死区域的供血，减轻脑水肿，恢复神经细胞功能对治疗急性缺血性中风尤为重要。黄连温胆汤所具有的清热除湿及化痰功能，对于恢复脑供血、减轻脑水肿、恢复神经细胞功能的疗效可靠，还可加速侧支循环的建立，促进病灶周围脑细胞的代偿，对大脑神经功能的修复有促进作用，从而改善患者的肢体及言语等功能，确为治疗缺血性中风的有效方剂之一。

临床中症见头晕，恶心或痰鸣，肢体麻木或不遂，舌强语涩，口角流涎，舌苔厚腻，脉弦滑。属风痰阻络者，可选温胆汤随症加减以治之。若痰热较重者加胆南星、竹沥、川贝母，心中烦热者加黄芩、栀子，并配以息风通络之天麻、钩藤、地龙等。治疗案例如下：姜某，男，63岁，1998年10月7日初诊。左侧肢体不遂，伴头晕恶心，脘痞纳呆，舌强流涎，手足麻木，舌质暗，苔厚腻，脉滑。头部CT示：多发性脑梗死。治宜息风化痰，祛瘀通络。药用：半夏10g，陈皮6g，茯苓15g，枳壳10g，竹茹10g，天麻10g，钩藤12g，地龙15g，桃仁10g，丹参15g，胆南星10g。服药半月后发音较前清楚，能扶杖行走，头晕等症均减，但感倦怠乏力，手足酸软，上方加黄芪 30g，水蛭粉 5g。继服两周，诸症豁然，右侧上下肢肌力恢复至Ⅳ级以上，患者痊愈而出院。

十四、头痛

（一）概述

头痛是临床常见的症状之一，严重影响着患者的生活质量，其原因涉及临床各科，许多颅内疾病、全身性疾病、功能性或精神疾病等均可引起头痛。1988 年，国际头痛学会（IHS）头痛分类委员会首次提出了头痛的分类及诊断标准，此分类中将所有的头痛编码化，分成 13 类。在此基础之上，2004 年国际头痛学会发布了修订的第 2 版《头痛疾病的国际分类》（ICHD-Ⅱ），ICHD-Ⅱ仍将头痛疾病分为原发性和继发性。原发性头痛包括偏头痛、紧张性头痛（TTH）、丛集性头痛和其他三叉神经自主性头痛、其他原发性头痛 4 种类型。还有属于继发性头痛的 8 种类型、颅神经痛和不能分类的头痛等，共计 14 类。治疗上主要通过药物治疗，如环氧化酶 -2 抑制剂、曲普坦类药物、氟哌利多、血管紧张素Ⅱ受体阻滞剂、肉毒杆菌毒素等及非药物治疗，如硬膜外血斑（EBP）疗法、经皮电刺激神经法等。中医治疗头痛从外感内伤、头痛性质、头痛部位进行辨证论治，取得较好疗效。

（二）临床运用

李氏将紧张性头痛 166 例，采用随机法分为治疗组 86 例，对照组 80 例。治疗组给加味柴芩温胆汤方：柴胡 9～12g，黄芩 10～15g，枳实 10g，竹茹 10g，半夏 10g，茯苓 15～20g，浙贝母 10～15g，玄参 10～15g，炒酸枣仁 15～20g，甘草 6g，水煎服，每日 1 剂，早晚各服 1 次。加减：肝郁化火型加龙胆草、白芍、远志、龙骨、牡蛎等；痰热蕴积型加石菖蒲、胆南星；病久耗津伤气酌减黄芩、竹茹、浙贝母，加石斛、山药、太子参、龟甲等。对照组给谷维素、舒乐安定、米格来宁片，每日 3 次。两组均以 15 天为 1 个疗程，可连服 1～3 个疗程。观察期间停服其他中西药物，注意休息，避免劳累及情绪波动，忌烟酒及刺激性食物。治疗组治愈率、总有效率明显优于对照组。治疗组有效率达 88.37%，明显高于对照组的 52.50%；1 年后随访，治疗组复发率为 15.78%，对照组复发率为 73.80%，两组对照有显著差异。

陈氏用土苓温胆汤治疗痰浊上扰型慢性头痛 60 例。药物组成：土茯苓 30g，竹茹 15g，枳壳 10g，陈皮 10g，法半夏 10g，茯苓 20g，川芎 15g，白芷 10g，甘草 3g，生姜 3 片，大枣 5 枚（捣破）。每日 1 剂，水煎服。方药加减：头部刺痛，部位固定不移，夜间尤甚，舌质暗紫斑者加丹参、桃仁、红花；伴夜寐欠佳者加酸枣仁、磁石、夜交藤、合欢皮；高血压，头胀痛者加石决明（兼服降压药）；偏头痛伴口干、口苦者加龙胆草、黄连；兼有胸闷太息、肝气郁滞者加苍术；头痛动则尤甚者加党参、太子参；心烦懊𢙈者加栀子、淡豆豉；肝肾阴液不足，见头晕、目眩，用枸杞子、菊花、女贞子、墨旱莲；项强不适者加葛根；胃脘不适，纳少者加神曲、山楂。结果有效 60 例，其中治愈 43 例，好转 17 例，治愈率 71.7%，好转率 28.3%，无效 0 例，总有效率 100%。

高氏用温胆汤治疗头痛 37 例，其中治疗组用基本方温胆汤：法半夏、广陈皮、茯苓各 20g，炒枳实 15g，竹茹 30g，川芎 15g，黄芪 10g，生姜 5 片，甘草 6g。痛在额者加白芷、葛根；痛在颞者加柴胡；痛在颠顶者加吴茱萸、藁本；痛在枕者加羌活、防风；全头痛者加枸杞子、人参；肝气郁滞者加山栀、郁金；血瘀者加丹参、地龙；经期头痛加益母草；寒盛者加细辛。每日 1 剂，水煎，日服 2 次。对照组口服正天丸（华润三九医药股份有限公司），每日 2 次，每次 6g。两组均口服 15天后停药。

（三）医案精选

案 1　蒙某，男，52 岁，2012 年 11 月 23 日初诊。头痛反复发作 10 年，每次发作口服布洛芬可止痛，发作无诱因，曾在海口某医院住院，头部 CT 检查及血管造影无异常，诊断为血管神经性头痛。刻诊：头痛，时轻时重，伴全身困倦乏力，余无不适，纳可，睡眠佳，二便正常，舌体胖大，舌质淡红，苔黄厚腻，脉弦细。查体血压正常，形体肥胖。证属痰湿中阻，蒙蔽脑络。治宜燥湿化痰，活血通络。药用：橘红 10g，半夏10g，茯苓 20g，枳实 10g，竹茹 10g，黄连 10g，瓜蒌仁 20g，薤白 10g，丹参 20g，当归 20g，川芎 20g，蔓荆子 15g，细辛10g，全蝎 10g，甘草 5g。3 剂，水煎服，日 1 剂。11 月 26 日二诊：服上方 3 剂后症状无改善，考虑病程较长，守上方 7 剂。12 月 3 日三诊：患者未再口服布洛芬，头痛消失，余无不适，纳可，睡眠佳，二便正常，舌体胖大，舌质淡红，苔薄黄，脉弦细。上方减薤白、丹参、当归，加柴胡 10g，黄芩 10g，桃仁10g，红花 10g。7 剂，巩固治疗，后随访病情稳定，头痛未再发作。

按语：患者头痛病史 10 年，疼痛无特点，给临床辨证带来困难，对此类患者，首先要结合西医学，排除器质型病变。患者曾在某医院住院，头部 CT 及核磁共振检查无发现异常。中医辨证：患者形体肥胖，符合痰湿体质；舌体胖大，舌质淡红，苔黄厚腻，辨为痰湿中阻；患者平素饮食正常，但常感全身困倦乏力，则因湿浊中阻，清阳不能输布四肢。但患者头痛 10 年，尽管临床无瘀血阻络的征象，但久病入络，故给予活血通络之药，同时因病程较长，慢病缓治，患者初服 3 剂后无改善，但只要辨证准确，要守方治疗，患者服完 10 剂药后，症状明显改善。

案 2 患者女，36 岁，于 2005 年 10 月 6 日就诊。间断性头痛 3 年余，每因疲劳或情绪波动时诱发。3 天前因劳累又致头痛发作，感左侧头部发胀且有跳痛，疼痛难忍，恶心欲吐，闭目畏光，心烦，口苦，目赤，大便干，脉滑数，舌质红苔黄。中医诊断：偏头痛。西医诊断：血管神经性头痛。证属：痰热内蕴，上扰清空。治宜化痰降逆，祛风通络。方用温胆汤加黄芩 10g，柴胡 10g，天麻 10g，白芷 10g，菊花 10g，刺蒺藜 10g，延胡索 12g。水煎服，每日 1 剂。服药 3 剂，头痛减轻，呕恶好转，仍感左侧头闷胀且跳痛，宗上方加蜈蚣 2 条，全蝎 6g，继服 7 剂，头痛大减，诸症消除，邪祛正安。

按语：头痛一证，临床非常常见，可由多种原因引起。中医学认为，"头为清阳之府""诸阳之会"，五脏六腑气血皆上注于头。因此，外感内伤、五脏六腑的病变都可直接或间接影响于头，而产生头痛。临床当根据脉症分辨外感与内伤，给予不同的治疗。此例头痛证属痰热上扰之少阳头痛，痰热为患，治疗用温胆汤清热化痰，调畅气机。又因头痛日久，久病入络，故加蜈蚣、全蝎祛风通络。诸药合用，使痰热得清，络脉得通，头痛自除。

案 3　王某，女性，71 岁，农民。2011 年 6 月 6 日初诊。患者有血管神经性头痛 12 年，服用麦角胺咖啡因等药无效。此次患者右侧太阳穴及眉棱骨痛难忍，恶心，烦躁，不思饮食，夜不能寐，舌质红，苔黄腻，脉弦数。证候属少阳胆郁，痰湿化热。治宜和解少阳，清化痰热。药用：陈皮、茯苓、半夏、枳壳、钩藤、葛根、桑寄生各 10g，竹茹、白芷、甘草各 6g。每日 1 剂。服上方 5 剂后患者头痛减轻，恶心悉除，唯心烦失眠，上方加川芎 8g，夜交藤 30g，黄芩 10g，牡丹皮 10g，党参 10g。服 7 剂后患者头痛未再发作。

按语：本案根据患者右侧太阳穴及眉棱骨痛难忍，恶心纳少，舌红，苔黄腻，实为少阳胆郁、痰湿化热之证。采用疏解胆郁、清化痰热之法治疗。因胆禀少阳春升之气，胆气升则万化安，胆气郁则为病。常见的是气郁则生痰，痰湿内蕴又影响胆气之升。故方中用温汤清化痰热，痰热化则气郁解而胆气升；痰湿化热易生风，用钩藤以息风。胆气郁则津液不升，用葛根以升津液；患者年逾七旬，肝肾已亏，用桑寄生以滋养肝肾；白芷虽少量，然为治疗眉棱骨痛之良药。全方正邪兼顾，标本同治，药证相符，故取显效。

十五、梅尼埃病

（一）概述

梅尼埃病又称内耳眩晕病，其确切病因至今尚未明确，可能是迷路下动脉痉挛、局部缺氧、毛细血管通透性增加，导致内淋巴产生过多；或因为内淋巴囊吸收障碍，导致膜迷路积水而成。本病多反复发作，表现为发作性眩晕，视物旋转，恶心呕吐、耳鸣、波动性听力损失。西医学治疗常用扩张血管、改善微循环、抗组胺、利尿类药物，及对症选择抗眩晕药、镇吐剂为主。但有时疗效欠佳，临床常复发。梅尼埃病属于中医学"眩晕"范畴，早在《内经》中就有记载："诸风掉眩，皆属于肝。""髓海不足，则脑转耳鸣。"《素问玄机原病式·五运主病》云："风火皆属阳，多为兼化，阳主乎动，两阳相搏，则为之旋转。"朱丹溪则强调"无痰不作眩"。而现代有学者认为，"六淫外感，七情内伤，皆能致此"。故其病机不外风、火、痰、虚四个方面，累及肝脾肾而造成功能障碍。

（二）临床运用

张氏将 83 例梅尼埃病患者随机分为两组。对照组 40 例每日用盐酸培他啶氯化钠注射液 500mL 静脉滴注；盐酸氟桂利嗪 10mg，每晚 1 次，睡前口服；谷维素片每次 30mg，每日 3 次；维生素 B_6 每次 20mg，每日 3 次；盐酸地芬尼多片每次 25mg，每日 3 次，10 日为 1 个疗程。并根据病情给予镇静、止吐等对症处理，脱水者给予补液，纠正水电解质紊乱等。治疗组 43 例采用加味温胆汤治疗，处方：姜半夏 9g，竹茹 9g，陈皮 9g，茯苓 9g，枳实 5g，钩藤 15g，葛根 25g，丹参 25g，生磁石 15g，炙甘草 9g。水煎服，每日 1 剂。肾阴虚者，加熟地黄、山茱萸；气血两虚者，加黄芪、当归；眩晕明显者加天麻；耳聋、耳鸣及耳闷明显者，加石菖蒲、远志；汗出明显者，加桂枝、白术；呕吐者加旋覆花、代赭石。两组治疗均以 10 天为 1 个疗程，治疗前观察并记录临床症状、持续时间、发作次数等，治疗 10 天后再次观察并记录，进行疗效评定。两组均以 10 天为 1 个疗程。结果：治疗组总有效率 95.3%，对照组总有效率 72.5%，两组比较有显著性差异（$P < 0.01$）。

李氏以温胆汤为主方，加减治疗梅尼埃病 56 例，基本药物：茯苓 20g，陈皮 15g，半夏 15g，枳实 15g，竹茹 20g，甘草 6g，天麻 10g，生姜 15g。若气虚者加黄芪 30g，党参 15g；血虚者加当归 15g，肉桂 10g；失眠者加酸枣仁 30g，龙齿 30g；肝阳上亢者加钩藤 10g，菊花 10g。水煎服，日 1 剂，7 天为 1 个疗程。西药辅以烟酸片、谷维素等治疗。眩晕症状消失，听力及其他有关检查正常，为治愈；症状及体征明显减轻，为好转；症状及体征无明显减轻，为无效。56 例中，治愈 36 例，好转 15 例，无效 5 例，有效率为 91%。治疗时间最短 6 天，最长 45 天。

（三）医案精选

案 1　患者梁某，女，67 岁，农民。2006 年 9 月 18 日初诊。诉多年来间断出现眩晕呕吐，屡治少效，时作时止，血压升高。近半月来头晕旋转，目黑眼花，头重如蒙，心烦易怒，恶心纳呆，心下痞满，口苦口黏，大便干，舌红苔黄腻，脉滑数。辨证：痰热内扰，蒙蔽清阳。治以清化痰热，平肝息风。处方：半夏 15g，茯苓 30g，陈皮 15g，枳实 10g，竹茹 15g，白术 30g，菊花 10g，天麻 10g，石菖蒲 10g，焦山楂、焦神曲、焦麦芽各 10g。3 剂，水煎服，每日 1 剂。二诊：用药后自觉头晕恶心减轻，呕吐已解，仍有纳差，苔白腻，继服上方去竹茹，加炒薏苡仁 30g，治疗半月后诸症消失。

按语：梅尼埃病属中医学"眩晕"范畴。眩晕是临床常见病，根据病因病机可分为风、火、虚、痰四型，而痰热型眩晕临床最为常见。本案是由于久病体虚，脾虚运化失常，痰湿内生，郁久化热，上蒙清窍而引起的一种证型，故用温胆汤清热燥湿化痰，加天麻祛风化痰，石菖蒲豁痰开窍，共奏平眩止晕之效。

案2 赵某，女，60岁，农民。患者素有眩晕、耳鸣、呕吐病史，曾诊为梅尼埃病。一年数发，或一月数发，发则觉天旋地转，呕吐痰涎，不能进食，卧床不起。症见：头晕目合，耳鸣气闭，脉弦滑，苔薄黄腻。方药：半夏15g，茯苓20g，陈皮12g，枳实15g，竹茹12g，菊花12g，石决明15g，甘草10g。水煎服，3剂后上症消失。

按语：梅尼埃病又称内耳眩晕，主要表现为发作性眩晕，耳鸣及波动性听力减退。属中医学"眩晕"范畴。本病病因不明，一般认为内耳淋巴循环不畅导致水肿，中医学认为"无痰不作眩""无虚不作眩"，属气郁痰阻蕴热致病，故投以温胆汤而见良效。

案3 患者，女，50岁，农民。2009年10月1日初诊。多年来间断出现眩晕呕吐，屡治少效，时作时止，曾在临沧市人民医院被确诊为梅尼埃病。近半月来头晕旋转，目黑眼花，头重如裹，心烦易怒，恶心纳呆，心下痞满，口苦口黏，大便干，舌红苔黄腻，脉滑数。辨证属：痰热内扰，蒙蔽清阳。治宜清热燥湿健脾，化痰息风。处方：半夏15g，茯苓30g，陈皮15g，枳实10g，竹茹15g，白术30g，泽泻12g，炒山栀10g，天麻10g，石菖蒲10g，焦山楂、焦神曲、焦麦芽各15g。3剂，水煎服，每日1剂，用药后自觉头晕恶心减轻，仍有纳差，苔白腻，继服上方加炒薏苡仁30g，白豆蔻6g（后下），治疗半月诸症消失。

按语： 梅尼埃病属中医学"眩晕"范畴。眩晕是临床常见病，根据病因病机可分为风、火、虚、痰四型，而痰热型眩晕临床常见。本案是由于久病体虚，脾虚运化失常，痰湿内生，郁久化热，上蒙清窍而引起的一种证型，故用温胆汤清热燥湿化痰，加天麻祛风化痰，石菖蒲豁痰开窍，共奏平眩止晕之效。

案 4 某男，46 岁，1997 年 7 月 12 日初诊。患者发作性眩晕 7 年余，每发多伴恶心呕吐，耳鸣重听。1 个月前无明显诱因，痼疾复发。现症见：眩晕，右耳持续性高音性耳鸣，两目欲合，睁则欲呕，动则眩晕加重，纳谷不香，口干不饮，尿清而少，大便溏。曾于某医院诊为梅尼埃病，静脉滴注盐酸培他啶、山莨菪碱，口服氢氯噻嗪等，症无明显改善。来诊时神疲少气目合，懒言，面黄，形体消瘦，舌体胖大，舌边有齿痕，质淡，苔白厚腻，两边稍黄，脉濡缓。血压 98/83mmHg，血常规、尿常规均正常，腹部彩超未见异常，颈椎 X 片未见异常。证属肝郁脾虚，清阳不举。治则：益气健脾，清肝利胆。以柴芩温胆汤加减：陈皮 15g，半夏 10g，白术 10g，茯苓 15g，枳实 10g，竹茹 10g，泽泻 10g，柴胡 10g，黄芩 10g，葛根 15g，党参 15g，生姜 5g，大枣 10 枚。水煎，少量频服，3 剂。3 日后，患者来告，诸症悉除。

第二节　精神心理科

一、失眠

（一）概述

失眠是临床常见病、多发病，西医对失眠症的治疗目前主要采用人工合成的镇静、催眠药，但患者在长期大量服用安眠药后，可出现程度不等的心理依赖、反跳性失眠及慢性中毒症状。中医又称"不寐"，是指经常不能获得正常睡眠为特征的一种疾病。《类证治裁·不寐》亦云："阳气自动而之静，则寐；阴气自静而之动，则寤；不寐者，病在阳不交阴也。"可见，阳盛阴衰，阴阳失交是病机之根本。治疗以辨证论治加安神药物，疗效满意。

（二）临床运用

张氏用加味黄连温胆汤治疗痰热内扰型失眠 80 例，治疗组：加味黄连温胆汤治疗，基本方：黄连 9g，胆南星 15g，法半夏 15g，竹茹 20g，枳实 12g，陈皮 12g，甘草 6g，茯苓 20g，酸枣仁 30g，五味子 6g，珍珠母 30g（先煎），百合 30g。以上药物水煎，每日 1 剂，头煎复煎合之，取汁 450mL，分两次口服，3 周为 1 个疗程。1 个疗程后评定疗效。对照组：以舒乐安定治疗，每次 5mg，每天晚上睡前口服。结果：用药前两组无统计学意义（$P > 0.05$），两组间治疗后比较有统计学意义（$P < 0.01$）。

陈氏用加味黄连温胆汤治疗失眠 32 例，治疗组予加味黄连温胆汤治疗，基本方：黄连 15g，法半夏 12g，陈皮 12g，茯苓 12g，枳实 10g，竹茹 10g，酸枣仁 15g，合欢花 10g，夜交藤 30g，甘草 6g。惊悸不安加珍珠母 30g，琥珀 3g（碾末送服）；伴急躁易怒、目赤口苦者，加栀子、龙胆草各 15g；伴多梦易惊、胆怯心悸者，加龙骨、茯神各 20g，头重胸闷痰多，苔黄厚腻者，加石菖蒲、远志各 15g。上药浸泡 30 分钟，文火煎煮 2 次，共取汁 300mL，早晚分服，每日 1 剂，7 剂为 1 个疗程，疗程间休息 3 天。对照组予西药舒乐安定片治疗，每次 2mg，每晚睡前 30 分钟口服。两组均治疗 4 周后观察疗效。两组 4 周后睡眠障碍改善情况比较：治疗组临床治愈 15 例，显效 11 例，有效 3 例，无效 3 例，总有效率为 90.6%；对照组临床治愈 13 例，显效 7 例，有效 4 例，无效 4 例，总有效率为 85.7%。两组总有效率比较无显著性差异（$P > 0.05$），提示治疗组疗效与对照组相当。不良反应：治疗组患者用药过程中以及停药后未见不良反应，对照组 10 例出现白天嗜睡，倦怠乏力，头晕头痛等，药物减量和停药后消失。

（三）医案精选

案 1 赵某，女，45 岁。2007 年 8 月 2 日初诊。自诉失眠 4 年。患者因长期从事文字编辑工作，每夜伏案操劳，渐致失眠。4 年来常服朱砂安神丸、天王补心丹、磁朱丸等中成药，临睡前加服谷维素。近 1 月来夜间入睡困难，睡后多梦易醒，每晚必服安定 5mg 才能入睡 3 ～ 4 小时。常感神疲乏力，心烦胸闷，头晕头痛，且记忆力减退明显，口苦。查体见：面容憔悴，眼眶发黑，情绪烦躁，纳呆，舌红，苔黄腻，脉弦滑。辨证当属痰火内扰型，纳入治疗组观察。给予加味黄连温胆汤，7剂后失眠明显改善，每晚入睡 4～5 小时，偶有醒后难以入睡，食欲转佳。1 个疗程后每晚睡眠 6 小时以上，两个疗程后睡眠正常，伴随症状消失痊愈。随访 1 年未见复发。

按语：痰热内扰型失眠多由饮食、情志失调，致痰热内生，热助阳盛，热蒸阴亏，阴不敛阳，上扰神明则心烦不寐，或时寐时醒；因宿食痰湿壅遏于中，故而胸闷痰多；清阳被蒙，故头重目眩；痰湿停滞则气机不畅，郁热内扰则口苦、嗳气、泛恶、舌红、苔黄腻、脉滑数。温胆汤出自《三因极一病证方论》，有清化痰热、和中安神的功效。方中半夏为君，降逆和胃，燥湿化痰；竹茹为臣，清热化痰，止呕除烦；枳实行气消痰，使痰随气下；佐以陈皮理气燥湿；茯苓健脾渗湿，则湿去痰消；使以甘草益脾和胃而调和诸药。在原方基础上加入黄连、胆南星，名为黄连温胆汤，可加强清热燥湿化痰之力。方中半夏生当夏季之半，即夏至前后。夏至一阴生，为天地阴阳交会之期。取象比类，半夏可交通阴阳，引阳入阴，治疗失眠其用尤妙。加味黄连温胆汤在此基础上加入五味子，酸甘化阴，助半夏以敛阳入阴。重用酸枣仁以养肝血，安心神。百合、珍珠母凉血清热，除烦安神。

案 2 闫某，女，75 岁。1998 年 7 月 2 日初诊。两年来夜不能寐，入睡困难，且每日早醒，每夜只能睡 3～4 小时，并有头昏重，头部隐痛，四肢麻木，记忆力差，纳呆，稍用力即遗尿。头部 CT 示：脑沟脑裂增宽。脑电图正常。血糖及甲状腺功能均正常。经服西药无效而就诊。刻诊：舌淡白有齿痕，苔白腻，脉沉弱无力。给予温胆汤加减，药用：陈皮 12g，半夏 15g，茯苓 12g，刺蒺藜 30g，甘草 5g，枳实、竹茹、龙眼肉各 15g，珍珠母、柏子仁各 30g，远志 15g，夜交藤、合欢花各 30g。每日 1 剂，6 剂后，已能入睡 6 小时，诸症明显好转，效不更方，续进 22 剂，随访已能安然入睡 6 小时，诸症消失。

按语： 老年性脑动脉硬化症以肾中精气亏虚、阴阳失衡为根本，但临床心血亏虚、肝郁胆虚者亦不少见，本案辨证即属心胆气虚，湿浊之邪上蒙清窍，扰乱神明。其中二陈汤祛湿化浊，枳实、远志健脾化痰；龙眼肉、柏子仁、夜交藤养心安神；刺蒺藜、合欢花、珍珠母柔肝潜阳安神。诸药配伍，充分发挥健脾祛湿、养心安神之作用，故不寐之证可愈。

二、抑郁症

（一）概述

抑郁症又称抑郁障碍，以显著而持久的心境低落为主要临床特征，可见心境低落与其处境不相称，闷闷不乐，自卑抑郁，睡眠障碍，悲观厌世，部分患者有明显的焦虑和运动性激越，可有自杀企图或行为。近年来，随着社会经济的发展、生活节奏的加快及工作压力的增大，抑郁症的患病率呈增加趋势，世界卫生组织（WHO）最新统计预测，2020 年抑郁症将成为全球第二位疾患。抑郁症不仅影响患者身心健康，还严重影响其工作及生活，并带来沉重的经济负担。抑郁症临床表现多样，病因、发病机制错综复杂，目前尚无有效的药物治疗。抑郁症属中医学"郁证"范畴。《素问·六元正纪大论》载："木郁达之，火郁发之，土郁夺之，金郁泄之，水郁折之。"《素问·本神》提出："心气虚则悲。"《素问·宣明五气》云："精气并于心则喜，并于肺则悲，并于肝则忧，并于脾则畏，并于肾则恐，是谓五并，虚而相并者也。"提出了脏腑亏虚是抑郁症发生的内因。《丹溪心法·六郁》云："气血冲和，万病不生，一有怫郁，诸病生焉，故人身诸病，多生于郁。"《景岳全书·郁证》载："自古言郁者，但知解郁顺气，通作实邪论治，不无失矣。"认为郁证应"多从虚论治"。

（二）临床运用

谢氏将 56 例中医辨证属痰气郁结型抑郁症患者随机分为治疗组和对照组，治疗组给予十味温胆汤治疗，治疗组采用十味温胆汤治疗，处方：半夏 10g，枳实 10g，陈皮 15g，茯苓 20g，酸枣仁 30g，远志 15g，五味子 10g，黄连 3g，熟地黄 20g，太子参 30g，石菖蒲 15g，苍术、白术各 15g，焦山楂、焦神曲、焦麦芽各 20g，甘草 10g。水煎，早晚分服，日 1 剂，两周为 1 个疗程，连服两周。对照组采用帕罗西汀 20g，日 1 次，两周为 1 个疗程，连服 4 周。观察两组患者 HAMD 量表评分变化及临床症状改变情况。结果：用药前、用药后 2 周及 4 周各评定一次。显效：减分率 ≥ 90%；进步：减分率在 60%～89%；稍好：减分率在 30%～59%；无效：减分率 < 30%。治疗组 28 例中，显效 9 例，进步 12 例，稍好 4 例，无效 3 例，总有效率 89.3%；对照组 28 例中，显效 5 例，进步 7 例，稍好 9 例，无效 7 例，总有效率 75%。两组间比较有显著意义（$P < 0.05$），即治疗组的抑郁症状改善明显优于对照组。

（三）医案精选

案 1 李某，女，23 岁。2015 年 12 月 3 日初诊。患者情绪低落，焦虑，神疲乏力，痰多质稀色白易咯 2 年，加重 1 个月余。现病史：由其母代述，患者平素性格内向孤僻，2 年前因考研失利出现心情低落，沉默寡语，伴失眠多梦，健忘，头沉，咽部如有异物，痰多等症状。就诊于多家医院，均诊断为抑郁症，服用氟哌噻吨美利曲辛片、盐酸帕罗西汀，症状未得到改善，近 1 个多月上述症状加重。刻诊：表情淡漠，语声低微，眼球发突，目光呆滞，频繁吐白色泡沫样稀痰，舌质红，苔薄白，脉沉滑。西医诊断：抑郁症。中医诊断：郁证。证属胆郁痰阻，痰火扰心。治宜清热化痰，宁心安神，兼补中益气，方以黄连温胆汤加减。处方：黄连 10g，竹茹 10g，法半夏 12g，陈皮 15g，炒枳实 15g，茯苓 30g，干姜 10g，红参 12g，炙甘草 10g，石菖蒲 12g，远志 10g，煅龙骨 30g，煅牡蛎 30g，胆南星 10g。7 剂。每日 1 剂，水煎 2 次，取汁 400mL，分早、晚两次温服。2015 年 12 月 10 日二诊：患者精神明显好转，吐痰次数减少，每日 3～4 次，吐痰量也有明显减少，继服初诊方 7 剂。2015 年 12 月 17 日三诊：患者吐痰正常，精神明显好转，盐酸帕罗西汀片由每日 2 片减为 1 片，继服初诊方 7 剂，精神基本正常，盐酸帕罗西汀片由每日 1 片减为 1/2 片。随访 3 个月，未见复发。

按语： 本例患者性格内向孤僻，所愿不遂，受到较强的精神刺激后，长期处于一种紧张焦虑状态，惴惴不安，此为胆腑被扰，失其清净；伤于情志，忧思伤脾，脾虚则气血生化乏源，精神失养，则见表情淡漠、心境低落、健忘；脾虚则不能利湿浊，以致痰湿不化上从口出；水湿内停，日久成痰，蕴久化火，痰火扰心，故焦虑不安、失眠多梦等。以黄连温胆汤为主方，清热化痰，宁心安神。方中君以黄连清心除烦。臣以法半夏、陈皮理气燥湿化痰；竹茹清中焦之热；炒枳实加强行气导滞之力；茯苓健脾化湿。佐以胆南星、石菖蒲、远志加强祛痰化湿、宁心安神的作用；煅龙骨、煅牡蛎重镇安神；干姜、红参温中健脾，化湿和胃，以绝生痰之源。甘草为使，调和诸药，兼和中护胃。诸药配合，痰热得化，胆腑得安，心神得宁，肝气得疏，气机得顺，且清热不助湿，化痰不增热，行气不伤正，效果显著。

案 2 郝某，男，53 岁。2016 年 4 月 7 日初诊。患者焦虑、急躁、疑虑 1 年余。近 1 年来情绪波动较大，遇事则惴惴不安，心情不能自已，听见诸如死亡、癌症时，就会心生疑虑，自我暗示，随后呼吸急促，喘息不能自已，经久不能平静，及时服丹参滴丸方可缓解。经多家医院检查未发现明显器质性病变，被诊断为神经官能症，未曾服药。刻诊：烦躁易怒，胸闷气短，咽喉不利，痰深难咯，色黄白质稠，嗜食肥甘厚味，舌质红，苔黄，脉沉。西医诊断：抑郁症。中医诊断：郁证，证属肝郁脾虚，痰火扰心。治宜清热化痰，疏肝理气，宁心安神。方用黄连温胆汤加减。处方：黄连 10g，竹茹 10g，法半夏 12g，陈皮 15g，炒枳实 15g，人参 12g，白术 10g，茯苓 30g，郁金 15g，香附 15g，百合 30g，石菖蒲 15g，远志 10g，牛蒡子 15g，桔梗 12g，厚朴 15g，生地黄 12g，莲子心 15g，紫苏叶 12g，甘草 10g。7 剂。每日 1 剂，水煎 2 次取汁 400mL，分早、晚两次温服。2016 年 4 月 14 日二诊：患者自诉情绪还有波动，但可自控，心烦明显好转，咽喉部已无不适，舌质红，苔薄，脉弦。续服初诊方 7 剂。2016 年 4 月 21 日三诊：药后听见死亡等话语情绪稍有波动，但能自控，偶有心烦，时有胸闷，舌质暗，苔薄，脉沉。续服初诊方 14 剂后，疑虑、焦虑、惴惴不安等症状基本消失。随访 3 个月，患者自诉听见死亡等词语已经能以平常心对待，余无不适。

按语： 本例患者退休后生活过于清闲，无所事事，因身边渐有亲朋离世，对"生死"过于敏感，听见诸如死亡、癌症等伤感类言语时，就会心生疑虑，惴惴不安，情绪波动，此为忧思日久伤脾，加之嗜食肥甘厚味，形体肥胖，心脾素虚。脾虚失运，痰湿不化，遇刺激性事件，气机骤然逆乱，痰随气行，蒙蔽心志，出现呼吸急促、喘息不能自已、恐惧等一系列濒死感症状。此外，患者平素遇事易急躁发怒，肝火旺盛，加之痰浊日久，痰与火结，痰火内扰，气机不畅，故而胸闷、气短、焦虑；痰火互结难分，而见咽喉不利、痰深难咯；气机不利，肝胆决断、谋虑功能失司，故对生死过于敏感。药以黄连清心除烦，为君药。臣以法半夏、竹茹清热化痰；炒枳实理气导滞；茯苓健脾化湿。佐以莲子心清热化痰，清中上焦湿热；石菖蒲、远志祛痰安神；郁金、香附行气解郁；牛蒡子、桔梗、厚朴、紫苏叶清热化痰，解郁利咽；人参、白术益气养心，健脾益胃，心正则神安，脾健则痰湿不生；生地黄、百合养阴安神；甘草为使药，调和诸药。服7剂后，患者体内热减痰消则气顺，故心烦明显好转，咽喉部已无不适，效不更方，脾胃健则心气足，郁解则神安，故疑虑、焦虑、惴惴不安等症状基本消失。

三、精神分裂症

（一）概述

精神分裂症是一种病程反复无常、病因复杂，至今仍没有准确定义的常见而严重的精神疾病。据不完全统计，精神分裂症患者中有20%～70%都伴有不同程度的抑郁症状。近年来，国内外研究发现，抑郁症状将会使精神分裂症患者病程延长、复发率增加、认知功能下降，甚至约 10% 精神分裂症抑郁症状患者死于自杀。中医认为抑郁症状属于"郁证"范畴，致病与郁怒、忧思而气机失调导致气、痰、湿、热、食、血内郁有关，温胆汤能化痰开郁、行气破滞、健脾渗湿；齐拉西酮能通过对 D2 受体阻断、$5-HT_{2A}$ 受体拮抗以及 $5-HT_{1A}$ 受体激动而起到抗精神病的作用。

（二）临床运用

刘氏等运用温胆汤联合齐拉西酮治疗精神分裂症抑郁症状 87 例，对照组 44 例给予齐拉西酮常规治疗，观察组 43 例给予温胆汤联合齐拉西酮综合治疗，疗程为 6 周。采用卡尔加里精神分裂症抑郁量表（CDSS）及阳性与阴性症状量表（PANSS）评分评定临床疗效，统计并比较两组患者临床疗效的差异。结果治疗 6 周后，观察组总有效率明显优于对照组，差异具有统计学意义（$P < 0.05$）；治疗 4 周后，CDSS 及 PANSS 评分均降低趋势明显，且观察组降低更为显著，两组差异具有统计学意义（$P < 0.05$），并且时间因素对 CDSS 及 PANSS 评分的差异具有统计学意义（$P < 0.05$）。

刘氏将 84 例精神分裂症患者的临床资料，按照入院顺序将其分为研究组（42 例）与对照组（42 例）。对照组给予常规治疗，阿立哌唑（规格：5mg，成都康弘药业集团股份有限公司，批号：BSA05019）口服，每日 10mg，7 天后增加为每日 20mg，最高剂量控制在 30mg 内。28 天为 1 个疗程，共治疗 2 个疗程。研究组在常规治疗基础上，加用宁神温胆汤，热煎温服，每日早晚各一次，1 个疗程为 28 天，共治疗 2 个疗程。结果：与对照组比较，研究组临床治疗总有效率高，差异有统计学意义（$P < 0.05$），两组不良反应发生率比较无统计学差异（$P > 0.05$）。

（三）医案精选

患者，女，29 岁。2005 年 11 月初诊，患者 2 年前因失恋而出现神志异常，情绪暴躁．多疑善惊，在精神病院诊断为"精神分裂症"。此后情绪不稳，狂躁不安，骂人毁物，自觉头痛、眩晕，有人害自己，自己是科学家。长期服用维思通利培酮片等镇静抗精神病。患者现心悸烦躁，胸闷太息，夜不能寐，纳呆便秘，舌红，苔黄腻，脉弦数。辨证为肝郁气滞，痰热扰心。处方：半夏 15g，茯苓 20g，陈皮 15g，枳实 15g，竹茹 20g，甘草 10g，石菖蒲 20g，郁金 20g，远志 10g，胆南星 10g，生铁落 30g，大黄 10g。7 剂，水煎，日 1 剂，分 3 次服用。1 周后复诊，患者病情缓解，情绪较前稳定，头痛减轻，舌质红，苔薄黄，脉弦。睡眠状况有所改善，续服原方 10 剂，睡眠已经基本正常，余症均减，遂停用维思通利培酮片，去大黄加夜交藤 30g，又服 20 剂诸症消失。随访 1 年未复发。

第三节　妇产科

一、妊娠剧吐

（一）概述

妊娠剧吐临床上较少见，孕妇早孕反应严重，频繁恶心、呕吐，不能进食，以致发生体液失衡及新陈代谢障碍，如治疗方法不当迁延不愈，甚至病情加剧，严重者甚至危及生命，需终止妊娠。该病属于中医"妊娠恶阻"范畴，主要病机为脾胃虚弱，运化失常，停痰积饮，孕后冲气偏旺，冲气夹痰湿上逆。痰由湿生，而湿主要源于脾。《医宗必读》说："脾为生痰之源，治痰不理脾胃，非其治也。"因此，治疗既要健脾和胃，又要理气化痰。

（二）临床运用

洪氏用温胆汤加减治疗妊娠恶阻 23 例，方法为用《三因极一病证方论》温胆汤加减。处方：法半夏 15g，竹茹 12g，枳实 12g，陈皮 9g，茯苓 12g，炙甘草 6g，生姜 5 片，大枣 3 枚。气短乏力，脾胃气虚者，加党参、生白术；胸脘满闷、呕吐痰饮者，加瓜蒌仁、砂仁；痰色黄黏加黄连、黄芩；胃脘胀满者，加莱菔子、鸡内金；呕吐不止者，加麦冬、玉竹；呕吐酸水苦水者，加黄连、紫苏叶、乌梅。检查电解质、血尿常规及肝肾功能，判断有无脱水、酸中毒、电解质紊乱，以便给予补液治疗。日 1 剂，水煎分 2 次服，7 天为 1 个疗程，治疗 1 个疗程后统计疗效。结果：治愈 8 例，显效 12 例，无效 3 例，总有效率 87.0%。

潘氏等用温胆汤加减联合敷脐治疗妊娠恶阻 33 例。方法为：①温胆汤：半夏 15g，陈皮 10g，茯苓 15g，枳壳 10g，竹茹 15g，生姜 5g，甘草 5g。临症加减：口干、尿少，舌红少苔者，加生地黄 15g，麦冬 15g，五味子 10g；流清涎、头晕、舌淡苔白者，去枳壳，加干姜 10g，吴茱萸 6g；呕吐物带血丝者，加仙鹤草 15g，黄芩 10g；梦多失眠者，加酸枣仁 10g，柏子仁 15g。用法：每日 1 剂，呕吐剧者少量频服，5 天为 1 个疗程。②敷脐法：姜半夏 20g，砂仁 10g，生姜 20g。将前两药研末，用姜汁调为稠膏，取硬币大小敷于神阙穴，纱布覆盖并固定。每日 2 次，每次 2～4 小时。病情严重者，可配合短期补液支持疗法，观察 3 个疗程后评价疗效。结果：临床治愈 16 例（48.5%），显效 11 例（33.3%），好转 4 例（12.1%），无效 2 例（6.1%），总有效率为 93.9%。治疗过程中未发生药物不良反应。

（三）医案精选

案 1 张某，女，26 岁，2013 年 5 月 12 日初诊。停经 2 个月，B 超提示宫内早孕，血 HCG：21539mIU/mL，孕酮 89.4nmol/L。半个月前患者出现恶心，晨起明显，胃纳减少。1 周前症状加重，呕吐不食，呕出清水痰涎，每日 4～5 次，头痛头晕，神疲乏力，大便软而不畅，舌质淡苔薄润，脉缓滑无力。诊断为妊娠恶阻，证属脾虚夹痰饮。治宜健脾和胃，理气化痰止呕。用温胆汤合香砂六君子汤加减。处方：法半夏 15g，竹茹 12g，枳实 12g，陈皮 9g，茯苓 12g，党参 15g，白术 15g，砂仁 6g，木香 6g，炙甘草 6g，生姜 5 片，大枣 3 枚。日 1 剂，水煎 2 次分服，每次服 80mL，分多次缓缓饮下。服 3 剂后恶心、呕吐次数明显减少，每日 1～2 次，头痛头晕好转。继服 4 剂，诸症悉除，1 个月后复诊未复发。

按语： 妊娠恶阻主要病机为脾胃虚弱，运化失常，停痰积饮，孕后冲气偏旺，冲气夹痰湿上逆。痰由湿生，而湿主要源于脾。《医宗必读》说："脾为生痰之源，治痰不理脾胃，非其治也。"因此，治疗既要健脾和胃，又要理气化痰。温胆汤主治胃失和降，胆失疏泄，气郁生痰，痰浊内扰所致的胆郁痰阻证。

方中法半夏燥湿化痰，降逆止呕；陈皮行气和胃止呕；竹茹清热安胃止呕；茯苓健脾渗湿；生姜为"呕家圣药"；大枣补中益气，缓和药性；诸药合用，共奏健脾和胃、化痰止呕之功，故治疗妊娠恶阻效果较好。

案 2 刘某，女，25 岁，1997 年 7 月 4 日就诊。妊娠 3 个月，近半月来自觉恶心，呕吐痰涎，厌食纳呆，头晕乏力逐步加重；日前又外感风热，咽喉疼痛，脉弦滑，舌尖红，苔薄黄。用原方加代赭石、旋覆花、黄芩、沙参、板蓝根。3 剂后吐止，纳可。

按语： 患者妊娠 3 个月，木火司胎，木盛土虚，聚湿为痰，扰乱胃腑，和降失司，以致恶心呕吐痰涎，脉弦滑，舌红。用原方加减，清热化痰，和胃降逆，每获良效。若兼胃虚不食，倦怠，脉缓，苔白，可合香砂六君子汤；如肝火较盛，口苦、胁痛、脉弦、苔黄，可合苏叶黄连汤治疗。

二、更年期综合征

（一）概述

更年期综合征是指由于更年期内分泌紊乱，代谢变化所引起的各器官系统的症状和体征综合症候群。由于妇女卵巢功能减退而导致自主神经系统的功能紊乱，从而产生月经紊乱、烘热出汗、头昏、烦躁、失眠、乏力、心悸等症状，属中医"脏躁""郁病"或"绝经前后诸证"范畴。一般多认为属肾虚，肾气渐衰，冲任两脉虚衰，天癸渐竭，月经将断而至绝经，生殖能力降低而至消失，临床大多注重从滋补肾阴、潜阳安神治疗。

（二）临床运用

冀氏等观察温胆汤加减治疗更年期综合征的临床疗效。方法为治疗组给予内服温胆汤加减，药用：陈皮12g，竹茹10g，茯苓15g，半夏12g，枳实15g，炙甘草3g，生姜3片，大枣5枚。加减：兼眩晕耳鸣者，加白芍、葛根、天麻；兼烘热汗出者，加生地黄、熟地黄、牡丹皮、地骨皮、牛膝、夏枯草、浮小麦；兼失眠惊悸者，加夜交藤、酸枣仁、柏子仁、生龙骨、生牡蛎；兼经色暗有血块者，加益母草、赤芍、泽兰；兼有肢体面目肿胀者，加车前子、白茅根、蝉蜕；烦躁易怒者加栀子、柴胡。每日1剂，水煎取药液500mL，分两次服用。对照组给予更年康片4片，每日3次口服。两组均以10天为1个疗程。服药3个疗程后统计疗效。结果：更年期综合征改善总有效率为92.5%，对照组总有效率为77.5%，两组比较有显著性差异（$P < 0.01$）。

张氏运用知柏地黄汤合温胆汤治疗更年期综合征100例。基本方药物为：黄柏10g，知母10g，生地黄12g，熟地黄12g，泽泻、山茱萸、山药各10g，茯苓15g，牡丹皮12g，陈皮10g，制半夏10g，竹茹10g，枳壳6g，生姜10g，大枣12g，甘草6g。药物加减：心悸失眠明显者，加炒酸枣仁、夜交藤、合欢皮各15g；头晕明显者，加钩藤20g（后下）；情志忧郁、悲伤欲哭者，加浮小麦60g；夜尿两次以上者，加菟丝子20g，益智仁10g；未绝经月经周期量少者，月经干净后加淫羊藿12g，女贞子20g；经期延长加仙鹤草、海螵蛸、茜草炭。服法：每日1剂，水煎分午后和睡前温服，1个月为1个疗程，服药期间加心理治疗、调节情绪，饮食禁生冷、辛辣油炸。结果：显效68

例，有效 30 例，无效 2 例。

（三）医案精选

案1 李某，女，47 岁，工程师。2010 年 9 月 12 日初诊。近 1 年来，患者常感头晕目眩心悸，记忆力下降，夜寐不安，难以入眠，甚则彻夜不眠，潮热出汗，腰背酸痛，心烦易怒，或悲伤欲哭，口苦纳差，便干溲黄。月经量少，色紫红或紫黑，3～5 天净，末次月经为 2010 年 8 月 16 日。查体：神倦，面色潮红，舌红苔黄，脉细数。证属肝肾阴虚，瘀阻气机，郁热蕴结。治宜补肾滋阴，平肝潜阳，理气化痰，清热安神。方选知柏地黄合温胆汤加减，处方：黄柏 10g，知母 10g，生地黄 12g，熟地黄 12g，泽泻、山茱萸、山药各 10g，茯苓 15g，牡丹皮 12g，陈皮 10g，制半夏 10g，竹茹 10g，枳壳 6g，生姜 10g，大枣 12g，甘草 6g，炒酸枣仁 20g，浮小麦 60g，鸡血藤 20g，怀牛膝 12g。服药 7 剂，潮热、汗出、头晕心悸等好转，夜寐较安，月经于 9 月 15 日行，量稍多色红。月经净后加淫羊藿、女贞子各 20g，继续服 14 剂。服后诸症消失，精神佳。随访 1 年未复发。

按语： 女性更年期是指从卵巢的功能衰退至绝经后的数年，通常开始于 40 岁左右，历时 10～20 年，期间卵巢功能开始衰退，月经周期延长，经量逐渐减少，直到完全停止，在这个过渡时期，大部分妇女被一系列或轻或重的症状所困扰，重者有可能引发神经官能症，或是精神病，严重影响人际关系和正常生活。妇女更年期综合征发病年龄为 45～55 岁，此时"七七，任脉虚，太冲脉衰少，天癸竭，地道不通，故形坏而无子也"。阴阳失调，阴虚阳亢，可见潮热、汗出、头晕目眩；肝主筋，肾主骨，肝肾同源，肾气不足，肝血亦虚，可见筋骨酸痛、腰痛；肾气虚损，体内水液不能蒸化，加之脾虚运化失司，水湿不化，聚而生痰；更年期情绪不稳定，肝失疏泄，肝胆郁热，胆胃不和，痰热郁结，"百病多由痰作祟"，痰热扰心则出现心烦心悸，失眠多梦，口苦纳差，便干溲黄等症，舌红苔黄，脉弦细数，均属肝肾阴虚，阻滞气机，郁热蕴结。方选知柏地黄合温胆汤。知柏地黄丸出自《医宗金鉴》一书，其中知母清热泻火，滋阴润燥；黄柏苦咸，清热以制相火；熟地黄、山茱萸、山药、茯苓、牡丹皮、泽泻为六味地黄丸之组成，功在滋补肝肾。温胆汤源自《三因极一病证方论》，半夏降逆和胃，燥湿化痰；竹茹清热化痰，止呕除烦为臣；枳壳行气消痰，使痰随气降；陈皮理气燥湿；茯苓健脾渗湿，湿去痰消；生姜、大枣、甘草益脾和胃，调和诸药，共奏补肾滋阴，平肝潜阳，理气化痰，镇心安神之效，用之治疗更年期综合征，起到标本兼治的作用。

案2　症见头痛目眩，耳鸣心悸，失眠多梦，乏力纳呆，精神抑郁，烦躁易怒，易紧张汗出，五心烦热，舌红少苔或白厚腻，脉细数。以温胆汤加丹参、珍珠母、神曲治之。肝郁气滞者加柴胡、郁金、香附，肝火盛者加黄芩、栀子、龙胆草，口燥咽干者加麦冬、石斛，头晕头痛者加生牡蛎、生石决明，血压高者加钩藤、地龙、牛膝等。如治王某，女，48岁，干部，1999年7月6日初诊。半年来常无诱因地出现头痛头晕，心悸乏力，月经2～3个月一次，量少，烦躁易怒，遇事紧张，面色潮红，舌红少苔，脉细数。药用：橘红15g，茯苓15g，半夏12g，竹茹15g，枳实10g，丹参15g，珍珠母30g，牡蛎20g，麦冬15g，莱菔子15g。服6剂后诸症减轻，继服7剂，自诉诸症基本消失，嘱其再进 5 剂以巩固疗效。

三、卵巢早衰

（一）概述

卵巢早衰系一种多病因所致的卵巢功能提早衰竭，流行病学研究显示，一般人群中发病率为 0.9%～3%，在闭经者中占 2%～10%。卵巢早衰可导致患者不育及因低雌激素水平所带来的一系列问题，但其相关病因多且复杂，确切的病因尚不清楚，诊断和治疗都颇为棘手。目前，卵巢早衰的西医治疗尚无独到之处，且副作用较多，所以在临床该病的治疗倾向于中医。中医虽无"卵巢早衰"之病名，但其相似证治散见于"月经过少""月经后期""闭经""血枯""年未老经水断""不孕"等病之中。导致卵巢早衰的根本原因是肾中精气亏虚，而肝之疏泄、脾之运化与其也有密切关系。

（二）临床运用

金氏对 60 例卵巢早衰痰湿内阻型患者的临床资料进行分析，将患者随机分为加味温胆汤治疗组和倍美力对照组，观察服药前后临床症状、月经量、血清生殖激素变化、乳房和阴道情况、血脂变化等。治疗前两组月经情况无显著差异，治疗后两组月经情况均较前改善，治疗组总有效率为 73.33%，对照组总有效率 46.67%，治疗组总有效率优于对照组总有效率（$P < 0.01$），证明治疗组改善月经疗效优于对照组；治疗前各证候积分均无显著差异（$P > 0.05$），治疗后两组症状总积分均明显下降，临床症状明显缓解，与治疗前相比有显著差异

（$P < 0.01$），治疗前患者咯痰、肢体困重、胸脘满闷症状表现较为明显，治疗后两组该症状均显著缓解；治疗组与对照组在治疗前患者血清 FSH、LH、E_2 水平无显著性差异；治疗后 E_2 治疗组激素水平明显升高，FSH 和 LH 均有下降，与用药前相比，差异有显著性（$P < 0.05$）。对照组 E_2 水平也有所上升，FSH 和 LH 水平有下降，但与用药前比较差异无统计学意义（$P > 0.05$）。

（三）医案精选

王某，女，38 岁，2013 年 11 月 4 日初诊。主诉：月经稀发 4 年，停经 6 个月。症见：潮热，盗汗，烦躁易怒，失眠多梦，咯痰量多黏稠，痰滑易咯，肢体困重，胸脘满闷，食少口腻，舌红苔白腻，脉细弦滑。B 超及 HCG 均示未孕，性激素 6 项检测示：FSH：43IU/L，E_2：20pg/mL，外院诊断为"卵巢早衰"，经治疗后效果不显。中医辨证为痰湿内阻，治拟理气化痰、清胆和胃为主，滋阴潜阳安神为辅，予温胆汤加减。药用：半夏、陈皮、竹茹、枳实、石菖蒲、远志、郁金、柴胡、黄连、丹参、茯苓。7 剂，水煎服，每天 1 剂。11 月 12 日二诊：用药后诸症好转，患者诉睡眠仍欠佳，遂原方加合欢皮，继服 6 剂，诸症皆消。

按语：朱丹溪在《医述》中称："人之病痰者，十有八九。"此类卵巢早衰患者多由肾虚水液蒸化失司，加之脾虚水湿不化，聚而生痰；肝失疏泄，胆胃不和，气郁痰聚，故出现闭经或月经稀发、潮热、盗汗、烦躁失眠、咳痰、脘闷口腻等诸多症状。舌尖红，苔白腻，脉细弦滑，均为痰湿内阻、胆胃失和之征象。温胆汤加减方中，半夏降逆和胃，燥湿化痰，为君药；竹茹、枳实清热化痰，止呕除烦，为臣药；佐以黄连清热燥湿除痰；茯苓健脾渗湿消痰；陈皮理气燥湿化痰；石菖蒲祛痰化湿，宁神益智；柴胡、郁金疏肝解郁；丹参活血调经。全方共奏理气化痰，利胆和胃，滋阴潜阳，宁心安神之效。服之则胆胃和，痰气畅，瘀阻散，诸症消。

第四节　儿科

一、小儿咳嗽

（一）概述

咳嗽是小儿肺系病证中的主要症状，因小儿腠理疏松，卫表功能未固，外邪易于侵袭而发。首先，肺为娇脏，又为清虚之体，易于受邪，而不耐寒热，在病理上具有"肺为娇脏，难调而易伤"的特点。其次，脾与肺为母子之脏，小儿脾常不足，故而肺气不足，肺脾两虚，则易生痰成嗽。再者，小儿"肝常有余"，肝气乘脾侮肺，则进一步加重咳嗽。温胆汤健脾和胃燥湿而治生痰之源，理气祛痰止咳而治贮痰之器，扶土佐金而能调肝，肺、脾、肝三脏同调，且温燥而不伤津，理气而不耗正，祛中有补，散中有收，随症加减，灵活化裁，治疗多种小儿肺系疾患可获良效，值得在临床中推广应用。

（二）临床运用

张氏运用温胆汤加减治疗小儿咳嗽100例。方药组成：竹茹、枳壳、法半夏、陈皮、桔梗、杏仁、紫菀、百部、茯苓、山楂、炙甘草。剂量根据患儿年龄加减。服药方法：水煎服，小于 3 岁患儿每剂服 2 天，1 天可频服数次；大于 3 岁患儿每剂服 1 天，分 3 次服用，忌食辛辣、冷饮、油腻等不易消化的食物。临床加减：若有风寒表证者，加用辛温解表之药，如荆芥、防风、细辛、辛夷等；风热表证者，选加辛凉解表之药，如金银花、连翘、桑叶、菊花等；咽喉红肿者，选用牛蒡子、射干、蝉蜕、木蝴蝶，以达清热利咽之目的；痰盛者加用浙贝母、天竺黄、竹沥等；若大便秘结，小便短黄，壮热口渴者，加制大黄、枳实通腑泄热，表里双解，制大黄通腑泄热而不峻猛，且肠腑得清，则肺气宣肃有常；有发热、烦渴引饮者，合用白虎汤，清解气分之热；咳嗽剧烈者，加用代赭石、僵蚕清肝豁痰止咳；鼻衄者，重用白茅根清热泻火，凉血止血；胸胁痞闷者，加用瓜蒌、薤白宽中理气；纳呆明显者，加用焦麦芽、焦神曲、焦山楂消食导滞；汗多者，加用煅龙骨、煅牡蛎、浮小麦、白术固表止汗；咽干口渴者，加用玄参滋阴利咽。治疗 6 天后统计疗效。结果：显效 67 例，占 67%；有效 31 例，占 31%；无效 2 例，占 2%。总有效率为 98%。

（三）医案精选

案 1　李某，男，6 岁，2008 年 1 月 7 日就诊。1 周前始见咳嗽、发热，经治疗后发热已退，但咳嗽不已，以夜间为甚，痰多不易咳出，纳呆，舌红苔白润。此乃痰湿壅肺，肺失宣肃，治当燥湿化痰，肃肺止咳。以温胆汤加减：法半夏、陈皮、桔梗、僵蚕各 6g，杏仁、紫菀、百部各 10g，茯苓、焦山楂各 15g，炙甘草 3g。服 2 剂后咳嗽大减，续服 2 剂以化痰，用药后咳止、胃纳增。

按语：小儿脏腑娇嫩，寒暖不知自调，易受邪侵。肺为娇脏，肺气不宣，上逆则发为咳嗽。小儿脾常不足，故咳嗽多见于肺脾同病。方中陈皮、半夏顺气导痰；茯苓健脾燥湿，以扶脾胃后天之本；配伍桔梗、杏仁，恢复肺的宣发和肃降功能，与紫菀、百部相配，化痰止咳；僵蚕化痰平肝；焦山楂消食化积。本方从发病的机理出发，标本兼顾，使温胆汤由原来的单纯化痰方演变为肃肺止咳、健脾化痰的良方。

案2 苏某，女，3岁，2007年11月28日就诊。发热（体温39.2℃左右），鼻流浊涕，咳嗽、咳声重浊，大便秘结，咽部疼痛，咽部充血明显，舌尖红，苔白厚腻。此乃食积化火，上攻咽喉，复感风邪。用温胆汤加减：青蒿、黄芩、茯苓、知母、桑白皮、杏仁、牛蒡子、半夏、滑石（包煎）各10g，陈皮、竹茹、青黛（包煎）、桔梗、制大黄各6g，生石膏30g（先煎），甘草3g。每日1剂，水煎服。1剂后热退咳减，大便调；2剂后咽部疼痛得除，咳嗽已停；3剂后食欲振，舌淡红，苔薄白；4剂后疾病获愈。

按语：小儿若伤于乳食，致脾胃运化失司，升降不调而成积滞，积滞郁久化热；土不生金，肺卫受损，则易感外邪。临床表现为发热、流涕，或咳嗽，不欲饮食，手心发热，夜卧不安，咽红，舌红，苔腻，指纹紫滞等。温胆汤清泻胆火；桑白皮、青蒿、黄芩清热化痰；石膏、知母清热泻肺。

案3 李某，男，3岁，2008年1月9日就诊。患儿于2月前出现咳嗽，经多方诊治，仍有咳嗽，以晨起及运动后加重，痰少，遂来我院诊治。刻诊：咳嗽，以晨起、睡前稍重，稍流清涕，伴纳差、睡眠不安，二便尚调，舌红，苔白稍腻。辨证为胆胃不和、脾肺两虚之咳嗽。治以理气化痰，清胆和胃止咳。

处方：法半夏、竹茹、枳壳、陈皮各 6g，炙甘草 3g，茯苓、太子参各 15g，白芍、乌梅各 10g。服 3 剂后，咳嗽明显减轻。上方加五味子 6g，麦冬 10g，杏仁 10g，再服 3 剂而愈。

按语：上述咳嗽亦称"过敏性咳嗽"，以久咳为临床特征。方中二陈汤和胃燥湿化痰；竹茹清热除烦化痰；枳实泻三焦之痰涎；茯苓、太子参健脾益气，扶正祛邪。诸药合之，热清痰除则疾病自愈。

二、小儿消化功能紊乱

（一）概述

消化功能紊乱属于儿科门诊和急诊的常见疾病之一，好发于不同年龄段的儿童，发作时主要的临床表现为剧烈的腹痛、腹胀、恶心、呕吐、便秘而臭等，严重时可合并多种并发症，严重危及患儿的身体健康。消化功能紊乱中医属于"积滞"范畴，多是因为患儿内伤乳食、停聚中焦、气运不畅导致的脾胃损伤，目前我国门（急）诊治疗小儿积滞所用的西药，通常是通过增加胃动力、抑制胃酸分泌达到治疗目的，用药时间不少于 14 天。

（二）临床运用

黎氏运用加味温胆汤治疗小儿积滞 60 例，将其分为对照组和观察组各 30 例。对照组给予常规西医药物治疗，具体包括：①西咪替丁（0.2g/ 片，国药准字 H41023429，河南中杰药业有限公司生产）口服，每日 3 次，用量按照 5mg/kg 计算；②枸橼酸铋钾胶囊（0.3g/ 片，国药准字 H10920098，丽珠集团丽珠制药厂生产）口服，每日 3 次，每次 1 片；③小儿消积止咳口服液（10mL/ 支，国药准字 Z10970022，鲁南厚普制药有限公司生产）口服，每日 3 次，每次 1 支。观察组给予中医中药加味温胆汤治疗，具体方案：陈皮 10g，枳实 10g，竹茹 10g，茯苓 10g，清半夏 10g，炒白术 10g，鸡内金 10g，厚朴 10g，连翘 10g，胡黄连 10g，槟榔 10g，生甘草 10g。水煎服，每日 1 剂，其中小于 2 岁患儿分 6 次服完；2 ～ 3 岁患儿分 5 次服完；3 ～ 5 岁患儿分 4 次服完，大于 5 岁患儿分 3 次服完。两组均连续用药 7 天。结果：经过统计分析发现，观察组用药后临床症状的好转率和对照组相比明显增高，差异具有统计学意义（$P < 0.05$）。

（三）医案精选

刘某，男，3 岁。2011 年 5 月 24 日初诊。患者因食欲不振，腹胀腹痛两天就诊。两天前因进食量过多，致连日来脘腹胀满，时而疼痛，呕吐两次，吐出物酸臭，纳呆，手足心热，夜寐不安，大便稀，完谷不化，舌质红，苔黄厚，脉滑数。证属宿食内积，胃肠气滞。治拟健脾消积，理气和中。处方：陈皮 6g，姜半夏 4.5g，茯苓 9g，枳实 6g，鲜竹茹 9g，厚朴 6g，神曲 15g，木香 6g，鸡内金 6g，黄芩 6g，薏苡仁 12g，白扁豆 12g。3 剂后，大便通畅，呕吐，腹胀腹痛已除，予六君子汤加佛手 3g，神曲 15g。再进 2 剂，调理脾胃善后。

按语：小儿脾常不足，若喂养不当，则易为乳食所伤，脾胃受损，运化失健，宿食停聚，气机不利，积滞化热出现上述症状。治宜健脾消积，清热和中。选用温胆汤加减治疗，方中陈皮、姜半夏、茯苓、木香行气燥湿健脾和中，枳实、厚朴下气除满，黄芩、鲜竹茹清热和胃，神曲、鸡内金消食化积，薏苡仁、白扁豆健脾渗湿。全方共奏理气消积、健运脾胃之功，故治疗后效果明显。

三、小儿肺炎

（一）概述

小儿肺炎是全球范围内威胁儿童健康成长的最常见的一种呼吸道疾病，一年四季均可发病，可发生于儿童的各个年龄段，以婴幼患儿为多，按照病理可分为大叶性肺炎、间质性肺炎及支气管肺炎三类，以支气管肺炎最为常见。治疗上根据致病菌类型和药物敏感试验，合理有效选择抗生素是治疗的关键。小儿支气管肺炎是西医学病名，古籍并无直接记载，现一般根据其"发热、咳嗽、气促、痰鸣，肺部可闻及中、细湿啰音"等临床表现，将其归属于"肺炎喘嗽"。常证分为风寒闭（郁）肺型、风热闭（郁）肺型、痰热闭肺型、毒热闭肺型、阴虚肺热型、肺脾气虚型，变证包括心阳虚衰型及邪陷厥阴型。

（二）临床运用

刘氏将支气管肺炎患儿90例，随机分为对照组（基础治疗组）、治疗组1（外治组）和治疗组2（内外合治组），每组各30例。①对照组：即基础治疗组，按需给予常规抗感染治疗及退热、吸氧等对症治疗。②治疗组1：即基础治疗加中药外敷。③治疗组2：即基础治疗加中药外敷及泻白温胆汤口服。三组均观察治疗7天，观察第7天时三组临床疗效（显愈率）。结果显示：治疗7天时，对照组显愈率为73.33%，治疗组1为

86.67%，治疗组 2 为 93.33%。三组在显愈率上存在差异。

（三）医案精选

患者，女，4 岁，2010 年 6 月 21 日初诊。患者 1 周前患肺炎，现咳嗽，咳黄痰，夜间睡眠不安，无发热，双肺听诊可闻及少许痰鸣音，大便偏干，舌红，苔黄腻，脉滑。辨证为痰热蕴肺，治以清热化痰止咳，予温胆汤加减：陈皮 10g，半夏 6g，茯苓 10g，枳壳 10g，胆南星 6g，竹茹 5g，黄芩 6g，海浮石 10g，瓜蒌 5g，夜交藤 10g，香稻芽 10g。水煎服，每日 1 剂。服药 5 剂，患儿咳嗽减轻，咳痰减少，睡眠较前改善。舌质红，苔薄黄，脉弱。证属余邪未尽，予泻白散加减调理善后，又 3 剂诸症消失。

按语："肺为贮痰之器"，本病为外邪犯肺，肺气闭郁不宣，化热烁津，炼液成痰，痰热互结，阻于气道，肃降无权，肺气上逆，故表现为咳嗽，咳痰。痰热内扰则夜间睡眠不安，痰热灼津则大便偏干；舌红，苔黄腻，脉滑，均为痰热内阻之象。

四、儿童注意力缺陷多动障碍

（一）概述

儿童注意力缺陷多动障碍又称小儿多动症，为许多家长对孩子高度重视的一种神经科疾病。西医对多动症病因及发病机制尚未明确，目前较倾向于几种学说：脑组织轻微创伤，神经递质量不足引起，多巴胺 D_4 受体及某些功能障碍引起，脑神经递质的代谢异常，饮食营养缺乏，环境中金属离子中毒，心理疾病等因素引起。中医认为儿童注意力缺陷内因为先天禀赋的不足，外因为后天的失调、产事受伤或教育方式不当。治则上多以清心、健脾、平肝、安神、益智、祛痰、化瘀、平衡阴阳，以消除临床症状。

（二）临床运用

李氏将 124 例儿童注意力缺陷患者随机分成两组，治疗组62 例，对照组 62 例。治疗组服用黄连温胆汤，治以宁心安神，清热化痰。基本方药：黄连 6g，竹茹 9g，牡蛎 15g，半夏 5g，石菖蒲 12g，陈皮 6g，茯苓 9g，龙骨 15g，胆南星 9，枳实 9g，甘草 6g。服用方法：加生姜 3 片，大枣 5 枚，水煎服，日 1剂，分早晚分服。用药期间禁止使用其他药物。疗程为 10 天。对照组口服利地林哌醋甲酯，2 次 / 日，每次 5 ~ 10mg，早午服用，疗程为 10 天。结果显示：经 10 天治疗，6 个月观察，治疗组治愈率为 43.55%（27 人），有效率为 41.93%（26 人），总有效率为 85.48%；治疗组治愈率为 30.65%（19 人），有效率为 25.81%（16 人），总有效率为 56.46%。两组具有统计学差异（$P < 0.05$）。

（三）医案精选

患者，男，9 岁，2010 年 9 月 11 日初诊。患儿家长诉其神思涣散，上课时注意力不集中，活动过多，扰乱其他同学学习，难以自控，烦躁易怒，不听家长管教。刻下症见：患儿多动多语，注意力难以集中，喉中有痰，大便偏干，小便色黄，舌尖红，舌苔黄腻，脉滑，予温胆汤加减：陈皮 10g，半夏 6g，茯苓 10g，枳壳 10g，胆南星 6g，竹茹 10g，黄连 6g，钩藤 10g，石菖蒲 10g，远志 10g，珍珠母 10g，瓜蒌 5g。水煎服，每日 1

剂。服药 14 剂，并配合感觉统合训练，患儿注意力不集中较前好转，守原方加减治疗 3 月余，患儿学习成绩较前提高，脾气较前明显改善。

按语： "注意力缺陷多动障碍"又称"小儿多动症"，与古代医籍中"失聪""健忘"等对应，其发病与痰、火关系密切，小儿脾常不足，肝常有余，肝郁化火，加之脾虚生痰，痰火互结，扰乱心神，则致神思涣散，注意力不集中，活动过多，难以自控，脾虚痰浊内生，上扰咽喉则喉中有痰，痰热灼津则大便偏干，舌尖红，舌苔黄腻，脉滑均为痰热之象。

五、多发性抽动症

（一）概述

多发性抽动症是儿科常见的神经精神障碍性疾病。其临床特征为慢性、波动性、多发性运动肌快速抽搐，并伴有不自主发声和语言障碍。起病在 2～12 岁，病程持续时间长，可自行缓解或加重。该病发病机制尚未十分明确，其发病可能与遗传因素、神经递质失衡、心理因素、环境因素等诸多方面有关。中医学根据其临床表现，可归属于"慢惊风""抽搐"等范畴。小儿"脾常不足"，由于喂养不当，过食炙煿肥甘之品，致脾运不健，水湿潴留，继而酿生湿热痰浊。而"肝常有余"，易感外邪，易从火化，因而易见火热伤肝，引动肝风的证候，肝风夹痰火上扰而引发抽动症状。治宜清热化痰，息风宁神。

（二）临床运用

任氏等运用石菖蒲温胆汤治疗儿童多发性抽动症痰火扰神

型，将 66 例入选病例随机分为治疗组和对照组，每组各 33 例。治疗组口服石菖蒲温胆汤（茯苓、清半夏、麸炒枳实、姜竹茹、陈皮、玄参、蝉蜕、桔梗、浙贝母、天麻、钩藤、郁金、石菖蒲、木瓜、伸筋草、谷精草、生甘草），中药每袋组成 1 剂（由江苏江阴天江药业有限公司制备）。口服方法：每剂以 300mL，以 80℃温开水冲服，4～5 岁每剂分 4 份，6～10 岁每剂分 3 份，10 岁以上每剂分 2 份，每次 1 份，日 3 次口服；对照组：口服泰必利片（武汉五景药业有限公司生产），每次 50mg，每日 1～2 次。以上两组均以 4 周为 1 个疗程，3 个疗程后观察两组临床疗效及单项症状（运动性抽动、发声性抽动、烦躁易怒、睡眠不安）的复常率。结果：治疗组总有效率为 90.00%，对照组总有效率为 87.10%，两组比较差异无统计学意义（$P >$ 0.05）。治疗组显愈率为 76.67%，对照组显愈率为 51.61%，治疗组优于对照组（$P < 0.05$）。治疗后治疗组各单项症状复常率均优于对照组（$P < 0.05$）。

李氏等观察温胆汤加减方治疗痰火扰神型小儿多发性抽动症（TS）的临床疗效。方法为将符合纳入标准的痰火扰神型小儿多发性抽动症患儿 80 例作为观察对象，采用随机数字表法将患儿分为治疗组 40 例，对照组 40 例。对照组给予口服盐酸硫必利片治疗，治疗组给予口服温胆汤加减治疗，两组疗程均为 4 周。观察两组患儿治疗后临床疗效及耶鲁综合抽动严重程度量表（YGTSS）评分、中医证候积分、不良反应等情况。结果：两组患者治疗后治疗组总有效率为 87.5%，对照组总有效率为 77.5%，治疗组总有效率高于对照组，差异具有统计学意义（$P < 0.05$）。两组患儿治疗后 YGTSS 评分和中医证候积分较本组治疗前明显降低（$P < 0.01$），且治疗组治疗后评分改

善程度优于对照组，差异有统计学意义（$P < 0.01$）。不良反应出现例数，治疗组低于对照组，但差异无统计学意义（$P > 0.05$）。

（三）医案精选

案 1 患儿，女，12 岁。2008 年 5 月 23 日初诊。患者出现不自主眨眼、耸肩、摇头、喉中有声响，间断发作 1 年，初时未引起家长重视，后曾在某院诊断为多发性抽动症。不规则口服氟哌啶醇等药，症状未明显改善。近两个月来，因学习压力大，发作较前频繁，并有不时踢腿动作。平时精神不振，性情急躁，胸闷作咳，喉中痰鸣，夜寐不安，面黄体瘦，纳少厌食，大便干，舌质淡红，苔白腻，脉弦滑。证属脾虚痰聚，肝旺化风。处方：党参 15g，陈皮 6g，半夏 6g，茯苓 12g，枳实 6g，竹茹 10g，白芍 9g，钩藤 6g，龙齿 30g，伸筋草 15g，神曲 15g，酸枣仁 10g，佛手 4.5g，远志 6g。服药 1 个月后，抽动诸症均有所减轻，发作次数减少，继配合参苓白术散、逍遥散等加减坚持服药半年，期间辅以心理疏导，逐渐停药。1 年后随访，多发性抽动症状消失，入夜寐安，心情开朗，纳食佳，二便调。

按语： 多发性抽动症又称"抽动－秽语综合征"，中医认为发病与小儿禀赋不足或感受外邪、情志失调等因素有关，其标在风火痰湿。本为肝、脾、肾功能失常。本例患者脾虚失运，湿聚成痰，肝旺化风，肝风夹痰上扰，故摇头、眨眼、耸肩；风痰流窜经络，则肢体抽动；痰气互结，壅塞胸中，则胸闷作咳，喉中痰鸣；肝胃失和，疏泄失常，则烦躁易怒、夜寐不安；纳差食少，面黄体瘦，精神不振，苔白腻，脉弦滑，为脾虚痰聚之象，故治以健脾化痰，平肝息风。方中党参益气健脾，茯苓、陈皮、半夏、枳实、竹茹燥湿行气化痰；白芍、钩藤平肝息风；酸枣仁、远志、龙齿安神宁心；佛手疏肝理气；伸筋草舒筋活络。诸药合用，共奏健脾化痰、平肝息风之功。继用益气健脾、和胃渗湿之参苓白术散等加减施治，杜绝生痰之源；逍遥散疏肝解郁，以畅情志。从"痰""郁"入手调治，方药合证，故收效良好。

案2　患者男，11岁，2011年3月5日初诊。摇头耸肩半年余，皱眉眨眼2月，经当地医院诊断为多发性抽动症，未经系统治疗，目前表现为摇头耸肩，眨眼，喉中痰鸣，急躁易怒，舌红，苔黄腻，脉弦。辨证为痰热内扰，治疗以清热化痰、平肝息风为主，予温胆汤加减：陈皮10g，半夏9g，茯苓10g，枳壳10g，竹茹10g，黄芩10g，青礞石10g，钩藤9g，全蝎1.5g，白僵蚕5g，石菖蒲10g，服药14剂，抽动症状较前减轻，喉中痰鸣基本消失，守原方加减继治3个月，上述症状基本消失。

按语：多发性抽动症属于"慢惊风""抽搐"等范畴，小儿肝常有余、脾常不足，脾虚则水湿运化失职，致痰浊内生，上扰咽喉，则喉中痰鸣；痰湿蕴久化热，痰热互结，阻于经络，引动肝风而致摇头耸肩、眨眼；痰热扰神则急躁易怒；舌红、苔黄腻、脉弦属于痰热之象。《医宗金鉴·删补名医方论》云：温胆汤"方以二陈治一切痰饮，加竹茹以清热，加生姜以止呕，加枳实以破逆，相济相须，虽不治胆而胆自和，盖所谓胆之痰热去故也"。温胆汤化痰而不过燥，泄热而不过寒，诸药相合，痰热得化，胆热得清，胃气得降。小儿"脾常不足"，易生痰湿，体禀纯阳，痰易热化，故儿科临证，痰热互结所致疾病亦不少见。临床上可根据患儿具体情况予以加减，热邪较重者去大枣，加黄连，组成黄连温胆汤治疗；肝胆气机不利，痰热内盛者，加柴胡、黄芩，组成柴芩温胆汤治疗；大便偏干者，加瓜蒌或火麻仁；睡眠不安者，加夜交藤、莲子心或远志；咳嗽明显、痰较多者，加海浮石或紫菀、百部；肝风内动者，加石菖蒲、钩藤、全蝎、白僵蚕、珍珠母等。故临证时凡辨属胆胃不和、痰热内扰之证，均可使用温胆汤加减治疗。

第五节 五官科

一、慢性咽炎

（一）概述

慢性咽炎为临床常见病之一，以咽部异常感为主要症状，由于咽部慢性炎症刺激或咽部黏膜腺体分泌亢进，分泌物增加，黏稠分泌物附着于咽后壁，引起患者咽部不适感觉。依据其病理改变和咽部检查不同，可将慢性咽炎分为慢性单纯性咽炎、慢性肥厚性咽炎和萎缩性咽炎。中医学认为，慢性咽炎属"喉痹"范畴。根据中医学基本原则进行辨证论治。

（二）临床运用

张氏等运用温胆汤治疗慢性咽炎80例。处方：半夏6g，竹茹6g，枳实6g，陈皮9g，茯苓4.5g，甘草3g。煎服法：加生姜5片，大枣1枚，水煎代茶饮，每日1剂。服药期间停用其他药物，忌食辛辣香燥食物及烟酒等。组方可随症加减：实热壅盛可加金银花、连翘、黄芩；阴虚火盛、咽燥甚者，可加玄参、麦冬；脾胃虚弱者，可加白术、神曲。每服 7 剂为 1 个疗程，间隔 5 天开始第 2 个疗程，观察 3 个疗程后统计疗效。结果：单纯性咽炎治愈 19 例，占 29.2%；好转 39 例，占 60.0%；未愈 7 例，占 10.8%；总有效率为 89.2%。肥厚性咽炎治愈 5 例，占 33.3%；好转 8 例，占 53.3%；未愈 2 例，占 13.3%；总有效率为 86.7%。

（三）医案精选

案 1　患者，女，29 岁，职业教师，2005 年 4 月 8 日就诊。患者曾有急性炎症反复发作，咽部有异物感，干痒，刺激性咳嗽半年，用嗓过度则加重。曾服用罗红霉素、六神丸、金嗓子候宝，均无明显疗效，遂求于中医治疗。近觉咽痛且如有物堵，心烦失眠，胸闷纳呆，口苦，泛吐黏痰，大便黏腻，苔黄腻，脉弦滑。西医检查：咽部充血、黏膜肥厚，并有颗粒状淋巴滤泡增生及咽侧索增粗，诊断为慢性肥厚性咽炎。中医辨证属痰盛郁滞之慢性咽炎。治宜理气化痰，方用温胆汤。处方：半夏 6g，竹茹 6g，枳实 6g，陈皮 9g，茯苓 4.5g，白术 6g，甘草 3g。每日 1 剂，水煎服，早、晚各 1 次。连服 7 剂，自觉咽间堵塞减轻，仍有口苦呕恶，苔黄而腻，依上方加黄芩、瓜蒌皮各 6g。又服 7 剂，诸症悉除。随访 3 个月未复发。

按语：中医学所讲的"痰"，是疾病过程中水液输布与运化失常的病理产物，不仅指咯吐出来的有形可见的痰液，而且还包括停滞在脏腑经络等组织中而未被排出的"无形之痰"。痰可随气升降，无处不到，变生诸疾，此即所谓"百病多由痰作祟""诸般怪证皆属于痰"。应用此方治疗由于肝郁乘脾，脾运不健，聚湿生痰，郁而化火，结于咽中所致之慢性咽炎。方中半夏为君，其性辛温而燥，最善燥湿化痰，降逆和胃，辅以竹茹化痰除烦止呕，清膈上之虚热，君臣相合，既化其痰浊，又清其痰热；佐以枳实、陈皮理气行气化痰，使气顺则痰自消；茯苓健脾利湿，使湿去痰消；使以生姜、大枣、甘草益脾和胃而调和诸药。全方共奏清胆和胃、理气化痰之效。笔者分析病例，发现慢性咽炎患者中，教师和新闻工作者等占有相当大的比例，这类从事脑力工作的患者多数伴有虚烦不眠的症状，此方就可治疗胆虚痰热不眠之证。另外，多数患者之前服用清热解毒或滋阴润燥之药，伤及脾胃，而本方恰可调理肝胃不和。因此，在临床运用温胆汤治疗痰阻壅滞所致慢性咽炎，可谓标本兼顾。

案 2 曹某，男，55 岁，2014 年 11 月 17 日初诊。患者既往咽干咽痛，口腔灼热，口干，并伴有舌根部及咽喉部疼痛数年。曾诊为慢性咽炎、舌根扁桃体炎，多次服用抗生素及清热解毒中药，未见好转。现声音嘶哑、低沉，咽部红赤色暗，纳食不香。形体微胖，大便日 5～6 次。舌质红，边有齿痕，苔薄腻，脉缓。咽部轻度充血，咽后壁黏膜肥厚，可见散在颗粒状淋巴滤泡增生。诊为慢性咽炎（脾虚湿盛，湿热互结型）。治宜理气化痰，利咽开音。处方：竹茹 10g，炒枳壳 10g，陈皮 10g，法半夏 10g，茯苓 10g，荷叶 10g，木香 3g，胆南星 3g，连翘 10g，玄参 10g，炒扁豆 10g，淡竹叶 5g，生甘草 3g。7 剂，日 1 剂，水煎服。二诊：口干减，仍感口腔、舌根部干燥，有灼热感。上方减木香，加炒扁豆为 30g，石菖蒲 10g，继服 7 剂。三诊：口干减轻，舌根部及口腔灼热感减，仍有音哑，大便次数减少，舌质转为淡红，齿痕减轻，脉缓。前方减炒扁豆为 15g，加桔梗 10g，百合 10g，继服。后随访 3 个月，患者诉咽部疼痛已愈且未再复发，偶有口干及多语后音哑。

案3　范某，女，42 岁，2015 年 1 月 8 日初诊。自诉咽中如有物梗阻，吐之不出，咽之不下，反复发作伴咽喉疼痛 2 年余。西医诊断为慢性肥厚性咽炎，间断使用抗生素、激素及清热养阴中药，均无明显好转。后又以"梅核气"为诊断，予半夏厚朴汤治疗 10 天，咽干、咽痛反而加剧。现患者咽部灼热、疼痛感严重，伴口干，咳少量黄色黏痰块，咽中仍有物梗阻不畅，心烦焦躁，大便黏腻不爽，小便黄，脉细略数，舌质红，苔黄厚腻。咽部中度充血，扁桃体 Ⅱ 度肿大，咽后壁可见淋巴滤泡片状增生隆起。诊为慢性咽炎（痰湿郁热，脾虚肝郁）。前医一味理气行郁而投苦温辛燥之剂，反而容易助热而加重病情。故治疗以健脾疏肝、化痰除湿为法，处方：竹茹 10g、炒枳实 10g、陈皮 10g、法半夏 10g、茯苓 10g、黄芩 10g、射干 10g、浙贝母 10g、连翘 10g、郁金 6g、炙枇杷叶 10g、山豆根 5g、合欢花 15g。7 剂，日 1 剂，水煎服。二诊：咽痛明显缓解，痰色转黄白相间且较前易咯出，但仍有咽干。上方减山豆根，炙枇杷叶加量至 15g，郁金加量至 12g，另加芦根 15g，再服 7 剂。三诊：患者心烦焦躁明显好转，情绪转佳，诸症均减。原方继服 14 剂后，诸症除。随访 3 个月未再复发。

二、鼻窦炎

（一）概述

鼻窦炎是由多种病因引起的鼻窦黏膜的炎症性疾病，因为鼻窦炎通常继发于鼻炎，而且通常同时存在。临床上有多种致病因素，包括全身免疫力低下、变态反应、解剖变异等，急性鼻窦炎常因治疗不彻底而迁延成慢性，并可产生脑脓肿、眶内蜂窝织炎、鼻息肉、鼻窦囊肿、中耳炎、咽喉炎等并发症，对于儿童将影响其正常生长发育。在临床治疗中，目前鼻窦炎多采用西医治疗，但疗效不满意，并且由于抗生素的滥用，提高了本病菌群的耐药性，毒副作用较大，甚至产生了真菌的感染，由于本病病因病机的复杂多样，单纯使用抗生素进行治疗，不能取得满意的临床疗效。中医学将鼻窦炎称之为"鼻渊"。"渊"即渊深之意，形容涕量多、涕流时间长，诚如王冰所言："涕下不止，如彼水泉，故曰鼻渊也。"本病有虚证与实证之分，实证起病急病程短，多因风、火、热外邪侵袭，致肺经风热，胆经郁热，脾胃湿热，邪毒循经上犯鼻窍而发病；虚证病程长，缠绵难愈，多因久病失养或饮食不节，导致肺、脾脏气虚损，邪气久羁，滞留鼻窍，以致病情缠绵难愈。

（二）临床运用

张氏将鼻窦炎患者 60 例随机分为两组。对照组给予头孢呋辛酯分散片（深圳致君制药有限公司生产）0.25g 口服，每日 2 次；鼻渊舒口服液（成都华神集团股份有限公司制药厂生产）10mL 口服，每日 2 ～ 3 次；糖皮质激素布地奈德鼻雾剂（瑞典某公司生产）每个鼻孔各两喷，早晚各 1 次，每日最大用量不超过 8 喷（256μg）。症状缓解后每天每个鼻孔喷 1 次，每次 1 喷。治疗组给予加味温胆汤，药物组成：竹茹 10g，枳实10g，陈皮 15g，茯苓 15g，姜半夏 10g，甘草 6g，钩藤 15g，白芷 20g，辛夷 15g，川芎 10g，羌活 10g，菊花 10g，桑叶10g。如伴有头痛，加蔓荆子 10g，青葙子 15g；如伴有咳嗽，加蜜炙紫菀 15g，蜜炙款冬花 15g；如伴有耳胀痛、耳闷，加蒲公英 20g，皂角刺 15g；如伴有咽痛、咽痒，加射干 15g，牛蒡子 20g。每日 1 剂，水煎服。两组均以 7 天为 1 个疗程，治疗 2 个疗程。所有患者治疗期间禁食辛辣、刺激性食物，并注意减少发声，戒烟酒，预防感冒。结果显示：治疗组总有效率明显优于对照组，且鼻塞、鼻涕、头痛、嗅觉减退的症状体征积分更低（$P < 0.05$）。

（三）医案精选

患者，男，18 岁，学生，于 2005 年 12 月来诊。患者因 2 个月前因感冒后，出现鼻塞流涕、发热、头痛、咳嗽，口服多种感冒药治疗，症状稍有好转，尔后间断出现头昏痛，鼻流黄涕，疲乏，纳呆，便干，舌红苔黄腻，脉滑数。实验室检查：血常规正常；鼻窦 X 线示：鼻窦炎。辨证属痰热阻肺，气滞血瘀。治以清热化痰，宣肺活血，通络止痛。拟方：半夏 10g，茯苓 20g，陈皮 15g，枳实 10g，竹茹 15g，黄芩 15g，银花 15g，连翘 15g，桔梗 10g，白芷 10g，地龙 10g，川芎 10g，焦山楂、焦神曲、焦麦芽各 10g。3 剂，水煎服，每日 1 剂，药后自觉症状好转，效不更方，继以上方加减治疗半月获愈。

按语： 鼻窦炎属中医学"鼻渊"范畴，《内经》谓胆移热于脑为鼻渊。本病多由外邪侵袭，久治不愈，影响脾胃的运化功能，脾失健运，痰湿内生，郁久化热，痰热阻肺，气滞血瘀，不通则痛。因肺开窍于鼻，故出现头痛头昏，鼻流黄涕；疲乏、不思饮食，为脾失健运、湿邪阻滞所致，故用温胆汤加黄芩、连翘清热燥湿化痰，加用川芎、地龙活血通络止痛，桔梗宣通鼻窍。诸药合用，使热痰得消，气血调和而获效。

三、口腔溃疡

（一）概述

口腔溃疡是一种临床常见病，属中医学"口疮""口疮"等范畴。《诸病源候论·口舌疮候》有云："手少阴，心之经也，心气通于舌；足太阴，脾之经也，脾气通于口。脏腑热盛，热乘心脾，气冲于口与舌，故令口舌生疮也。"故中医学认为，本病虽生于口，但发病机制与心、脾（胃）、肾三脏关系密切。心经伏热，心火循经上炎，发为口疮；胃为多血多气之腑，胃热炽盛，致血热、血瘀、瘀热互结，腐化血肉，发为口疮；脾失运化，湿邪内蕴，久而成痰，或肾失开阖，三焦气化不利，水湿上泛，聚而成痰，或肾阴不足，阴火内炽，灼津成痰，继而痰郁久化热，痰热互结，上蒸于口，发为口疮。

（二）临床运用

赖氏运用温胆汤合五味消毒饮治疗痰热互结型口腔溃疡32例，方法为予以温胆汤合五味消毒饮加减。处方：半夏、陈皮、枳实、竹茹、金银花、紫花地丁、天葵子、炙甘草各10g，茯苓、牡丹皮、赤芍、野菊花、蒲公英、连翘各30g，黄连6g。水煎服，每日1剂，早晚分服。疗程10天，观察治疗2个疗程。结果显示：治疗组临床痊愈21例（占65.6%），好转7例（占21.9%），无效4例（占12.5%），总有效率87.5%；对照组临床痊愈10例（占33.3%），好转9例（占30.0%），无效11例（占36.7%），总有效率63.3%。两组比较，$P < 0.05$。熊氏运用加味温胆汤治疗复发性口疮50例。药物选择：黄连5g，

竹茹 10g，半夏 12g，陈皮 6g，茯苓 15g，白术 15g，枳壳 12g，厚朴 6g，升麻 5g，葛根 15g，干姜 6g，甘草 6g，大枣 10g，生姜 15g。虚寒腹痛者加吴茱萸 5g；呃逆加丁香 5g；便溏加炒山药 30g，肉豆蔻 15g；便秘加大腹皮 15g。每天 1 剂，水煎，分早、中、晚三次服用，5 剂为 1 个疗程。服药期间忌食生冷、肥甘、辛辣之物，调情志，慎起居，勿过劳。结果：50 例患者中最少服药 3 剂，最多服药 20 剂，痊愈 40 例（80%），显效 8 例（16%），有效 2 例（4%），有效率为 100%。

（三）医案精选

案 1 韦某，女，52 岁，教师。2011 年 11 月 10 日初诊。患者 3 年前因工作劳累，失眠后出现口疮，此后溃疡反复发作、时好时坏，溃疡严重时疼痛较甚，影响进食，伴腹痛，便溏，饮食欠佳，口苦咽干，情志失畅，心烦易怒，舌质红，苔黄白相兼而腻，脉濡数。曾服用西药维生素 B 片、维生素 C 片、诺氟沙星片、甲硝唑片、醋酸泼尼松片，可使溃疡愈合，但停药后易复发。中药曾用泻黄散、清胃散、知柏地黄汤、导赤散、清热泻火药等，疗效不显。刻下所见：患者舌面、舌边、上下唇内侧黏膜有数个绿豆大小、灰白色、圆形或椭圆形溃疡，基底部潮红。证属脾胃失调，下寒上热，升降失宜。治法：采取清上温下之法，行气和胃，以加味温胆汤加减，方药如下：黄连 5g，竹茹 10g，半夏 12g，陈皮 6g，茯苓 15g，白术 15g，枳壳 12g，厚朴 6g，升麻 5g，葛根 15g，干姜 6g，甘草 6g，大枣 10g，生姜 15g，3 剂，水煎服。服后口腔溃疡面消失，脾胃及其他症状减轻，予补中益气汤加干姜健脾，跟踪随访 6 个月未见复发。

按语：复发性口疮发病原因及发病机制较为复杂，目前尚不完全清楚，国内外学者做了大量的研究工作，认为遗传因素，感染病毒或细菌，精神因素，某些微量元素的缺乏，维生素 B$_{12}$及叶酸的缺乏，系统性疾病，以及环境因素，每当发生微循环障碍、感冒、劳累时均可导致该病的发生，也可能是多种因素综合作用的结果，但均未得到充分证实，可见该病的治疗应综合全身情况进行全面分析。该病临床中医多以"火"论治，寒热错杂很少论及，但据作者临床观察发现，复发性口疮多以寒热错杂居多，采取辛开苦降之法，疗效颇佳。辛开苦降法是将辛温和苦寒两种截然不同的性味药物配伍使用，从而同时达到辛以散结，苦以降气为目的一种治疗方法。辛温药和苦寒药相配伍使用，则是一辛一苦、一热一寒、一阳一阴相结合，不仅相得益彰，而且相互制约。辛味善行能散，滋阴通阳，畅通气机，以助脾气升清；辛温又可散脾气之寒，苦寒又能降胃气之热，辛开苦降，寒温并用，阴阳并调，以燮理中焦，恢复中焦气机升降。中医学认为，脾开窍于口，寒热错杂于中焦脾胃，津不上润而阴火上行，致口疮反复发作，病属寒热错杂，单清其火，或只温其寒，皆不能愈，唯寒热并提，升降气机，斡旋于中焦，方能使脾开津布而火降，口疮自除。自拟加味温胆汤为辛开苦降理气剂，黄连、干姜清上温下，竹茹、半夏清化痰热，茯苓、白术、生姜、大枣、甘草健脾和中，升麻、葛根升脾阳，予枳壳、厚朴降胃气。脾胃气机得畅则上下通达，痰热自化，口疮自然痊愈。

案 2 朱某，男，77 岁，2012 年 3 月 3 日初诊。诉经常口舌破溃，胃易反酸，手足心热，多汗，长期失眠，舌淡紫，苔薄黄，脉濡。中医诊断为口疮，辨证为湿热偏盛，营卫不和。

治法：清化湿热，和营敛汗。处方：川黄连 5g，橘皮 6g，姜半夏 10g，茯苓、茯神各 15g，炒枳壳 10g，炒竹茹 10g，生薏苡仁 20g，知母 10g，浮小麦 20g，牡蛎 20g，糯稻根须 15g，海螵蛸 15g，桂枝 6g，桃奴 15g。服用 7 剂，水煎服，每日 1 剂，分两次服用。服药后口舌破溃、胃部症状好转，但仍有手足心热，睡眠稍差，舌偏红，苔薄黄，脉濡。方用前法加减，原方加炙远志 10g，合欢皮 10g，珍珠母 20g，刀豆壳 15g，去桂枝、桃奴，继进 14 剂。诸症好转。

按语： 口腔溃疡属中医"口疮""口糜"范畴。《素问·至真要大论》曰："诸痛痒疮，皆属于心。"患者年老体弱，劳倦内伤，损伤脾胃，致中焦枢纽失司，上下气机不通，上焦之阳不能下降，下焦之阴不能上行，心火独盛，循经上炎，发为口疮。故以黄连温胆汤为主清心降火，祛除湿热；加生薏苡仁健脾去湿；湿热蕴久可化燥伤津耗液，故予知母、牡蛎、糯稻根须、桃奴等敛阴止汗之品；海螵蛸可制酸敛疮；少加桂枝以调和营气。如此则无助湿恋邪之弊，使湿热得清，阴液得养。

四、青光眼睫状体炎综合征

（一）概述

青光眼睫状体炎综合征也就是青光眼睫状体炎危象，患者临床表现为眼压升高，伴有角膜后沉着物，属继发性开角型青光眼的一种。该病症发病急，易反复，影响患者的生活质量。以青壮年为多发群体，在治疗方面，单纯采取西药或中药治疗效果欠佳。手术治疗不能够减少其复发的情况，但可以控制眼压。本病属中医中的"五风内障"范畴，中医研究认为，其发病和机体气血津液运行失常有关系，肝疏泄失职，脾失健运，会使得机体聚湿成痰，上犯目窍，神水瘀滞，机体发病。

（二）临床运用

舒氏将 140 例青光眼睫状体炎综合征患者随机分为实验组和对照组，各 70 例患者，患者均为单眼发病。对照组患者采取噻吗洛尔滴眼液治疗，实验组患者采取噻吗洛尔滴眼液联合黄连温胆汤治疗。观察两组患者临床疗效、治愈时间、治疗前后临床症状积分、眼压、KP 变化情况、治疗前后 IL-4、IFN-γ 水平变化情况、不良反应发生情况。结果：实验组患者治疗总有效率为 100%，显著高于对照组的 78.57%（$P < 0.05$）。实验组患者治愈时间为（8.66±3.41）天，对照组患者治愈时间为（11.26±3.22）天，两组比较，实验组优于对照组。实验组患者治疗后临床症状积分、眼压、KP 显著低于治疗前和对照组。对照组患者治疗后临床症状积分、眼压、KP 显著低于治疗前。两组患者治疗后 IL-4、IFN-γ 水平均低于治疗前，但实验组患者治疗后 IL-4、IFN-γ 水平明显低于对照组。两组患者不良反应发生情况比较，差异无统计学意义。

（三）医案精选

李某，女，27 岁，公务员，2006 年 3 月 14 日初诊。患者因右眼反复红赤胀痛、视物不清、虹视 2 年，复发 1 周入院。患者 2 年前在他院已诊断为"青睫综合征"，近 2 年来多次发作，一直在他院予局部点眼药水治疗。入院眼科检查：右眼视力 0.4，左眼视力 1.0（右眼视力不能矫正）。右眼睫状充血（++），角膜尚清亮，角膜内皮见 4～6 个灰白色羊脂状沉着物（KP），房水微混，瞳孔圆，约 3mm，未见散大，晶体不混。眼底模糊可见，视盘缘清，色泽淡红，A/V=2/3，网膜无出血及渗出，黄斑亮点隐约可见。左眼前后段均未见明显异常。右眼眼压 39mmHg，左眼眼压 17mmHg，双眼视野检查均未见异常。全身症见：烦躁易怒，情志不舒，胸胁胀满，舌质淡苔白，脉弦。诊断：痰气郁结型青睫综合征。治以理气化痰，活血利水。处方：陈皮 10g，半夏 10g，竹茹 10g，枳实 10g，茯苓 10g，甘草 3g，泽泻 10g，车前子 10g，柴胡 6g，党参 15g，川芎 10g，郁金 10g，赤芍 10g，生姜 5 片。每日 1 剂，分 2 次煎服，每次 150mL，温服。同时予妥布霉素地塞米松滴眼液、普拉洛芬滴眼液点右眼，均每日 4 次；0.5% 噻吗洛尔滴眼液点右眼，早晚各 1 次。口服消炎痛，每次 25mg，每日 3 次。连续用药 7 天后，病情明显改善。右眼睫状充血消失，角膜内皮沉着物减少至 2 个，房水已清，眼底清晰可见，右眼视力 0.8，右眼眼压 21mmHg，左眼眼压 14mmHg。上方去川芎、赤芍，继续服用 10 天。同时停用妥布霉素地塞米松眼药水及消炎痛。第 17 天后查右眼视力 1.0，左眼视力 1.0。右眼无充血，角膜清亮，角膜内皮灰白色羊脂状沉着物（KP）完全吸收，房水清，右眼眼压 14mmHg，左眼眼压 14mmHg，患者痊愈出院。随访 10 个月，未见复发。

按语：临证中以加味温胆汤治疗本病，取得了一定的疗效。加味温胆汤以陈皮、半夏、竹茹、枳实、茯苓、甘草、泽泻、车前子、柴胡、党参、生姜为基本组成，随症加减。若兼见情志不舒，胸胁胀满，烦躁易怒，或妇女月经不调者，则加川芎、郁金、赤芍以活血利水；若兼见眉棱骨痛，目胀头重，舌苔黄腻者，则加黄连以加强清热除湿功效；若兼见胸闷不饥，不思饮食，则加薏苡仁、杏仁、白豆蔻以健脾化湿；若兼见偏头痛，恶心呕吐者，则加僵蚕、胆南星、天麻以平肝息风，化痰通络。

【参考文献】

[1] 张声生，唐旭东，黄穗平，等.慢性胃炎中医诊疗专家共识意见（2017）[J].中华中医药杂志，2017，32（7）：3060-3064.

[2] 王钢，刘红玉.温胆汤加减方治疗慢性浅表性胃炎58例[J].现代中西医结合杂志，2004（3）：315-316.

[3] 缪京翔.温胆汤加减治疗慢性胃炎的疗效观察[J].光明中医，2010，25（8）：1412-1414.

[4] 玛依努尔，李必旭，洪军.温胆汤的临床应用体会[J].新疆中医药，2000（3）：60-61.

[5] 孙英杰.温胆汤临床应用举隅[J].辽宁中医学院学报，2005（5）：457.

[6] 梁胜新.温胆汤临症治验[J].内蒙古中医药，2013，32（7）：57.

[7] 韦彦之，唐雅琴.温胆汤临床应用体会[J].国医论坛，2000（3）：15.

[8] 叶耀东.温胆汤的临床应用[J].河南中医，2004（4）：68-69.

[9] 冯崇环.温胆汤临床新用[J].安徽中医临床杂志，2002（1）：56.

[10] 张永雷，李燕，董湘玉.董湘玉老师温胆汤加减临床应用经验举隅[J].贵阳中医学院学报，2007（4）：16-17.

[11] 杨平.温胆汤临床应用举例[J].河南中医学院学报，

2008（5）：70-71.

[12] 李喜明，晏招兰. 慢性浅表性胃炎辨治 [J]. 吉林中医药，2008（7）：483-484.

[13] 张学华. 温胆汤临床应用 [J]. 临床合理用药杂志，2012，5（26）：79.

[14] 梁彦波. 温胆汤化裁治疗脾胃病 [J]. 吉林中医药，2007（12）：11.

[15] 王晓红. 温胆汤方加味治疗消化性溃疡临床分析 [J]. 中国卫生标准管理，2016，7（36）：119-120.

[16] 陈雯雯. 曹志群治疗胃食管反流病经验 [J]. 吉林中医药，2010，30（9）：758-759.

[17] 冀秀萍，张烨雄. 温胆汤加减治疗胃食管反流病 [J]. 辽宁中医药大学学报，2008（11）：122-123.

[18] 贾艳敏，李慧臻. 温胆汤加减治疗胃食管反流病 54 例 [J]. 山西中医，2009，25（1）：14-15.

[19] 龚鹏，胡珂. 柴胡类方治疗胃食管反流病的临证运用 [J]. 时珍国医国药，2016，27（11）：2713.

[20] 葛圆圆，刘绍能. 刘绍能治疗胃食管反流病的经验 [J]. 江苏中医药，2014，46（7）：18-20.

[21] 章宝繁，项祖闯. 黄连温胆汤合丹栀逍遥散治疗反流性食管炎 30 例 [J]. 四川中医，2015，33（7）：111-113.

[22] 黄书玲. 温胆汤加味治疗慢性胆囊炎 30 例 [J]. 河南中医，2012，32（8）：1044.

[23] 张桂芳. 温胆汤治疗慢性胆囊炎 65 例 [J]. 河北中医，2005（11）：847.

[24] 屠雪春，陈永灿. 黄连温胆汤治疗消化系统疾病三则 [J].

浙江中医药大学学报，2008（3）：373-374.

[25] 温胆汤治疗胆囊炎1例 [J]. 中国社区医师，2006（1）：45.

[26] 徐国萍，来毅. 慢性便秘治疗的研究进展 [J]. 胃肠病学，2015，20（6）：380-382.

[27] 潘飞辰，沈洪. 中医治疗功能性便秘研究进展 [J]. 河南中医，2015，35（7）：1718-1720.

[28] 皮兴文. 温胆汤加白术治疗顽固性便秘40例 [J]. 四川中医，2001（7）：40.

[29] 许雪梅，刘占国，王慧萍，吴春华. 温胆汤合桃核承气汤联合针灸治疗帕金森病便秘疗效观察 [J]. 实用中西医结合临床，2014，14（1）：66-67.

[30] 王俊杰. 温胆汤治验3则 [J]. 山西中医，2006（6）：4.

[31] 王凤云，张娟. 黄连温胆汤加减治疗老年性便秘验案1则 [J]. 湖南中医杂志，2015，31（12）：106-107.

[32] 杜婷，杜艺婷，李璐，等. 黄连温胆汤加减治疗便秘验案举隅 [J]. 中国民族民间医药，2017，26（5）：91-92.

[33] 刘西强，崔德强，眭冬蕾. 黄煌教授运用温胆汤经验 [J]. 广州中医药大学学报，2010，27（2）：189-191.

[34] 范平，陈革妃. 温胆汤治疗慢性咳嗽胃气上逆证30例 [J]. 河南中医，2011，31（3）：267.

[35] 温勇，伍小涌. 温胆汤合三子养亲汤加减治疗痰湿蕴肺咳嗽的临床研究 [J]. 云南中医中药杂志，2017，38（3）：24-26.

[36] 刘朝菊. 芩连温胆汤治疗痰热咳嗽80例 [J]. 中国中医急症，2006（10）：1156.

[37] 徐玉峰.温胆汤应用3则[J].河南中医，2003（4）：54.

[38] 高留泉，高朝阳，陈应春.温胆汤新用[J].吉林中医药，2004（7）：49.

[39] 王文萍.温胆汤加减治疗痰热证验案三则[J].中国民族民间医药，2016，25（9）：53.

[40] 吕萌，刘建博.刘建博运用温胆汤治疗慢性咳嗽验案4则[J].江苏中医药，2014，46（1）：53-54.

[41] 柴廉明.加减柴芩温胆汤治疗慢性支气管炎急性发作30例临床观察[J].湖南中医杂志，2011，27（3）：20-21.

[42] 李祥农，李雪梅，尹兰华.温胆汤临床应用举隅[J].江西中医药，2005（10）：53.

[43] 李慧，刘乡，陈景亮，等.温胆汤加减治疗支气管哮喘急性发作期临床观察[J].中国中医急症，2005（4）：294-295.

[44] 李慧，高敏.温胆汤加减治疗支气管哮喘56例[J].河北中医，2002（5）：365.

[45] 李淑英.温胆汤治验举隅[J].北京中医，2003（5）：49.

[46] 李黔云，万启南，韦衮政.罗铨教授生脉温胆汤治疗肺心病急发期临床观察[J].云南中医中药杂志,2016,37（1）:2-4.

[47] 贺劲.崔金涛从痰瘀论治肺源性心脏病经验总结[J].中西医结合研究，2015，7（5）：271-272.

[48] 张都全.加味温胆汤治疗冠心病临床疗效观察[J].中医临床研究，2014，6（22）：86-87.

[49] 刘国胜，薛芳.温胆汤加减治疗冠心病心绞痛60例[J].山东中医杂志，2004（6）：342-343.

[50] 肖红. 温胆汤临床应用 [J]. 中国中医急症, 2010, 19 (12): 2157-2158.

[51] 徐娇雅, 陈启兰, 祝光礼. 祝光礼运用温胆汤治疗冠心病验案 [J]. 浙江中医杂志, 2013, 48 (4): 294.

[52] 葛效军. 温胆汤合半夏白术天麻汤治疗高血压的疗效观察 [J]. 中西医结合心血管病电子杂志, 2015, 3 (23): 28-29.

[53] 连东辉. 加味温胆汤治疗痰湿壅盛型肥胖性高血压病60例 [J]. 河南中医, 2012, 32 (7): 913-914

[54] 张雪松, 高晶, 金娟, 隋艳波. 刘莉教授应用黄连温胆汤加减治疗高血压病的临床经验 [J]. 中医药信息, 2015, 32 (4): 75-77.

[55] 姜伟超. 温胆汤加减治疗高脂血症举隅 [J]. 光明中医, 2018, 33 (10): 1483-1485.

[56] 宋春晖, 李丽. 温胆汤加减治疗高脂血症60例 [J]. 江西中医药, 2006 (6): 53.

[57] 董桂芬. 温胆汤加减治疗高脂血症50例分析 [J]. 中国误诊学杂志, 2011, 11 (10): 2454.

[58] 姜伟超. 温胆汤加减治疗高脂血症举隅 [J]. 光明中医, 2018, 33 (10): 1483-1485.

[59] 李学国. 温胆汤加味治疗风痰瘀阻型中风疗效观察 [J]. 光明中医, 2009, 24 (7): 1340-1342.

[60] 张勇. 温胆汤加味治疗缺血性脑中风80例 [J]. 河南中医, 2005 (9): 63-64.

[61] 朱坚国, 钱银环. 黄连温胆汤治疗缺血性中风 [J]. 湖南中医杂志, 2010, 26 (1): 66-67.

[62] 彭瑞强, 黄祖春. 头痛的最新国际分类、诊断标准和

治疗新进展 [J]. 重庆医学，2006（12）：1130-1133.

[63] 李开洲，雪强. 加味柴芩温胆汤治疗紧张性头痛86例 [J]. 陕西中医学院学报，2006（1）：28.

[64] 陈拥军. 土苓温胆汤治疗痰浊上扰型慢性头痛60例 [J]. 光明中医，2011，26（12）：2453-2454.

[65] 高清，易锋，刘新奇. 温胆汤治疗头痛37例 [J]. 湖南中医杂志，2003（3）：33-34.

[66] 邱晓堂. 张永杰应用温胆汤经验 [J]. 河南中医，2015，35（3）：505-506.

[67] 李科翠. 温胆汤临床运用举隅 [J]. 时珍国医国药，2006（8）：1551.

[68] 范同心，范颖颖. 温胆汤临床应用举隅 [J]. 中国中医急症，2012，21（10）：1708.

[69] 张虎，张大尉. 加味温胆汤治疗梅尼埃病43例临床观察 [J]. 首都医药，2011，18（6）：50-51.

[70] 李旭，贾趁. 温胆汤治疗梅尼埃病56例 [J]. 河南中医，2002（2）：35-36.

[71] 李祥农，李雪梅，尹兰华. 温胆汤临床应用举隅 [J]. 江西中医药，2005（10）：53.

[72] 张志明. 加味黄连温胆汤治疗痰热内扰型失眠80例疗效观察 [J]. 中医药学报，2008，36（6）：64-65.

[73] 陈治林. 加味黄连温胆汤治疗失眠症32例 [J]. 云南中医中药杂志，2010，31（10）：34-35.

[74] 韩松洁，刘强波. 刘建设运用黄连温胆汤治疗抑郁症的经验 [J]. 河北中医，2018，40（6）：812-815，826.

[75] 谢静红. 十味温胆汤治疗痰气郁结型抑郁症临床观察 [J].

光明中医，2011，26（4）：722-723.

[76] 刘芙蓉，郑冬冬，李祎鋆.温胆汤联合齐拉西酮治疗精神分裂症抑郁症状的临床疗效观察 [J].中国健康心理学杂志，2014，22（8）：1158-1160.

[77] 刘长建，刘佳.宁神温胆汤治疗精神分裂症的临床疗效分析 [J].解放军药学学报，2017，33（4）：384-385.

[78] 刘西强，崔德强，眭冬蕾.黄煌教授运用温胆汤经验 [J].广州中医药大学学报，2010，27（2）：189-191.

[79] 王玉飞.妊娠剧吐治疗方法探讨 [J].中国现代医生，2007（23）：11-12.

[80] 洪清风.温胆汤加减治疗妊娠恶阻23例 [J].实用中医药杂志，2015，31（5）：398.

[81] 潘艳芳，张晓华.温胆汤加减联合敷脐治疗妊娠恶阻33例 [J].中医药导报，2012，18（3）：92-93.

[82] 冀秀萍，马骋宇.温胆汤加减治疗更年期综合征临床疗效观察 [J].辽宁中医杂志，2012，39（5）：875-876.

[83] 张瑞蕾.知柏地黄汤合温胆汤治疗更年期综合征100例 [J].中国中医药现代远程教育，2012，10（1）：144-145.

[84] 金玲.加味温胆汤治疗痰湿内阻型卵巢早衰的临床研究 [D].湖南中医药大学，2010.

[85] 张振尊.温胆汤加减治疗小儿咳嗽100例 [J].中医儿科杂志，2009，5（1）：24-25.

[86] 黎媛嫦.加味温胆汤治疗小儿积滞的临床效果观察 [J].内蒙古中医药，2015，34（8）：6-7.

[87] 马榕花.温胆汤儿科临床运用体会 [J].中国民族民间医药，2013，22（4）：52-53.

[88] 刘志伟．泻白温胆汤合中药外敷治疗小儿支气管肺炎的临床观察 [D]. 黑龙江中医药大学，2016.

[89] 陈美娟，卫利，王素梅．王素梅运用温胆汤治疗儿科疾病经验撷萃 [J]. 北京中医药，2012，31（2）：101-102.

[90] 李杰．黄连温胆汤治疗儿童注意力缺陷临床疗效观察 [J]. 中国医药指南，2010，8（32）：240-241.

[91] 任莉，王有鹏．石菖蒲温胆汤治疗儿童多发性抽动症痰火扰神型的疗效观察 [J]. 世界中西医结合杂志，2015，10（5）：668-669，672.

[92] 李志军，刘璐佳，曲婉莹，等．温胆汤加减治疗小儿多发性抽动症 80 例疗效观察 [J]. 世界中西医结合杂志，2018，13（5）：599-602.

[93] 张彦，马建梅，程风雷，等．温胆汤治疗慢性咽炎 80 例 [J]. 中国实验方剂学杂志，2010，16（9）：200-201.

[94] 刘津罄，刘鸿．刘鸿主任运用温胆汤加减治疗慢性咽炎验案举隅 [J]. 国医论坛，2016，31（2）：18-19.

[95] 张静．加味温胆汤治疗胆腑郁热证急性鼻 - 鼻窦炎临床观察 [J]. 湖北中医药大学学报，2017，19（2）：72-75.

[96] 赖春源．温胆汤合五味消毒饮治疗痰热互结型口腔溃疡 32 例 [J]. 长春中医药大学学报，2012，28（1）：136.

[97] 熊岐陵．加味温胆汤治疗复发性口疮 50 例 [J]. 现代医药卫生，2013，29（9）：1413-1414.

[98] 余宏伟，张钟爱．张钟爱主任中医师运用黄连温胆汤经验 [J]. 中医药导报，2015，21（21）：82-83.

[99] 舒智宇．黄连温胆汤联合噻吗洛尔滴眼液治疗青光眼睫状体炎综合征的临床疗效 [J]. 中药药理与临床，2015，31（4）：

275-277.

[100] 贾洪亮，邓续旺，袁灵梅. 加味温胆汤治青光眼睫状体炎综合征临床体会 [J]. 江西中医药，2008，39（12）：17.

现代研究

温胆汤

第七章 现代实验室研究概述

第一节 温胆汤全方研究

温胆汤的研究主要体现在以下：贺娟等研究认为温胆汤可降低皮层多巴胺（DA）的含量、升高皮层及海马组织 4- 二轻基苯乙酸（DOA-PAC）的含量，此实验结果，尚可初步了解温胆汤临床对抑郁症、癫狂、小儿抽动 - 秽语综合征等精神类疾病的治疗机理。贲莹探讨加味温胆汤对实验性自身免疫性脑脊髓炎（EAE）大鼠病程及血清干扰素 -γ（IFN-γ）、白细胞介素 -10（IL-10）的影响。结论：加味温胆汤能降低炎性细胞因子 IFN-γ 的浓度，增加免疫抑制细胞因子 IL-10 的浓度，调节免疫应答，抑制炎症的进展，改善临床症状，并减少复发。姚凤云等在加味温胆汤抗大鼠营养性肥胖的实验研究中发现，温胆汤口服给药可明显减轻模型大鼠体重，降低血清 TC、TG、LDL 的含量，血清 HDL 含量明显升高，显著降低大鼠脂肪指数，表明温胆汤对血脂及肥胖尚有一定的作用，同时间接阐明中医"痰"与西医"脂肪"之间的相关性，为该方的临床应用提供可靠的实验依据。武丽等观察加减温胆汤对抑郁模型人鼠行为学和血浆生长抑素含量的影响，结果抑郁模型动物血浆中生长抑素含量降低，提示加减温胆汤的抗抑郁作用可能与升高脑内生长抑素含量有关。孔明望探讨温胆汤改良方对学习记忆功能的影响，结论：温胆汤改良方能改善学习记忆，说明温胆汤改良方对中枢胆碱能损害具有较好的保护作用。

第二节　主要组成药物的药理研究

一、陈皮

（一）抗氧化作用

陈皮含有黄酮类化合物等食用和药用成分，体外实验研究发现，陈皮渣提取物对抑制动物油的自动氧化、清除羟自由基等都具有较强作用；体内实验研究发现，陈皮水提液不仅能抑制动物脑、心、肝组织的脂质过氧化反应，还可增强超氧化物歧化酶的相对活性。张雄飞研究发现，预先用橘皮提取物灌胃小鼠可明显延长醉酒发生时间，缩短醒酒时间，降低小鼠死亡率，并能降低小鼠血清乙醇浓度，提高乙醇脱氢酶含量，恢复肝脏中谷胱甘肽硫转移酶（GST）活性，提高还原型谷胱甘肽（GSH）含量，抑制氧化反应对肝组织损伤。

（二）降脂作用

动物实验研究发现，陈皮具有降低肝细胞脂质的作用，可显著降低胆汁中胆固醇比例以及胆固醇饱和指数（CSI），且与溶石剂鹅脱氧胆酸效应近似，作用机制为陈皮挥发油中左旋宁烯为胆固醇强烈溶解剂，能降低胆固醇饱和度和胆汁成石指数，从而抑制结石形成。陈皮降脂机理可概括为：首先通过抑制胆汁酸重吸收，阻断胆汁酸肝肠循环，从而促进体内胆固醇大量转化为胆汁酸；其次直接干扰脂肪和胆固醇吸收。另外，陈皮也可通过抑制胰脂酶活性，增加甘油三酯从粪便中排出，从而降低血浆中甘油三酯水平。

（三）抗炎作用

陈皮中主要成分川陈皮素具有拮抗人体滑膜纤维细胞和嗜酸性粒细胞的作用，不仅能够破坏细菌结构，抑制琥珀酸脱氢酶（SDH）和苹果酸脱氢酶（MDH）活性，干扰细胞膜渗透，影响细胞成分释放，导致细胞代谢障碍；且能抑制蛋白质合成，导致细菌细胞固缩和死亡。川陈皮素这种作用也同样表现在对丙型肝炎病毒的治疗方面。

（四）保肝作用

国外多中心试验评估了中草药胆宁片（含陈皮）短期治疗232 例非酒精性脂肪肝疗效和安全性，胆宁片治疗 3 个月后对临床症状改善、血清 ALT 水平、血脂和肝脂的有效率分别为85.8%、78.2%、39.6%、34.0%，副反应发生率为 15.1%，患者普遍耐受良好，无严重副反应。

二、半夏

（一）抗肿瘤作用

半夏对治疗食道癌、胃癌、舌癌、上颌窦癌及皮肤癌、恶性淋巴癌具有较好的疗效，体外培养肿瘤细胞实验也表明。半夏提取物对腹水型肉瘤、肉瘤 –180、实验性小鼠宫颈癌 –14、肝癌实体型及 Hela 细胞、JTC–26 体外实验均有一定的抑制作用，而对正常细胞完全没有抑制作用。陆跃鸣等发现半夏各炮制品总生物碱对慢性髓性白血病细胞（K562）有生长抑制作用，其中以矾半夏抗 K5625 肿瘤细胞生长作用最强，且炮制后半夏毒性下降而生物活性增强。近年来的研究表明，半夏总蛋白具有抗肿瘤作用。朱铭伟等发现半夏的总蛋白能抑制卵巢癌细胞，且对人脐带血干细胞却没有明显的毒副作用。付芸等发现半夏蛋白中 30% 硫酸铵沉淀部分对 Bel-7402 细胞生长具有明显的抑制作用。范卫东等在此基础上，从新鲜半夏块茎中分离纯化出一种具抗肿瘤作用的蛋白 APPT，发现其通过抑制肿瘤细胞 DNA 合成的起始，进而阻止肿瘤细胞增殖而不是诱导细胞凋亡，从而明显抑制载瘤小鼠中肿瘤的生长。

（二）止咳作用

半夏对电刺激猫喉上神经或胸腔注射碘液引起的咳嗽具有明显的抑制作用，起作用发生在给药后 30 分钟，药效能维持 5 小时以上，但其止咳作用比可待因作用稍弱。生半夏和清半夏的混悬液给氨熏所致咳嗽的小白鼠灌胃，有明显的止咳效果，两种半夏的止咳率分别为 60%、53.3%。曾颂等对半夏及其炮制品中生物碱、多糖、有机酸等 3 种主要成分，运用小鼠镇咳、祛痰药理模型评价半夏镇咳祛痰的成分与效应之间的关系，结果发现其关联度大小排序依次为：生物碱＞多糖＞有机酸，初步认为半夏中总生物碱与镇咳祛痰作用的相关性最大，初步确认可以生物碱为指标建立半夏药材的质量控制标准。另有研究表明，连续给予姜半夏可抑制硅肺的形成，使肺重量减低，减少肺的胶原含量，使病理变化减轻。

（三）对胃肠道的作用

吴皓等发现姜矾半夏和姜煮半夏均可减缓大白鼠肠胃运动，而生半夏能明显抑制大白鼠胃液中前列腺素 PgE2 的含量，从而导致胃黏膜较大程度（70%）损伤，明显促进肠胃运动。这与生半夏致吐泻、胃腹灼痛等毒性作用及炮制后和胃降逆止呕的功效极为对应。王蕾等发现半夏生物碱对顺铂、阿朴吗啡致水貂呕吐均有抑制作用，其止吐机制为通过抑制中枢止呕，但其化学结构及作用于何种受体发挥止吐作用有待进一步研究，其对硫酸铜及运动病所致呕吐无效。

（四）抗炎作用

半夏总生物碱对二甲苯致小鼠耳郭肿胀、醋酸致小鼠毛细血管通透性的增加，以及大鼠棉球肉芽肿的形成等炎症模型均有明显的对抗作用，为半夏抗炎作用的主要有效部位之一，且此作用部位是与炎症因子 PgE2 的产生和释放受抑制有关。

三、茯苓

（一）利水消肿作用

李森等研究发现茯苓水煎液（2.5g/kg、5g/kg、10g/kg）对生理盐水负荷大鼠、小鼠灌胃给药有较显著的利尿作用，且作用持久。其中茯苓水煎液（5g/kg、10g/kg）能使动物尿中 K^+ 排出量较阴性对照组显著升高，Na^+/K^+ 较阴性对照组显着降低。宁康健等研究表明静注茯苓水煎醇沉液（1.5g/kg、2.5g/kg）能明显增加家兔尿量，其中 2.5g/kg 的剂量在给药 10 分钟内尿量出现高峰，表明茯苓对家兔具有明显的利尿作用，并且存在一定程度的正矢量效关系。康爱秋等在原方的基础上，仅改变茯苓的剂量（10g、15g、20g、30g、50g、75g、100g）来治疗心源性水肿 55 例，结果发现茯苓剂量在 30g 以上才能达到利尿的作用，且每日 100g 时利尿作用最强，提示茯苓利水渗湿的作用具有量效关系，且随着剂量的增加而增强。谢恩用桂枝茯苓汤辅助治疗老年性白内障术后黄斑囊样水肿 38 例，有效率达 87.5%。

（二）保肝作用

段会平等研究发现羧甲基茯苓多糖在细胞株培养中对 HBsAg 和 HBeAg 分泌有较好的抑制作用，其治疗指数（TI）值为 3.06 和 2.42，高于阿昔洛韦。陈春霞用羧甲基茯苓多糖给小鼠腹腔注射 5 天后，皮下注射四氯化碳花生油溶液，测得血清谷－丙转氨酶分别降低 27.32% 与 41.03%，说明羧甲基茯苓多糖对肝损害具有保护作用；按每日 100mg/kg 剂量给大鼠肝部分切除手术前连续腹腔给药 4 天，手术后再连续腹腔给药 3 天，大鼠的肝再生度与再生肝重、体重分别增加 73.29% 和 18.95%，说明羧甲基茯苓多糖具有促进肝细胞再生的作用。杨焕彪等用加味茯苓戎盐汤治疗慢性活动性乙型病毒性肝炎 52 例，总有效率达 9 4%，ALT、SB、TTT、A/G 总有效率分别为 96%、96%、93%、92%，HBsAg 转阴率为 52%，说明本方可以改善肝功能，提高免疫力，抑制乙肝病毒，促进肝细胞的修复与再生。张朝曦等用自拟方珍珠茯苓汤（珍珠草 15g、茯苓 20g、郁金 15g 等，随症加减）治疗慢性乙肝 60 例，每天 1 剂，3 个月为 1 个疗程，总疗程 1 年，结果显示 ALT、AST 明显降低，总有效率为 81.6%。

（三）抗肿瘤作用

王晓菲等研究表明茯苓抗胃癌细胞 SGC-7901 和乳腺癌细胞 Bcap-37 的活性组分是茯苓多糖和乙酸乙酯组分，并存在一定的时间和量效关系。张密霞等用茯苓多糖（0.50mg、0.33mg）给 Lewis 肺癌小鼠自发肺转移模型尾静脉注射给药，结果发现茯苓多糖对 Lewis 肺癌小鼠实体瘤无明显抑制作用，但能够抑制其自发肺转移，增加外周血白细胞 CD11b、CD18mRNA 表达。潘春红用桂枝茯苓胶囊治疗盆腔良性肿瘤 100 例，每日 3 次，每次 3 粒，3 个月为 1 个疗程，经 2 个疗程治疗后盆腔良性肿瘤消失或缩小，其有效率达 93.0%。

（四）免疫作用

茯苓多糖（200μg 或 1000μg）与流感病毒灭活疫苗共同给小鼠肌肉注射免疫，结果显示，茯苓多糖能增强流感灭活疫苗的免疫效果，且呈剂量依赖关系；并提高小鼠抗致死量流感病毒攻击的能力，其免疫增强效果与氢氧化铝相当，提示茯苓多糖可作为一种新型的流感病毒灭活疫苗的免疫佐剂。茯苓素对由 PHA、LPS 和 ConA 诱导的淋巴细胞转化有显著的抑制作用，且呈剂量依赖关系；小剂量茯苓素对 L615 小鼠的血清溶血素水平及脾细胞抗体产生有刺激作用，稍大剂量则表现为抑制，且茯苓素达到一定剂量后再增加剂量，其抑制强度不再增高；茯苓素对小鼠接触性皮肤过敏反应和移植排斥反应都有一定的抑制作用。系统性红斑狼疮（SLE）是一种弥漫性、全身性自身免疫病，杨毅用自拟方真武茯苓汤联合激素治疗 65 例系统性红斑狼疮患者，其有效率达 82.86%，显著高于单纯的激素治疗，并能加速激素减量速度，减轻激素副作用，因其复方中的很多中药的药理研究均具有提高机体非特异性免疫的功能等作用。湿疹是皮肤科最常见的变态反应性皮肤病之一，任少杰用自拟方二黄茯苓汤治疗亚急性湿疹 62 例，跟对照组（维生素 C 加盐酸西替利嗪）相比，其综合疗效有效率、皮肤瘙痒及皮疹面积的显愈率或有效率均有所提高。

（五）延缓衰老

每日给予老龄大鼠灌胃茯苓多糖制剂 1 次，共 10 天，可不同程度地增加血清中超氧化物歧化酶（T-SOD 和 Cu-SOD）的活性，降低 MDA 含量，但对单胺氧化酶（MAO）活性无明显影响，具有较好的延缓衰老作用。茯苓是一味常用的养生抗衰与美容之品，古方中也有很多的记载，如《证类本草·卷第十二·茯苓》中记载服用酒浸泡的茯苓百日后肌肤润泽，服用一年后夜里能视物，长久服之，肠道功能增强，可延年耐劳，面若童颜，有返老还童之效。茯苓生脉饮是武汉市中医医院杜家经教授根据中医传统理论，结合多年临床经验而研制出的中药复方，由传统的生脉散加茯苓组成，四味药一利一补一润一敛，使气血互生，阴阳平衡，筋脉舒缓，五脏相安，共奏养益心脾、延年益寿之效，并且临床用于防治心血管疾病和老年病十余年，能改善人体衰老过程中出现的症状；并且体外实验已经证实该方能提高 SOD 活性、降低 MDA 水平、抑制 LF 形成，从而保护神经细胞以延缓衰老。

四、甘草

（一）甘草次酸

1. **抗炎作用** Ohtsuki 等认为甘草次酸（GA）的抗炎作用是选择性地抑制与花生四烯酸发生级联反应的代谢酶——磷酯酶 A 和脂加氧酶的活性，使前列腺素、白三烯等炎性介质无法产生，抑制前列腺素的合成与释放，从而发挥抗炎作用。Matsui 等选用人胎儿肺成纤维细胞系人胚肺成纤维细胞，以肿瘤坏死因子 α 和白细胞介素 4 刺激构建肺炎体外模型，发现 18α、β–GA 可以抑制嗜酸粒细胞趋化因子 1 的生成。动物注射醋酸模拟炎症引起的腹腔毛细血管通透性增加，在给予不同结构的 11–脱氧 GA 衍生物后，可明显降低血管的通透性，使染料渗出减少。研究发现甘草次酸对异硫氰酸 –1– 萘酯诱导的急性肝内胆汁淤积型肝炎有显著保护作用。甘草次酸发挥抗炎作用的机制可能是由于甘草次酸与氢化可的松的结构相似，因而在肝内的代谢中产生了竞争性的抑制作用，增加了皮质激素的活性。

2. **肾上腺皮质激素样作用** 张明发等报道了甘草酸和甘草次酸是甾体激素代谢失活酶抑制剂，可提高内源性和外源性皮质激素的活性，甘草酸和甘草次酸又可作为配体，与皮质激素受体结合呈现出糖皮质激素、盐皮质激素样作用。

3. **对心肌缺血的影响** 王蕊等经研究发现 18β 甘草次酸可抑制 KCl 对脑血管的收缩作用，提示细胞间缝隙连接参与脑血管收缩活动。张雯等通过实验表明 18β – 甘草次酸可抑制 KCl 对大鼠 RIA 的收缩作用，其机制可能涉及 18β –GA 对缝隙连接的抑制。

4. 抗癌、抗肿瘤作用　高振北等研究发现甘草次酸可以通过诱导肿瘤细胞凋亡、阻遏细胞周期、抑制肿瘤细胞侵袭、诱导肿瘤细胞分化、抑制肿瘤多药耐药等途径发挥抗癌作用。徐淑梅等发现了甘草次酸可以抑制 U266 细胞增殖并诱导其凋亡，其作用呈时间和浓度依赖性，其机理可能与阻滞细胞周期于 G0/G1 时期和抑制 survivin 基因的表达有关。

（二）甘草黄酮

1. 抗肿瘤作用　赵世元等建立 S180 小鼠肉瘤观察甘草总黄酮对 S180 小鼠肉瘤抑瘤率和对其胸腺和脾脏重量的影响，建立 H22 肝癌腹水瘤模型观察其对 H22 肝癌腹水瘤生命延长率的影响。结果表明，甘草总黄酮能抑制小鼠体内肿瘤的发生，明显增加 H22 腹水瘤小鼠的生命延长率，并能增加肉瘤小鼠的胸腺指数，降低 S180 小鼠肉瘤的脾指数。

2. 抗自由基作用　有实验采用线栓法建立大鼠大脑动脉（MCA）缺血再灌注模型，并用 3 种剂量（10mg/kg，50mg/kg，100mg/kg）的甘草总黄酮灌服后，测定缺血 2 小时再灌注 24 小时后血清和脑组织中丙二醛（MDA）、超氧化物歧化酶（SOD）、一氧化氮、一氧化氮合酶的活性。结果发现中高剂量 GF 能促进大鼠 MCA 缺血再灌注 24 小时后神经功能恢复，GF 能明显降低血清、脑组织中 MDA 和一氧化氮含量，提高体内超氧化物歧化酶的活性，说明 GF 对缺血再灌注脑损害有明显的保护作用，其机制可能是通过有效地抗自由基来实现的。

3. 抗衰老作用　叶怀义等给小鼠注射 100% 大黄煎液 0.8mL/ 只 8 天，创建小鼠衰老模型，实验组给 2.4mg/kg 的甘草黄酮，对照组给生理盐水10天。给药组小鼠血清中超氧化物歧化酶活力升高，而MDA量下降，小鼠抗应激能力增强，小鼠体重增长也快于对照组。表明甘草黄酮具有抗衰老作用。

（三）甘草多糖

1. **抑菌作用**　甘草多糖对细菌有较强抑制作用，对枯草芽孢杆菌、大肠杆菌和酿酒酵母MIC值分别为：枯草芽孢杆菌$6.25\mu g/mL$、大肠杆菌$12.5\mu g/mL$、酿酒酵母$12.5\mu g/mL$。甘草多糖对霉菌的抑制作用不显著，对青霉菌无抑制作用。

2. **调节机体免疫作用**　GP在体内外可以提高自然杀伤细胞的活性和抗体依赖细胞介导的细胞毒效应，具有激活小鼠淋巴细胞增殖的作用，选择性增强辅助性T淋巴细胞的增殖力与活性，调节多种细胞因子的生成与分泌。

3. **抗病毒作用**　甘草多糖作为抗病毒制剂，可抑制艾滋病病毒合胞体的形成，降低腺病毒和柯萨奇病毒的吸附及减弱其进入细胞的功能，从而达到保护细胞作用。

4. **防治骨关节炎作用**　李小军等通过研究发现，GP可促进正常软骨细胞释放硫酸化糖胺聚糖，对抗H_2O_2造成的氧化损伤，具有显著的促软骨细胞增殖作用，推测GP具有防治骨关节炎的作用。

（四）甘草酸

1. **抗纤维化作用**　田静等分别以18α-甘草酸及γ-干扰素治疗以二甲基亚硝基胺造膜的大鼠纤维化模型，发现18α-甘草酸预治疗和治疗组纤维化程度与γ-干扰素相近，且明显小于染毒对照组，肝羟脯氨酸（HYP）、血清透明质酸（HA）

较染毒组明显降低。有研究者发现，甘草酸能对成纤细胞Ⅰ、Ⅲ型前胶原 mRNA 表达有抑制作用，提示甘草酸可能通过抑制其 mRNA 表达，而使胞Ⅰ、Ⅲ型前胶原的合成减少起到抗纤维化的作用。

2. 免疫调节作用　通过分别给无胸腺的小鼠和有胸腺的小鼠静脉注射等剂量的甘草酸，结果发现有胸腺的小鼠免疫力增强情况远强于无胸腺的小鼠，认为甘草酸的免疫增加作用是依赖于 T 细胞的功能增加干扰素 γ 实现的。

（五）甘草查尔酮 A

1. 抗炎作用　崔永明等以二甲苯所致的小鼠耳肿胀和角叉菜胶所致的大鼠足肿胀研究了甘草查尔酮 A 的抗炎效果，结果表明甘草查尔酮 A 可以有效治疗二甲苯所致的小鼠耳肿胀。2.5mg/kg、5mg/kg 和 10mg/kg 三个剂量的甘草查尔酮 A 均能显著抑制角叉菜胶所致大鼠足跖肿胀，且持续时间较长。而 0.1μg/mL、0.5μg/mL 和 1μg/mL 剂量的甘草查尔酮 A 也能显著抑制 COX-2 的合成和活性。

2. 抗菌作用　某研究通过免疫印迹检查、肿瘤坏死因子的释放实验、小鼠 T 细胞增殖实验、实时逆转录聚合酶链反应用来评价甘草查尔酮 A 对由金黄色葡萄球菌分泌的 SEA 和 SEB 的抑制效果，实验结果显示：甘草查尔酮 A 可以显著减少用以抑制甲氧西林敏感金黄色葡萄球菌和耐甲氧西林金黄色葡萄球菌分泌 SEA 和 SEB 的用药剂量。

3. 抗疟抗寄生虫　某研究在没有破坏噬菌细胞细胞器的情况下，观察到甘草查尔酮 A 改变了杜氏利什曼原虫前鞭毛体和无鞭毛体线粒体的亚显微结构，表明甘草查尔酮 A 通过抑制氧气的吸收和二氧化碳的排出来抑制寄生虫的呼吸，且甘草查尔酮 A 可以抑制寄生虫线粒体脱氢酶的活性，这项发现证明了甘草查尔酮 A 可以改变利什曼原虫的线粒体的亚显微结构和功能，从而起到抗寄生虫的作用。

（六）甘草甜素

1. 抗过敏反应　田莉等的研究表明甘草的抗过敏作用主要是甘草甜素发挥的，甘草甜素通过抑制肾脏中 PGE2 的合成和磷脂酶 A2 的活性，能够明显的阻止组胺，乙酰胆碱等过敏介质的释放，从而抑制某些过敏反应，如皮肤过敏症。在实验中还发现甘草甜素还可抑制由 DNFB（二硝基氟苯）诱发的小鼠接触性超敏反应。

2. 抗肿瘤作用　杨道科发现甘草甜素能够诱导胃癌细胞 SGC-7901 凋亡，凋亡率与剂量呈正比例关系，可以显著抑制癌细胞的增殖，也可抑制二甲基苯蒽启动和佛波醇酯促进小鼠皮肤癌形成。小鼠饮用含甘草酸的水可明显延长皮肤癌发生前的潜伏期，显著减少实验结束时的肿瘤发生。

3. 抗炎作用　甘草甜素能够明显改善右旋糖酐硫酸酯钠所致的结肠炎，明显降低促炎症因子的表达水平，降低结肠髓过氧化物酶活性，减少活性氧化物质导致的脂质蛋白变性及器官损伤。

4. 免疫调节作用　甘草甜素可以促进细菌脂多糖诱导腹腔巨噬细胞产生 IL-12p40 和 IL-12p70。Raphael 等报道，给 BALB/c 小鼠腹腔注射甘草酸 9 天后，可观察到白细胞总数、骨髓细胞数和 α 酯酶阴性细胞数显著增多；若与抗原共同给药则可升高脾中特异性抗体和溶斑形成细胞的数量，并且还可显著抑制迟发性超敏反应。

五、枳实

（一）对胃肠道的作用

研究表明，枳实能增强胃肠蠕动，可能通过促进大鼠胃泌素（GAS）、血浆乙酰胆碱（ACh）、胃动素（MTL）的分泌和抑制血管活性肠肽（VIP）的分泌来促进脾虚模型大鼠的胃肠运动。脑梗死急性期胃肠激素分泌紊乱，导致胃肠功能障碍，枳实可调节脑梗死急性期胃酸分泌，增强胃肠动力。部分慢传输型便秘患者自我诊疗，滥用泻剂，长期服用导致肠壁肌间神经丛损伤，形成泻剂结肠。而枳实水提物可通过上调 5- 羟色胺受体 4（5-HTR4）和神经丝蛋白 H（NF-H）的表达促进神经丝生长，从而显著改善泻剂结肠大鼠的肠道动力。恶性肿瘤化疗可引起恶心呕吐等胃肠道反应，以枳实为君药的枳实消痞汤可显著缓解紫杉醇及铂类等化疗药物在治疗肿瘤过程中引起的胃肠功能障碍。糖尿病可引起自主神经功能紊乱，造成胃动力不足，严重者会导致胃轻瘫。枳实消痞汤配合耳穴贴压对糖尿病胃轻瘫有显著的改善作用。

（二）抗肿瘤作用

研究表明，枳实中黄酮类化合物可通过上调 Bax 促凋亡蛋白和下调 Bcl-xL 抑凋亡蛋白诱导细胞凋亡，进而发挥抑制肿瘤细胞增殖作用。另有研究表明，枳实黄酮类化合物均可通过诱导癌细胞的凋亡、抑制癌细胞在肺中的增殖和转移等抑制非小细胞肺癌的增殖。此外，枳实粗多糖提取物可促进诱导型一氧化氮合酶（iNOS）、肿瘤坏死因子 α（TNF-α）、白介素 1β（IL-1β）和白介素 6（IL-6）的 mRNA 表达，具有较好的免疫增强作用，从而起到抗肿瘤作用。

（三）抗氧化作用

枳实黄酮能够缓解氧化应激导致的肺部功能障碍，改善肺部组织的病理学状况。枳实水提液在体内的 9 个主要代谢物（圣草酚、柚皮素、橙皮素、木犀草素、芹黄素、金圣草黄素、异野樱素、根皮素、香叶木素）可通过降低大鼠的血液内毒素和 TNF-α 水平发挥抗氧化作用。此外，枳实多糖类化合物在体内和体外也均具有较好的抗氧化活性。

（四）抗菌作用

研究表明，枳实挥发油中含丰富的单萜类化合物如 α-松油醇、芳樟醇、柠檬烯，对枯草芽孢杆菌 ATCC6633、肺炎克雷伯菌、鼠伤寒沙门菌、铜绿假单胞菌、荧光假单胞菌、金黄色葡萄球菌和大肠杆菌等均具有很好的抑制作用，其中对革兰阳性菌的抑制活性较革兰阴性菌强。另有研究表明，枳实挥发油对白色念珠菌、粪肠球菌和大肠杆菌等多种菌生物膜的生长也具有显著的抑制作用。

（五）抗炎作用

研究表明，枳实总黄酮提取物可通过抑制 COX-2、iNOS 及促炎细胞因子（如 TNF-α 和 IL-6）的表达，阻断脂多糖诱导小鼠巨噬细胞 RAW264.7 中的核因子 kB 和丝裂原活化蛋白激酶（MAPK）信号通路，最终发挥抗炎作用。

（六）促进脂质代谢作用

研究发现，枳实中黄酮类化合物可通过抑制 Akt 信号通路及 GSK3β 的磷酸化下调脂质聚集和脂质代谢相关基因的表达，最终抑制 3T3-L1 脂肪组织细胞分化，抑制脂肪生成。另有研究发现，枳实中的生物碱类化合物特别是辛弗林、N- 甲基辛弗林等都是非常强的脂肪分解剂，且副作用很小。

（七）抗抑郁作用

栀子枳实厚朴汤在慢性不可预测的轻度应激大鼠模型中可通过使下丘脑 - 垂体 - 肾上腺（HPA）轴功能恢复正常、增加海马脑源性神经营养因子（BDNF）的表达和促进海马神经发生，发挥抗抑郁作用。

（八）抗焦虑作用

研究表明，枳实挥发油可缓解慢性髓细胞样白血病（CML）患者骨髓抽吸之前的焦虑症状，具有抗焦虑作用。

（九）降血糖作用

枳实的环己烷部位可通过调节电压门控钾离子通道，驱使膜去极化，影响钙离子电流，刺激 NC1H716 细胞产生胰高血糖素样肽 -1（GLP-1），从而达到降血糖的作用。

（十）对心血管系统的改善作用

近年研究发现，冠心病患者支架术后，对药物的依从性不好，易导致支架术后再狭窄，心脉不通致心绞痛，枳实薤白桂枝汤加味明显改善冠状动脉循环，显著缓解冠心病支架后再狭窄心绞痛症状。枳实薤白桂枝汤还可通过抑制线粒体细胞色素C的释放抑制心肌细胞凋亡。此外，枳实薤白桂枝汤联合低分子肝素治疗肺栓塞疗效确切，有利于改善动脉血气，抗凝作用突出。

（十一）其他作用

枳实挥发油可降低大鼠胎儿胎盘重量和胎盘指数。枳实乙酸乙酯提取物表现出较高的黄嘌呤氧化酶抑制活性，具有抗高尿酸的作用。枳实果皮可降低丙氨酸转氨酶、天冬氨酸转氨酶、γ-谷氨酰转移酶、总胆红素、一氧化氮和硫代巴比妥酸反应物质的水平，从而有效调节胆管结扎诱导的肝脏损伤。非酒精性脂肪肝系一种与遗传-环境-代谢相关的肝脏良性病变，病情恶化可能进展为肝硬化、纤维化，而枳实消痞丸对脾虚气滞型非酒精性脂肪肝有显著的治疗作用，可减轻脂肪肝病变程度，延缓病情发展，对脾虚气滞型非酒精性脂肪肝有显著的治疗作用。

六、竹茹

（一）预防肥胖

研究了竹茹多糖（BSP）对小鼠因高脂膳食诱导的肥胖的功效进行研究。具体结果如下：①在未影响小鼠食欲的情况下，BSP可抑制小鼠因高脂肪饮食引起的体重过度增加，减少体内脂肪的堆积；而对NC喂养小鼠的体重和体积脂肪含量无显著影响。②BSP可有效地降低高脂肪饮食喂养小鼠的血脂含量，包括血清 Tg、T-CHO、LDL-C、FFA 的水平，而对普通饲料喂养的小鼠相关指标没有显著影响，且高低剂量的 BSP 均不能影响 HDL-C 水平。③ BSP 可显著（$P < 0.05$）改善高脂肪饮食诱导的胰岛素敏感性降低作用。④ BSP 对小鼠的活动能为、内脏外观及重量未产生明显的不良影响。综上所述，在未产生明显毒性及未影响食欲的情况下，BSP 可抑制小鼠因高脂膳食引起的体重过量增长、降低脂肪在体内的堆积及血清中的脂肪含量，并改善高脂肪饮食小鼠的族岛素敏感性。

（二）抑制慢性炎症

鉴于全身性慢性炎症在肥胖发生发展过程中的重要作用，通过测定试验动物脂肪组织中炎症因子和血清 LPS 水平、观察肠道上皮细胞部分形态结构来考察了竹茹多糖在抑制高脂肪饮食小鼠体内炎症的作用效果。结果归纳如下：①脂肪姐织中相关炎症因子（如 MCP-1，TNF-α，IL-1β，IL-6 等）的 mRNA 表达量的测定结果表明，竹茹多糖处理的高脂肪饮食喂养小鼠体内，脂肪细胞分泌的趋化因子 MCP-1 及脂肪组织中由巨噬细胞所分泌的炎症因子 TNF-α、IL-1β、IL-6 的 mRNA 表达量，与未处理组相比，均发生显著降低（$P < 0.05$）。②血清 LPS 含量检测试验表明，BSP 的干预降低了小鼠的血清内毒素含量，且高剂量组和低剂量组均达到了显著效果（$P < 0.05$）。③ LPS 易位主要由肠道麻障的损坏而引起的。通过电子显微镜对结肠上皮层进行组织学观察，结果直观地表明，BSP 的干预抑制了结肠上皮细胞微绒毛、细胞间紧密连接及线粒体等结构因高脂膳食造成的损伤。综上所述，竹茹多糖的干预降低了脂肪组织中的炎症因子表达量、血清中 LPS 水平并改

善了小鼠结肠上皮细胞的组织学形状。

（三）调节肠道菌群

竹茹多糖可在一定程度上增加了小鼠肠道中微生物的多样性并改善菌群的结构，促进有益菌的生长而抑制促肥胖细菌的生长，与上述 BSP 抑制高脂肪饮食喂养小鼠血清 LPS 含量增加、保护结肠上皮细胞结构的结果相呼应。

七、生姜

（一）抗氧化作用

王娜等经过比较后，选用 X-5 树脂对生姜黄酮进行了提取、分析和研究。结果表明，较低浓度下（＜ 0.125mg/mL）生姜黄酮清除自由基的能力较强（与同标准维生素 C 相当，甚至超过维生素 C），而且未纯化的生姜黄酮抗氧化活性要强于已经纯化的生姜黄酮。倪淑华等用生姜粉喂养大鼠，观察生姜的抗氧化作用。实验分普通对照组（基础饲料配方）、高脂对照组（高脂饲料配方）、0.5% 生姜组（高脂饲料 + 占饲料总量 0.5%的生姜粉）和 1.0% 生姜组（高脂饲料 + 占饲料总量 1.0% 的生姜粉）。结果显示，0.5% 生姜组和 1.0% 生姜组大鼠血清与高脂对照组大鼠血清比较，丙二醛（MDA）水平明显降低，血清硒（Se）含量和超氧化物歧化酶（SOD）、谷胱甘肽过氧化物酶（GSH-Px）活性均增高（$P < 0.01$）。这说明生姜具有非常强的抗氧化作用。张青等通过腹腔注射生姜水（100g 生姜粉溶于150mL 蒸馏水中；100g 生姜粉溶于 200mL 蒸馏水中）对 72 只小鼠（随机分实验组及阴性对照组）分别进行负重游泳、转轮

耐力及爬绳耐力实验（每项实验 24 只），并于 30 分钟后测试小鼠运动疲劳程度。结果显示，生姜水可显著延长小鼠负重游泳测试存活时间、转轮耐力时间和爬绳耐力时间（高浓度组优于低浓度组），差异有统计学意义（$P < 0.05$），说明生姜有显著的抗运动疲劳作用。

（二）抗炎作用

曾高峰等用 β 淀粉样蛋白（Aβ）制造阿尔茨海默病（AD）大鼠模型。随机分为两组，分别注射生理盐水和 Aβ 25–35；成功后，将后者再分 5 组，即生姜提取物低、中、高组，石杉碱甲组及对照组。各组分别给予相应药物，4 周后，用 NF–kB、IL–1β 免疫组化染色，比较大鼠炎症指标。最后得出生姜提取物在高剂量时能降低 AD 大鼠大脑中 NF–kB 和 IL–1β 表达，也就是说，生姜提取物在高剂量时可降低炎症反应。郝锋等将 100 例活动期类风湿关节炎患者随机平均分成两组，治疗组用隔姜灸（将生姜切成直径为 2 ～ 3cm、厚 0.2 ～ 0.3cm 的薄片，中间穿数孔，用精制艾绒 2g 制成直径为 1.5cm、高为 1.2cm 的圆锥体状艾炷。把艾炷放到姜片上，然后放在患者双侧的肾俞穴、足三里穴和阿是穴上，点燃。艾炷燃尽要换炷继续。每次每穴灸 3 个艾炷，以皮肤出现红晕不起疱为准，隔日 1 次。在此过程中，患者若感觉不适，可将姜片向上提起，或缓慢移动姜片）。对照组口服雷公藤多苷片。每组各随机分为 30 天 1 个疗程和 60 天 1 个疗程，均治疗两个疗程。最后结果显示，隔姜灸可明显降低患者关节疼痛、肿胀、压痛的个数与程度，明显缩短晨僵时间，在临床症状及症状总评分等指标上优于雷公藤多苷片（$P < 0.05$）。

（三）抑菌作用

张云玲等对生姜醇提物进行了抑制幽门螺杆菌的研究。研究表明，6-姜酚对体外抗幽门螺杆菌的作用很强，最小抑菌浓度为 1.00mg/mL，标准品 6-姜酚的最小抑菌浓度为 0.02mg/mL。机理可能是 6-姜酚与幽门螺杆菌生长所需酶发生了相互作用，抑制了幽门螺杆菌的生长。李静等比较了生姜和大蒜对痢疾杆菌、大肠杆菌、蜡样芽孢杆菌、金黄色葡萄球菌的抑菌作用。结果表明，大蒜对蜡样芽孢杆菌具有杀菌作用，对其他菌株表现为抑菌作用，抑菌时间长短：痢疾杆菌＞金黄色葡萄球菌＞大肠杆菌。生姜只在 1∶1 浓度和 1∶4 浓度时存在抑菌环，且抑菌效果与大蒜比较，有显著性差异（$P < 0.05$）。任玉锋等研究比较了生姜汁和大蒜汁对致灵武长枣病害的主要病原真菌（链格孢、粉红聚端孢、青霉属、黑根霉）的抑菌作用。结果显示，大蒜汁抑菌作用优于生姜汁，两者抑菌作用由难到易为黑根霉＞链格孢＞青霉属＞粉红聚端孢。

（四）止吐作用

陈苗等为缓解肿瘤患者化疗后的呕吐症状，对实验组与对照组进行了比较：实验组为每次化疗药物使用前 2 小时开始咀嚼鲜生姜片 20 ～ 50g，生姜味淡后吐出姜渣，再换一片，直至化疗结束；对照组不咀嚼生姜片，其余治疗均相同。结果发现，咀嚼鲜生姜片配合西药治疗呕吐的效果明显提高。此法还具有缓解口干、预防口腔溃疡的作用，且简单易行、安全可靠。

（五）抗肿瘤作用

张霖等用 MTT 比色法检测 A549 细胞增殖能力、原位末端 TdT 酶标记技术（TUNNEL）检测细胞凋亡的情况、光镜观察细胞的生长情况及形态学改变情况。结果发现，生姜醇提物作用于 A549 细胞后，与未做处理的 A549 细胞比较，对细胞生长具有抑制作用，并有量效关系存在，且生姜醇提物对诱导 A549 细胞凋亡也存在量效关系。最后得出结论，生姜醇提物具有抗肿瘤作用，可作为肺腺癌的治疗药物，其机制可能与其抗氧化及清除自由基的作用有关。

（六）降糖作用

秦燕弟等首先建立糖尿病肾损伤模型（小鼠尾静脉注射 2% 四氧嘧啶），而后通过灌胃给予生姜醇提物，与给予生理盐水的小鼠进行对照，14 天后断头取血检测。数据显示，生姜醇提物组小鼠的血糖、血清肌酐、尿素氮含量和肾组织丙二醛明显低于生理盐水组，而超氧化物歧化酶活力指标则相反（$P < 0.05$）。这说明生姜醇提物可降低小鼠血糖，且对糖尿病所致的肾损伤有保护作用。

（七）对胃黏膜的保护作用

丁顺等研究生姜粉对阿司匹林诱发大鼠胃黏膜损伤模型的胃黏膜保护作用。灌胃给药，实验分组为阿司匹林组、生姜粉组、阿司匹林＋生姜粉组及对照组。最后结果显示，生姜粉＋阿司匹林可明显改善阿司匹林引起的胃黏膜损伤，对胃黏膜有保护作用。

（八）生姜外用

黄庆亮总结多年工作经验发现，生姜外用对治疗感冒、慢性支气管炎、哮喘、风寒骨痛、关节疼痛、高血压、慢性咽炎、小儿遗尿、急性睾丸炎等都有不错的疗效。闫学红等总结了生姜的临床应用，其中外用可治疗腰麻和硬膜外麻醉术后尿潴留和烫伤、斑秃、面瘫等，效果满意。康晓利等自 1995 年开始采用皮肤针结合生姜外涂治疗斑秃，总有效率为 98%。方法：患者取坐位，将斑秃部位进行消毒处理，经针灸治疗 2～3 次后，用去皮的生姜对准出血部位涂擦 20～30 分钟，以局部有热感为度。隔日 1 次，7 次为 1 个疗程。潘丽英等自 2009 年 10 月至 2011 年 5 月对 118 例中的 60 例风寒感冒患者进行了背部刮痧加生姜外敷方法治疗（治疗组）。方法：患者去枕取俯卧位，背部经 75% 的酒精消毒及涂刮痧油后，依次按督脉、膀胱经的顺序刮痧，每处刮 8～10 次，以刮至部位皮肤红润充血或出现紫红色痧点、痧斑为度。刮痧完将姜汁涂在刮痧部位，将姜绒制成小锥体放在大椎、肺俞、脾俞、胃俞、肾俞等穴上，保暖 15～20 分钟。其余 58 例作为对照组，只接受单纯背部刮痧治疗，其他要求等同治疗组。治疗 1 次，24 小时后两组比较结果显示，背部刮痧加生姜外敷治疗风寒感冒比单纯背部刮痧起效更快、疗效更好（$P < 0.05$）。生姜还可以用于保鲜防腐，蒲雪梅等以生姜提取液和海藻酸钠为主原料制备涂膜剂，对红富士苹果进行保鲜实验；以蒸馏水和海藻酸钠单一涂膜处理为对照。在 0℃ 下贮藏，通过对其质量损失率、硬度、呼吸强度、可滴定酸、丙二醛和可溶性固形物含量的测定，分析复合涂膜剂的保鲜效果。结果表明，生姜提取液 – 海藻酸钠复合涂膜处理可

有效降低红富士苹果贮藏期间质量损失率及硬度的下降速度，较好地保持可溶性固形物、可滴定酸等营养物质的含量，减缓果实中丙二醛的积累，有效降低呼吸峰值（$P < 0.05$），并使呼吸高峰的出现推迟 15 天左右。用 10g/L 的海藻酸钠与 0.1g/mL 的生姜提取液制备复合涂膜剂，对红富士苹果进行处理，在红富士苹果贮藏 105 天后仍能保持较好的品质。

八、大枣

（一）增强免疫的作用

张庆等研究发现大枣中性多糖不仅对活化的和未活化的小鼠脾细胞有促进自发增殖的作用，且对具有培养反应的混合淋巴细胞有促进增殖的作用。张严英的研究也证明，给小鼠应用 100% 的大枣 8 小时和 50% 的大枣 16 小时后，体内单核 - 巨噬细胞系统的吞噬功能显著提高。苗明三等研究发现大枣多糖可使气血双虚型大鼠的胸腺皮质和脾小节明显增厚、增大，胸腺皮质淋巴细胞数和脾淋巴细胞增多，从而使胸腺和脾脏萎缩情况达到好转。蔡治华等则通过对小鼠口服 80% 乙醇提取的大枣多糖 16mg/kg，研究发现小鼠脾小结内部的淋巴细胞、鞘内淋巴细胞逐渐增多，呈现密集化，边缘区发生增厚，生发中心逐渐清晰，均表明了大枣能有效地促进小鼠脾细胞组织结构和免疫功能的改善。朱虎虎等给小鼠灌胃 100% 大枣汁可抑制放疗引起的小鼠胸腺和脾脏的萎缩，使胸腺皮质变厚，脾小结增大，减轻了由于放射引起的大鼠造血功能抑制，说明大枣对放疗小鼠免疫功能也具有一定的有保护作用。

（二）抑制肿瘤的作用

张庆等运用MTT法研究大枣中性多糖（JDP-N）对小鼠巨噬细胞分泌肿瘤坏死因子及其mRNA表达水平的影响，研究发现，大枣中性多糖无直接杀肿瘤细胞作用，但可通过免疫调节作用，平衡细胞因子和炎症介质的含量，发挥间接的抗癌作用。张仙土等通过对荷瘤BALB/c裸鼠注射不同剂量大枣多糖注射液发现，大枣多糖对S180瘤细胞具有一定的杀伤效应，且呈剂量依赖关系。罗莉等分析了给予大枣提取物的小鼠的DNA片段，证实了大枣提取物可以诱导肿瘤细胞死亡。万隆等通过制作肺癌小鼠模型，研究发现大枣提取物能明显增加调控细胞增殖的信号小分子在细胞间流通，对抗了癌细胞的大量增生。

（三）抗氧化作用

大枣多糖被认为是抗氧化的主要活性成分，李雪华等以抗氧化剂维生素C作为对照标准，研究发现在半仿生的生理条件下，大枣多糖的清除能力依次为：活性氧＞羟基自由基＞氧自由基，结果提示大枣多糖具有抗氧化作用。亓树艳等以山东大枣为研究对象，用体外清除羟基自由基的检测方法，发现清除率高达48.5%，进一步证实了大枣多糖具有抗氧化的作用。王留等在断奶仔猪的食物中添加了大枣多糖，发现断奶仔猪血液中红细胞和白细胞数量显著提高，同时白蛋白和血红蛋白的含量都有提高，总体抗氧化能力增强。赵文恩等也通过FRAP法测定大枣枣皮红色素的抗氧化能力，实验发现枣皮红色素中含有抗氧化活性成分，且与其抗氧化活性呈一定正相关。

（四）保肝作用

郎杏彩等采用 CCl_4 复制家兔化学性肝损伤模型，并用大枣煎剂喂养 1 周，发现家兔的血清总蛋白和白蛋白明显增多，说明大枣有保护肝脏的作用。张钟等以 CCl_4 复制家兔肝损伤模型，研究了不同剂量的大枣多糖对肝脏保护作用，结果表明 200mg/kg 和 400mg/kg 的大枣多糖均能显著降低模型家兔的丙氨酸转氨酶活力。另有实验也发现了大枣对扑热息痛、CCl_4 等引起的小鼠急性肝损伤的保护作用。

（五）抗过敏作用

高平等研究证明大枣具有抗过敏的作用，其机制可能是大枣可使白血球内 cAMP 含量增高，故口服含有大枣的方剂，其靶细胞内的 cAMP/cGMP 值均明显升高。王维有等利用 Elson–Morgan 法进一步证明了大枣中 cAMP 具有良好的抗过敏活性，其透明质酸酶抑制率达 96.2%。

（六）其他作用

除上述几种药理作用外，张钟等还做了大枣抗疲劳的有关实验，发现大枣具有明显的抗疲劳作用；朱虎虎等对大枣的抗疲劳作用做了相关的报道。此外，张国辉等还做了大枣发酵液延长小鼠对缺氧的耐受时间的实验，表明了大枣具有良好的抗缺氧作用。还有报道认为大枣汁对高脂血症小鼠的血脂水平具有显著的改善作用。大枣其味甘、性平，是常用的药食同源中药，具有补气健脾、养心安神的功效，在《本草纲目》早有记载，在我国的传统用药方法中，常与生姜合用。

在《金匮要略》《医宗金鉴》《本经疏证》等医学古籍中记载了大量的有关大枣的药方，足以说明大枣在我国传统中医药应用领域具有十分重要的位置。在现代医学中，很多医学家和科学家应用现代科学技术对大枣当中的成分进行了大量的科学实验和分析，将大枣中含有的各个成分提取分离，并对每一个成分的药理作用进行了研究。日本学者丁宗铁博士等通过研究发现，大枣中所含的环磷酸腺苷（cAMP）浓度是其他生药的1000倍左右，这个发现，可以作为大枣在临床配伍治疗支气管哮喘的依据之一。大枣中含有大量的防止出血的芦丁，其是临床上辅助治疗高血压、血小板减少症和败血症等疾病的活性物质。大枣中的多糖具有抑制肿瘤，在临床上具有抗癌的临床作用。由于大枣具有抗过敏作用，在临床上常被用来治疗单纯性和过敏性紫癜。此外，大枣中含有大量的维生素 C，它不仅具有抗坏血酸的作用，还可促进肠内铁的吸收和四氢叶酸的生成，在机体氧化还原代谢反应中发挥重要的调节作用；维生素 B_2 是机体生物氧化不可或缺的维生素，缺乏可引起口、眼和外生殖器部位的炎症。因此，用大枣进行辅助治疗这些疾病，都可获得相对满意的效果。另外，大枣还具有延缓衰老、抗氧化、提高免疫等作用，在临床中对高血压、高胆固醇、心源性休克、糖尿病等疾病具有较好的疗效，且大枣中含有的各种氨基酸对人体的生命活动具有重要作用。

【参考文献】

[1] 李岩，郭桂珍，郭洋 . 温胆汤临床应用及药理实验研究进展 [J]. 内蒙古中医药，2013，32（23）：114-115.

[2] 吴惠君，欧金龙，池晓玲，等 . 陈皮药理作用研究概述 [J].

实用中医内科杂志，2013，27（17）：91-92.

[3] 龚道锋，王甫成，纪东汉，等.中药半夏化学成分及其药理、毒理活性研究进展 [J].长江大学学报（自科版），2015，12（18）：77-79.

[4] 岳美颖.茯苓主要药理作用及临床应用 [J].亚太传统医药，2016，12（7）：68-69.

[5] 姜雪，孙森凤，王悦，等.甘草药理作用研究进展 [J].化工时刊，2017，31（7）：25-28.

[6] 曲中原，冯晓敏，邹翔，等.枳实研究进展 [J].食品与药品，2017，19（6）：455-459.

[7] 金露.竹茹多糖预防小鼠膳食诱导型肥胖及调节其肠道菌群的功效研究 [D].浙江大学，2017.

[8] 王姝，梁翠茵.生姜药理作用的研究进展 [J].卫生职业教育，2014，32（22）：148-150.

[9] 吴国泰，何小飞，牛亭惠，等.大枣的化学成分、药理及应用 [J].中国果菜，2016，36（10）：25-28.

第八章　成分炮制研究

第一节　中药药材的成分研究

一、陈皮

（一）黄酮类化合物

黄酮类化合物主要以糖苷或苷元的形式存在，包括黄酮、橙皮苷、新橙皮苷及柚皮苷等化合物。陈皮中的黄酮类提取也是至关重要的一步，张锐等实验证明采用亚临界水提取法可提高橙皮苷溶出率并降低提取时间。黄酮类化合物是陈皮最主要的有效成分。

（二）挥发油

陈皮中的挥发油是一种混合物，其中主要包括柠檬醛、右旋柠檬烯、橙皮苷、川皮酮和肌醇等，挥发油占陈皮化学成分的 1.9%～3.5%，是陈皮主要有效成分之一，它具有重要的药理研究意义。挥发油有抗氧化、平喘和促进消化液分泌等作用。

（三）生物碱

辛弗林是柑橘皮中的一种生物碱，并且已经确定辛弗林是柑橘皮中含量最高的生物碱。除此之外，柑橘皮中还有一种主要的生物碱是 N- 甲基酪胺。生物碱辛弗林有收缩血管升高血压的作用。因为辛弗林可以加快热量的消耗，加速新陈代谢，还没有任何的不良反应，已经被使用到减肥的保健品中了。

（四）多糖

陈皮多糖是比较难提取的成分，用热水浸提法最多可提取6.01%，且不同品种的陈皮所含的多糖含量有显著性差异，同样陈皮多糖和黄酮类相似，都具有抗氧化和抗肿瘤等作用。

（五）其他成分

果胶和色素也是陈皮的有效成分，并且果胶能够降低器官内脂质物的沉淀，所以陈皮对高脂食品引起的动脉硬化有比较好的作用。

二、半夏

（一）氨基酸类

李先端等利用氨基酸分析仪进行测定，发现半夏中含有谷氨酸、甘氨酸、丙氨酸、亮氨酸、异亮氨酸、赖氨酸、组氨酸、精氨酸等 16 种氨基酸，其中 7 种为人体必需的氨基酸。

（二）有机酸及油脂类

吴皓等在对半夏醇提物的分离提取过程中得到的水溶性成分进行分析，发现其主要有琥珀酸、棕榈酸等有机酸。张科卫等研究半夏药材中的脂肪酸成分，通过对样品进行分析，从而鉴定出亚油酸、十六烷酸、油酸、十五烷酸、花生酸、山酸等脂肪酸。刘布鸣等用乙醚加热回流从中药水半夏中提取挥发油，对挥发油化学成分进行分析鉴定，发现水半夏挥发油主要化学成分为脂肪烃类和脂肪酸类。

（三）刺激性成分

吴皓等采用溶剂提取法、X–衍射、电镜扫描、氧化还原滴定及紫外分光光度法等方法，研究发现半夏中含有的草酸钙针晶为半夏的刺激性成分之一，其晶形、含量与半夏的刺激性有关。同时经炮制后，晶形发生变化，含量急剧下降，刺激性明显减弱，最终证明半夏中所含的草酸钙针晶为半夏的刺激性成分之一。

（四）其他成分

杨虹等采用硅胶柱、凝胶柱色谱法等方法，从半夏中分离到15种化合物，分别为大黄酚、丁二酸、对二羟基苯酚、羟甲基糠醛、邻二羟基苯酚、β–谷甾醇及胡萝卜苷等。

三、茯苓

（一）三萜类

茯苓中三萜类物质骨架有 6 种类型：羊毛甾烷型、齿孔甾烷型、7，8-脱氢羊毛甾烷型、羊毛甾-7，9（11）-二烯型、开环羊毛甾烷型、开环齿孔甾烷型。其中有活性的三萜类化合物有 18 个，根据结构分为 7 种类型：羊毛甾-8-烯型三萜、羊毛甾-7，9（11）-二烯型三萜、3，4-开环-羊毛甾-8，11-烯型三萜、3，4-开环-羊毛甾-8-烯型三萜、三环二萜类、齐墩果烷型三萜、羊毛甾-8-烯型三萜。

（二）多糖类

茯苓主要化学成分多糖占茯苓菌核干重的 70% ～ 90%。从茯苓中分离出的很多种多糖类成分会出现同物异名的现象，因此多糖的结构研究是确定多糖构效关系的关键。茯苓多糖的主要成分为茯苓聚糖（pachyman），其结构为 β-（1，3）-葡萄糖聚合体。

（三）其他成分

除了三萜类和多糖外，茯苓还含有其他多种成分，如钾、钙、镁、铜等。

四、甘草

甘草的主要成分为三萜皂苷类（主要是甘草酸）、黄酮类、香豆素类、生物碱类、多糖类和氨基酸等，三萜皂苷和黄酮类是其主要活性成分。

（一）三萜皂苷类

甘草的根和根茎中存在多种三萜皂苷，如甘草酸、甘草次酸、甘草内酯及异甘草内酯等。甘草酸是甘草的甜味成分，主要存在于甘草的根茎和根部，是甘草的主要成分，由甘草次酸及2分子葡萄糖醛酸所组成。甘草甜素可能以钾盐或钙盐形式存在于甘草中。新疆产乌拉尔甘草、光果甘草含甘草酸量最高，而其他产地相对较低。甘草酸量在不同种类中也不同，乌拉尔甘草中含量最高，并与光果甘草、胀果甘草和黄甘草呈显著差异。刘育辰等分别采用体积分数为95%、50%的乙醇水溶液对豆科植物甘草进行提取得到浸膏，利用硅胶、Sephadex LH-20葡聚糖凝胶、RP-18、MCI等柱色谱分离纯化，根据理化性质和波谱学数据进行结构鉴定，共得到了33种化合物，并首次从甘草中分离到白桦脂酸和齐墩果酸。

（二）黄酮类

甘草中的黄酮大致可分为水溶性黄酮和脂溶性黄酮。甘草黄酮类成分因连有异戊烯基后会使得其脂溶性增加。目前，从甘草属植物中已发现黄酮及其衍生物300多种，它们的基本母核结构类型有15种，其中包括黄酮、异黄酮、查尔酮、双氢黄酮、黄酮醇、双氢黄酮醇、双氢异黄酮、异黄烯、异黄烷等。李宁等采用反复硅胶柱色谱、聚酰胺柱色谱、Sephadex LH-20凝胶柱色谱等方法进行分离纯化，并通过理化常数测定与光谱分析鉴定等方法，测定了新疆胀果甘草化学成分中含有大量黄酮类。

（三）其他类

孙润广等用原子力显微镜（AFM）对甘草多糖的微观结构进行观察，发现甘草多糖主要由葡萄糖、阿拉伯糖和半乳糖组成。孙鹏用回流法提取甘草中的有效成分，并通过采用硅胶柱色谱和 Sephadex LH-20 柱色谱分离化合物，运用理化性质和波谱技术确定所得化合物的结构，得出结论：甘草中富含黄酮、香豆素类成分。

五、枳实

（一）黄酮类成分

黄酮类成分是枳实理气行滞、祛痰消积的重要药效物质基础，含量较高，占 5%～28%。主要有橙皮苷、橙皮素、柚皮苷、柚皮素、新橙皮苷、柚皮芸香苷、红橘素、野漆树苷、忍冬苷、枸橘苷、圣草枸橼苷、橙皮素 7-O-β-D- 葡糖苷等二氢黄酮类成分和橘皮素、川陈皮素、5,7,8,4'-四甲氧基黄酮、5- 降甲基蜜桔黄素等多甲氧基黄酮类成分。

（二）挥发油类成分

袁伟彬等对枳实挥发油进行了研究，发现了 19 个挥发油类化合物，包括 α-崖柏烯、α-蒎烯、莰烯、β-蒎烯、β-月桂烯、α-水芹烯、α-松油烯、对异丙基甲苯、柠檬烯、罗勒烯、γ-松油烯、α-异松油烯、β-松油醇、4-松油醇、α-松油醇、δ-榄香烯、β-榄香烯、β-石竹烯、金合欢烯。Ariza 等研究发现，枳实叔丁基甲基醚提取物中存在较高量的柠檬醛。

（三）生物碱类成分

生物碱类为枳实强心、升压、抗休克和利尿的重要成分，主要包括辛弗林、N-甲基酪胺、乙酰去甲辛弗林、去甲肾上腺素、喹诺啉和那可汀等。

（四）其他成分

枳实还含 5，7- 二羟基香豆素、5，7- 二羟基香豆素、5-O-β-D- 吡喃葡糖苷、3，5- 二羟基苯基 -1-O-β-D- 吡喃葡糖苷、马尔敏、东莨菪内酯、胡萝卜素、核黄素、腺苷、γ- 氨基丁酸等成分。

六、竹茹

从慈竹茹 Sinocalamus afinis 茎的乙醇提取物的乙酸乙酯萃取部分中分离得到 15 个化合物，这些化合物均为首次从慈竹属植物中分离得到。

七、生姜

（一）挥发油

生姜的挥发油是一种与水不相溶的油状液体，主要是通过水蒸气蒸馏法、超临界 CO_2 流体萃取法和冷榨法等方法提取得到的萜烯类挥发性化学成分，已检出的挥发油组分主要包括碳氢化合物、醇类、酶类和醛酮类等，其中单萜烯和氧化单萜烯是最具特征性的化合物群类。汪晓辉等发现干姜和生姜挥发油

主要含有 α–姜烯。姜精油是生姜挥发油的产品实现形式，从姜根茎中用水汽蒸馏的方法提取获得，几乎不含高沸点成分，具有浓郁的芳香气味，主要用于食品及饮料的加香和调味。如今已发现姜精油中有 100 多种组分，其中单萜烯组分被认为对姜的呈香性贡献最大。氧化倍半萜烯含量较少，但对姜的风味特征贡献较大。由于不同提取方法所得的姜油得率及化学成分差异较大，因而生产实践中可根据不同的应用目的，采用不同的姜精油提取方法。

（二）姜辣素

姜辣素是姜中的辣味成分，是多种物质构成的混合物。张杰等从生姜提取物（醇提）中分离得到了 7 个化合物，主要为姜辣素和副姜油酮等类型。姜酚是生姜中的主要活性成分，主要包括 6- 姜酚、8- 姜酚、10- 姜酚、12- 姜酚、甲基 –6- 姜酚等 10 余种成分；不同成分的分子结构类似，均具有 β – 羟基酮结构。而 6- 姜酚含量最高，生物活性也最强，因此普遍常将 6- 姜酚作为评价生姜品质的客观指标。姜酚的现代药理研究表明，姜酚具有抗氧化、抑制前列腺素（PGs）生成、抗凝血、抗血小板聚集、抗肿瘤、抗溃疡和抗炎等活性。

（二）二苯基庚烷二苯基

庚烷也是生姜的代表性活性成分群，是多酚类物质。何文珊等研究发现生姜的极性分离部位是主要的抗氧化活性组分；杨雷香等从生姜根茎中分离得到了二苯庚烷类化合物并系统研究了其抗氧化活性，研究结果表明，生姜的二苯基庚烷类化合物在抗氧化方面具有明显的两重性，存在特异的抗氧化活性，也具有明显的细胞毒性作用。

（四）黄酮类化合物

黄酮类化合物是植物中大量存在的生物活性化合物，大量实验研究发现黄酮类化合物大多数具有抑制氧化损伤、抗自由基损伤、抑制病原微生物、延缓衰老等多种药理活性。生姜含有丰富的黄酮类化合物，比如 5- 羟基、7- 羟基双氢黄酮，而目前已有较多的黄酮提取方法应用于生姜黄酮的提取，如热水提取法、有机溶剂提取法、碱液提取法、大孔树脂吸附法、酶提取法、微波辅助提取法等。

八、大枣

（一）三萜类化合物

张荣泉等先后分离到了三萜类化合物。发现该类化合物通过抗补体作用，促进淋巴细胞增殖和巨噬细胞功能而具有免疫调节作用，通过抑制 COX-1、COX-2 活性而具有抗肿瘤活性，故可以作为肿瘤细胞增殖抑制剂，或作为抗肿瘤药物先导化合物。

（二）皂苷类化合物

Yoshikawa K 等人分离出枣树皂苷 I ～ VI（Ju-jubasaponin I ～ VI），大枣皂苷 I ～ III（Ziziphus saponin I ～ III），Ziziphin 和酸枣仁皂苷 B（Jujuboside B）。这些皂苷类成分多集中在枣的叶中，以达玛烷型三萜皂苷为主。糖多在皂苷 C-3，C-20 位取代其他基团，糖主要有 D- 葡萄糖、D- 半乳糖、D- 木糖、L-

鼠李糖、L-6-脱氧塔络糖、L-阿拉伯糖和乙酰鼠李糖等。揭示出这些皂苷类化合物能够提高人体对蔗糖溶液味感的阈值起到甜味抑制作用，可以作为甜味抑制剂产品的原料进行开发。

（三）生物碱类化合物

环肽类和异喹啉类生物碱是在大枣中发现的主要生物碱类型，主要分布于根皮与干皮部位。自 20 世纪 80 年代以来，十三元环的间柄型和十四元环的对柄型环肽类生物碱骨架在大枣中不断被发现。

（四）黄酮类化合物

黄酮类化合物是大枣的化学成分之一，牛继伟首次从大枣中分离出槲皮素（Quercetin）。这些黄酮类化合物对血管有舒张作用，能拮抗血小板活化因子作用，可清除自由基，抑制生物膜上不饱和脂肪酸的过氧化而具有抗氧化作用，同时可延长戊巴比妥干预睡眠时间起到镇静作用，这与大枣的养血安神作用相一致。

（五）糖苷类化合物

Okamura 等分离出了 5 个糖苷类化合物，经研究具有降压镇静的作用。

（六）核苷类化合物

现代药理研究表明，大枣中还富含环核苷酸。据测定，果肉中环磷酸腺苷（cAMP）和环磷酸鸟苷（cGMP）含量是所有已测动植物材料中最高的，分别为 $100 \sim 500\text{nmol/g}$ 鲜重和

30～40nmol/g 鲜重。除此之外，在大枣果肉中科研人员还发现了次黄嘌呤、鸟苷、鸟嘌呤、尿苷、胞苷、腺嘌呤等核苷及碱基类化学成分。大枣中的环磷酸腺苷是人们身体中的一种重要生理活性物质，能抑制血小板聚集，改善心肌营养，增强心肌收缩力，减轻疲劳，增强人体肌力；可抑制癌细胞的生长，并能使部分癌细胞恢复正常。

（七）糖类化合物

鲜枣的总糖含量为 30%～40%，水溶性糖以 D- 葡萄糖为主。另外，还有其他的如 D- 果糖、蔗糖以及由葡萄糖和果糖组成的阿聚糖、低聚糖、半乳醛聚糖等。Masashi T 等人从日本大枣中分离出了两个多糖，分别为中性多糖和酸性多糖，它们都是由不同糖按不同比例组成。Noriko S 等人分离出一种叫作枣属果胶 A 的类似酸性多糖，分子量为 263000。阿拉伯糖、核糖、甘露糖、半乳糖、鼠李糖和葡萄糖等共同组成大枣中的低聚糖。多糖类被证明有免疫调节、抗氧化、抗衰老、补血、保肝、抗肿瘤等作用。

（八）蛋白质、氨基酸类化合物

据王葳等人报道，大枣中含有苯丙氨酸、丙氨酸、甘氨酸、谷氨酸、谷酰胺、缬氨酸、精氨酸、赖氨酸、亮氨酸、脯氨酸、丝氨酸、天门冬氨酸、天门冬酰胺等多种氨基酸。另外，大枣中蛋白质含量丰富，高于苹果和梨，分别为 1 倍和 10 倍；干果蛋白质含量为 2.8%～3.3%，其中包括人体不能合成的苯丙氨酸、蛋氨酸、缬氨酸、亮氨酸、异亮氨酸、酪氨酸、赖氨酸等和幼儿不能合成的氨基酸精氨酸、组氨酸等。

（九）维生素类化合物

素有"天然维生素丸"之称的大枣富含维生素 A、B、C，其中维生素 C 含量是苹果和葡萄的 70～80 倍。

（十）有机酸类化合物

据王葳等人报道，大枣中含有油酸、亚油酸、肉豆蔻酸、棕榈酸和硬脂酸等。此外，还含有苹果酸、酒石酸、儿茶酸。

（十一）甾体类化合物

大枣中分离得到的甾体类化合物除了 β–谷甾醇（β–Sitosterol）、豆甾醇（Stigmasterol）、3β，6β–豆甾烷–4–烯–3，6–二醇外，牛继伟还首次从大枣中分离得到胡萝卜苷（Daucosterol）。

（十二）其他类化合物

从大枣树皮中 Malik A 等人分离出一个 Proanthocyanide 原花青素低聚物。另外，大枣含钙、磷、铁、钾、镁、锰、铝等矿质元素 36 种。

第二节 中药药材的含量测定

一、陈皮

（一）分光光度法测定陈皮中总黄酮含量

分别按照直接测定法、碱液显色法、硝酸铝显色法、三氯化铝显色法、二甘醇显色法等 5 种分光光度法处理后的标准比色液和陈皮样品比色液，在 λ200 ～ 600nm 波长范围内进行光谱扫描。通过对比分析光谱扫描曲线，确定较优方法。结果：经直接测定法和碱液显色法处理后的标准比色液和陈皮样品比色液的光谱扫描曲线相似度高，特征峰重叠，其波长分别为 λ285.5nm 和 λ286nm。方法学考察和案例验证结果表明，这两种方法误差小，准确性好，均适宜用于陈皮总黄酮检测，其他 3 种方法则不适宜。植物中黄酮类物质种类繁多，理化性质也各有差异，而分光光度法专一性差，同样的方法用在不同的产品上，其检测结果差异很大，必须根据不同植物产品所含黄酮类物质的特点，对方法的适宜性进行研究分析，才有可能得到较为准确的检测方法。5 种分光光度法中，只有直接测定法和碱液显色法适宜用于陈皮总黄酮的检测。

（二）HPLC 法测定陈皮素和橙皮苷含量

用 70% 的乙醇回流提取，采用 HPLC 法测定陈皮素和橙皮苷的含量。橙皮苷采用甲醇 – 醋酸 – 水（35：5：60）流动相，检测波长为 284nm，柱温为 30℃，流速为 0.8mL/ 分钟；

陈皮素采用 0.05% 磷酸 – 乙腈（45：55）为流动相，检测波长为 335，柱温为 35℃，流速为 0.8mL/分钟。结果：橙皮苷线性方程为：$Y1=2.95×106X1+3.46×104$（r=0.999 9），线性范围为 0.74 ～ 7.4μg/mL；陈皮素线性方程为：$Y2=5.68×106X2-1.16×105$（r=0.999），线性范围为 0.174 ～ 1.740μg/mL。测得的陈皮中橙皮苷、陈皮素含量分别为 3.619g/100g 药材、0.331g/100g 药材。结论：此方法简便、快速、准确可靠，可作为陈皮药材的质量控制方法。陈皮中所含的有效成分颇多，但橙皮苷为其主要成分，在某种程度上能够反映陈皮药材质量的好坏。在溶剂提取方面，本实验组做了预实验，采取了甲醇、70% 乙醇、水为溶剂进行探索，结果：70% 乙醇提取方法的提取率较好，故采用 70% 乙醇作为提取溶剂。本文采用的是单泵，未能进行梯度洗脱，若实验室条件适合，可选用双泵液相进行梯度洗脱，能同时测定橙皮苷和陈皮素两种成分的含量，做到更简便、快速、经济、省时。

（三）液相色谱法测定新会陈皮中苯氧威残留量

对新会陈皮进行粉碎、提取、石墨碳/氨基复合固相萃取小柱净化处理后，用液相色谱仪测定苯氧威含量，运用紫外光谱图和保留时间定性、外标法定量，优化并验证检测方法。实验结果表明，使用 Thermo Syncronis C18 色谱柱，在梯度洗脱的条件下测定新会陈皮中苯氧威残留量，线性范围：0.1 ～ 500μg/mL，相关系数为 0.9998，检出限为 0.02μg/mL，加标回收率为 90% ～ 104%，测定结果的相对标准偏差为 1.4% ～ 4.6%。该方法线性范围宽、重现性好、准确度高，适用于新会陈皮中苯氧威残留量的检测。

二、半夏

（一）半夏生物碱的含量测定

提取半夏生物碱并测定其含量，以呕吐相关受体激动剂乙酰胆碱（Ach）、组胺磷酸盐（His）、5- 羟色胺（5-HT）、多巴胺（DA）为工具药，以豚鼠离体回肠收缩张力为指标，观察半夏生物碱对离体回肠运动的影响。以盐酸麻黄碱标准品浓度为横坐标，吸光度为纵坐标，求得直线回归方程为：$Y = 0.157+0.072X$，$r = 0.989$，表明盐酸麻黄碱在 $1.64 \sim 8.2\mu g/mL$ 范围内与吸光度的线性关系良好。半夏药材中生物碱含量为 0.020%；稳定性实验结果表明，待测样品在 5 小时内稳定，其 $RSD = 0.25\%$；精密度实验结果表明，所用仪器精密度准确，$RSD = 0.12\%$；加样回收实验结果，平均回收率为 99.62%，$RSD = 3.76\%$，表明该方法测定半夏中生物碱含量结果准确可靠。本实验结果表明，半夏生物碱可抑制肠管的自主收缩，能够拮抗 Ach、5-HT、His 3 种工具药的兴奋肠管作用及多巴胺的松弛肠管作用。由此说明，半夏生物碱的止吐作用可能是通过阻断肠平滑肌上的 M 受体、H1 受体、5-HT 受体、DA 受体，也可能是对肠管平滑肌的直接抑制作用，其止呕机制有待进一步深入探讨。

（二）R P-HPLC 法测定草酸、柠檬酸、果酸、琥珀酸含量

采用 Gemini-C18（4.6mm×250mm，5μm）色谱柱，以 $0.03mol \cdot L-1$ 磷酸二氢铵缓冲液（以磷酸调节 pH=2.0）- 甲

醇（97：3）为流动相，流速 0.8mL·min-1，柱温 30℃，检测波长 210nm。结果：草酸、柠檬酸、苹果酸和琥珀酸的线性方程分别为 Y=1.194×104X+1.938×103（r=0.9995），Y=291X+263（r=0.9996），Y=7.446×103X+260（r=0.9999），Y=2.332×103X−1.727×103（r=0.9996），它们的质量浓度分别在 2.28 ～ 36.48、12.32 ～ 197.1、2.62 ～ 41.86、12.56 ～ 201.0μg·mL−1 范围内线性关系良好，低、中、高浓度平均加样回收率（n=9）在 96.9% 与 98.0% 之间。10 个不同产地半夏 4 种有机酸的总含量在 0.295% ～ 2.086%。结果发现：草酸、柠檬酸、苹果酸、琥珀酸 4 种有机酸为不同产地半夏药材中的共有成分，各个产地之间有机酸的含量差别较大。以该方法分别测定各有机酸的含量，相对电位滴定法测定总有机酸含量更加具体和明确，质量控制方法更加科学，可为半夏药材的质量控制提供一定的依据。同时在色谱图中作者还发现，除目前已测定的 4 种有机酸外，还有其他较大色谱峰，提示可能还含有其他有机酸。作者拟在下一步的研究中确定未知成分，以便更全面地测定半夏中总有机酸的含量。

（三）HPLC 法测定半夏中鸟苷和尿苷含量

收集 10 个不同产地半夏药材，采用 HPLC 法测定半夏中有效成分鸟苷和尿苷含量，Hypersil ODS（5μm，4.6mm×250mm）色谱柱，柱温：25℃，流动相：水：甲醇 =95：5，检测波长 254nm，流速 1mL/分钟。结果：鸟苷在 0.33μg/mL ～ 26μg/mL 与峰面积线性关系良好（r=0.9997，$P < 0.0001$），尿苷在 0.35μg/mL ～ 28μg/mL 与峰面积线性关系良好（r=0.9999，$P < 0.0001$）。10 种不同产地半夏中，两种核苷含量之和大

小为：甘肃清水＞甘肃天水＞甘肃西和＞四川南充＞重庆垫江＞四川西昌＞湖南邵东＞贵州威宁＞贵州水城＞云南文山。不同居群半夏中均含有鸟苷和尿苷两种成分。从东南到西北，半夏中的核苷含量逐渐增加。又由统计分析结果可看出，10个不同产地半夏的尿苷和尿苷总含量差异性有统计学意义（$P < 0.01$），而单个的鸟苷含量或尿苷含量也有一定的差异性（$0.01 < P < 0.05$），表明半夏中的核苷含量与地域有较大关系。

三、茯苓

（一）一测多评法测定茯苓中4种三萜类成分含量

以茯苓酸为内参物，建立其与去氢茯苓酸、去氢土莫酸和松苓新酸的相对校正因子（f）与相对保留时间，计算3种成分的含量，实现一测多评，并将一测多评法测得的结果与外标法比较，验证一测多评的可行性。结果：17批不同产地茯苓样品中4个活性成分，采用f的计算值与外标法的实测值之间无显著性差异，其上述4种三萜类成分的平均加样回收率分别为91.77%、89.43%、102.41%、104.85%，RSD分别为2.73%、1.98%、2.01%、2.42%，表明方法的准确度良好。结论：在对照品缺乏的情况下，以茯苓酸为内参物同时测定去氢茯苓酸、去氢土莫酸、松苓新酸的含量是可行的，一测多评法可用于茯苓中三萜类成分的定量评价研究。本研究选用对照品相对易得且化合物性质相对稳定的茯苓酸为内参物，建立了该成分与茯苓中去氢土莫酸、去氢茯苓酸、松苓新酸的相对校正因子。并通过对17批不同产地茯苓药材与饮片的测定，验证了茯苓中4种三萜成分QAMS测定的准确性，为茯苓的质量控制提供了参考方法。

（二）茯苓中茯苓多糖的含量测定

采用正交试验设计对影响茯苓多糖提取的因素（超声时间、料液比、提取温度、提取时间）进行优化；以葡萄糖为对照品通过苯酚硫酸法测定茯苓多糖的含量；高效尺寸排阻色谱－多角度激光光散射－示差折光联用（HPSEC-MALLS-RI）测定其分子量及其分布。结果：茯苓多糖的最佳提取工艺为超声时间 30 分钟，液料比 1：50，提取温度 100℃，提取时间 4 小时；茯苓多糖含量为 93.5%；测得茯苓多糖组分 A 的重均分子量为 $4.671×10^6$（±1.003%）Da，分子量分布为 12.3%，组分 B 的重均分子量为 $6.144×10^4$（±2.466%）Da，分子量分布为 87.7%。由于超声作用引起的机械震荡和空化效应产生的微射流，会促进提取剂固体表面扩散以及多糖分子从固体主体流向液相主体，从而提高了液相体积的效能，这种方法不仅不会改变有效成分的结构，还缩短了提取时间，提高了提取效率，节省了能源，已经得到广泛的应用。本研究是在超声辅助的基础上采用热水提取法，通过正交试验对水溶性茯苓多糖的提取工艺进行了优化，得到了最佳提取工艺。但是经过优化后的工艺提取率仍然很低，经查阅的文献上报道，运用微波、酶法等方法提取水溶性茯苓多糖的得率也不高，制约了茯苓溶性多糖的进一步研究、应用和工业化生产，因此，考虑利用其他提取方法来获得更高的提取率。

（三）ICP-MS 法测定茯苓中无机元素含量

采用微波消解－电感耦合等离子体质谱法（ICP-MS）对茯苓中的无机元素进行全定量分析。应用 MPP（12.6）软件对数据进行主成分分析（PCA）及聚类分析，SPSS 17.0 软件对元素含量的相关性进行分析。结果：含量测定结果表明茯苓中各无机元素的含量随原子序数增大呈现相似的规律性分布；主产地的茯苓中无机元素含量高于其他产地。主成分分析和聚类分析表明，两种药材间无机元素的含量差异大，云南、广西与贵州茯苓间无机元素的含量相近，湖南与安徽茯苓间无机元素含量相近。相关性结果表明，茯苓中有 55 对元素具有相关性（$P < 0.05$），有 121 对元素具有显著相关性（$P < 0.01$）；常量元素 Mg 与 Na、K 显著相关，绝大部分的微量元素之间具有显著相关性；常量元素与微量元素之间也具有显著的相关性。结论：该方法适合茯苓药材中多种元素含量的同时测定；药材的种属亲缘关系及药材的资源品质与地域性密切相关；药材对无机元素的吸收具有选择性，其吸收比例可能与药材的药理活性及强弱有关。

四、甘草

（一）"一测多评"法测定甘草中 6 种有效成分含量

采用 HPLC 测定甘草中 6 种成分的含量，流动相乙腈（A）–0.1% 磷酸水溶液（B）梯度洗脱（0 ～ 20 分钟，90% ～ 68%B；20 ～ 45 分钟，68% ～ 30%B；45 ～ 75 分钟，30% ～ 5%B），检测波长（0 分钟，275nm；32 分钟，250nm；33.5 分钟，300nm；34.5 分钟，360nm；53 分钟，280nm；55 分钟，270nm；57.5 分钟，265nm）。以甘草酸为内标物，测定与甘草苷、甘草素、异甘草素、甘草次酸、甘草查尔酮 A 的相对校正因子，计算甘草中 6 种成分含量，并比较"一测多评"法的计算值与外标法实测值的相似度。

结果："一测多评"法和外标法测得的甘草苷、甘草素、异甘草素、甘草查尔酮 A 及甘草次酸的含量相似度均为 0.9999，"一测多评"法的计算值与外标法的实测值间无显著性差异。结果：甘草酸为甘草中主要有效成分，且其对照品容易得到，故被选为内标物，利用"一测多评"法测量甘草中其余 5 种有效成分；在建立甘草酸与其余 5 种有效成分间的相对校正因子时，考察了不同色谱柱、不同液相色谱体系的影响。结果表明，"一测多评"法与外标法得到的含量值之间无显著差异，说明建立的校正因子具有较好的可信度，"一测多评"法可以在对照品缺省的情况下实现定量分析和质量控制。

（二）高效凝胶色谱法测定甘草多糖分子测定

利用高效凝胶色谱法测定甘草多糖的分子量及分子量分布；色谱柱为 TOSOH TSK gel G4000 PWXL 凝胶色谱柱，检测器为示差折光检测器，流动相为 0.7% 硫酸钠水溶液，柱温 35℃，流速为 0.8mL/ 分钟，进样量 20μL。结果：6 批样品的重均分子量为 $8.0 \times 10^4 \sim 1.0 \times 10^5$，线性关系良好，精密度、重复性均良好。结论：本实验方法操作简便、快速、准确，为甘草多糖规模化生产的质量控制提供了参考。6 批甘草多糖的重均分子量差异较大，可能与甘草原料、醇沉浓度、烘干温度、放置时间等条件有关。因此，建立一套简便、准确的甘草多糖分子量测定标准，对今后生产及对产品的质量控制提供了保障。甘草多糖在水溶液的状态下，其分子量会随着时间而逐渐降低，可能是由于糖链有轻微水解现象；因此在前处理过程中，需避免在水溶液状态下放置时间过长。此外，加热和超声也会对其分子量结果造成影响。经测定，甘草多糖中 Mw ≈ 5000 小分子多糖占其 60% ～ 70%，所占比例较大；由于不同分子量大小的多糖具有不同性质，那在甘草多糖的药理作用中，究竟是大分子物质起作用，还是小分子物质有疗效？其机制是什么？还需进一步深入研究。本研究中建立的甘草多糖分子量及分子量分布考察方法简便、快速、数据可靠，为今后甘草多糖生产及产品稳定性的考察提供了依据。

五、枳实

（一）RP-HPLC 法同时测定枳实中柚皮苷、橙皮苷等含量

采用 RP-HPLC 反 相 色 谱 法，Hypersil ODS2 C18 柱（250mm×4.6mm，5μm）；流动相：0.1% 磷酸（A）– 乙腈（B）=82：18；流速：1.0m L/ 分钟；柱温：25℃，检测波长：283nm。结果：柚皮苷、橙皮苷、新橙皮苷分别在进样量 0.422 ～ 3.376、0.141 ～ 1.128、0.523 ～ 4.184μg 范围内与色谱峰面积线性关系良好，加样回收率（n=6）分别为 101.51%、97.81%、98.92%，RSD 分别为 1.53%、2.56%、1.75%，具有较好的精密度、重复性和稳定性。结论：本法操作简便、准确，而且重现性好，可用于枳实多成分的质量控制。

（二）一测多评法测定枳实中 4 种黄酮类成分

以橙皮苷为内标，分别建立橙皮苷与芸香柚皮苷、柚皮苷、新橙皮苷的相对较正因子，计算枳实中芸香柚皮苷、柚皮苷、新橙皮苷的量，实现一测多评。同时采用外标法测定枳实中 4 种黄酮类成分的量，并比较计算值与实测值的差异，以验证一

测多评法在测定中的科学性及可行性。结果：各相对校正因子重复性良好，一测多评法测定结果与外标法测定结果无显著差异。结果表明，在本实验条件下, fR 具有较好的重现性，一测多评法与外标法在枳实药材 4 种黄酮类成分量的测定中无显著差异。但因对照品质量分数、流动相配比及检测波长的变化，相对较正因子在实际操作中难以建立统一标准。本实验只考察了一测多评法在同类成分间测定的可行性，一测多评法在不同类型化合物间定量测定的可行性仍需进一步研究。一测多评法作为一种新的多指标质量评价模式，在中药现代化多组分同步定量的发展进程中具有广泛的应用前景。结论：以橙皮苷为内标同时测定芸香柚皮苷、柚皮苷、新橙皮苷的一测多评法可用于枳实的定量分析。

（三）反相高效液相色谱法测定枳实中柠檬苦素含量

采用 Hypersil BDS C18（200mm×4.6mm，5μm），流动相乙腈：水 =45 : 55，流速为 1.0mL/ 分钟，柱温为 32℃，检测波长为 220nm。结果：枳实中柠檬苦素的含量测定方法线性关系良好，柠檬苦素在 0.0365 ～ 0.5568μg（r=0.9995）与峰面积呈良好的线性关系，平均加样回收率为 99.40%，RSD 值为 1.79%（n=6）。本研究中采用了不同浓度 45%、55%、60%、70% 甲醇溶液对柠檬苦素成分进行提取，结果发现，采用 70% 甲醇溶液提取的柠檬苦素色谱峰面积值最大，后考察超声的提取时间进行选择，选择了 15 分钟、30 分钟、60 分钟提取时间，结果显示：30 分钟时柠檬苦素的提取效率＞ 15 分钟提取效率，与 60 分钟时的色谱峰面积比较无明显的变化，为了更有效地节约试验的成本，采用了 70% 甲醇溶液进行超声 30 分钟为最佳提取条件。

结论：反相高效液相色谱法测定枳实中柠檬苦素的含量，方法简便、准确、重复性好，可用于枳实中柠檬苦素的含量测定。

六、竹茹

采用紫外分光光度法（UV）测定竹茹不同炮制品中多糖含量，检测波长为491nm。采用高效液相色谱法（HPLC）测定竹茹不同炮制品中总黄酮含量，流动相甲醇－水（32∶68）为流动相，流速为1mL/分钟，检测波长为254nm。结果：生竹茹中总黄酮含量为0.251mg/mL，多糖含量为0.0196mg/mL；姜竹茹中总黄酮含量为0.81mg/mL，多糖含量为0.2288mg/mL；玫瑰制竹茹中总黄酮含量为0.79mg/mL，多糖含量为0.2605mg/mL；枳壳制竹茹中总黄酮含量为2.34mg/mL，多糖含量为0.0265mg/mL；枳实制竹茹中总黄酮含量为1.47mg/mL，多糖含量为0.1213mg/mL。结论：竹茹经枳壳汁炮制后能增加竹茹中总黄酮的含量，经玫瑰汁炮制后能增加竹茹中多糖的含量。竹茹的主要成分为黄酮和多糖。经实验发现，不同方法的竹茹样品中都含有黄酮和多糖的成分，但含量不同；利用高效液相色谱法（HPLC）测得总黄酮含量可得枳壳制竹茹的总黄酮含量较多，故若想提高竹茹中总黄酮含量，则枳壳制竹茹的效果好；利用紫外分光光度法（UV）测得多糖含量可知玫瑰制竹茹的多糖含量较多，故若想提高竹茹中多糖含量，则玫瑰制竹茹的效果好。本实验采用HPLC、UV技术，根据解析、参照文献，对生竹茹和竹茹4种不同炮制品的多糖和总黄酮含量进行测定。该法快速灵敏，准确性高，可作为竹茹饮片重要临床参考之一。同时，通过对比生竹茹与其不同炮制品中多糖和总黄酮的含量，可较为全面地了解竹茹经不同炮制方法后有效成分变化规律；目前中医药对竹茹成分研究十分匮乏，本实验为竹茹未来临床应用及推广奠定了基础，可提供参照。

七、生姜

（一）HPLC 法测定生姜中姜酚类含量

采用 HPLC 法测定不同产地生姜中姜酚类成分的含量，采用 Agilent ZORBAX–SB C18 色谱柱（250 mm×4.6 mm，5μm），以乙腈 –0.1% 甲酸溶液为流动相进行梯度洗脱，流速 1.0 mL/ 分钟，柱温 35℃，检测波长 282 nm，用标准曲线法分别对 6- 姜辣素、8- 姜酚和 10- 姜酚定量。结果显示，6- 姜辣素、8- 姜酚和 10- 姜酚分别在 1.005 ～ 100.5μg/mL（r=1）、1.001 ～ 100.1μg/mL（r=0.999 9） 和 0.9965 ～ 99.65μg/mL（r=0.999 9）范围内线性关系良好；平均回收率（n=6）分别为 99.31%（RSD 1.26%）、98.69%（RSD 1.48%）、98.55%（RSD 1.44%）。测定的 14 批不同产地的生姜及不同部位，6- 姜辣素、8- 姜酚和 10- 姜酚含量存在一定的差异。测定不同产地的 14 批生姜及相关部位中 6- 姜辣素、8- 姜酚和 10- 姜酚的含量，结果表明，不同产地生姜的含量存在一定的差异，说明产地对药材的成分含量有一定影响，这可能与产地、生产年限、采收等因素都有一定的关系。分别对 4 个产地生姜的新姜、老姜中的 6- 姜辣素、8- 姜酚和 10- 姜酚的含量进行测定，结果表明老姜中的这些成分含量均高于新姜。对河南博爱产地生姜的不同部位进行分析，其中，姜皮中 6- 姜辣素、8- 姜酚和 10- 姜酚的含量高于姜须和姜叶，而姜须和姜叶中姜酚类成分含量很低。由此认为，所建立的方法准确、可靠、重现性好，能快速有效地测定生姜及不同部位的含量。

（二）高效液相色谱法测定生姜中的姜黄素含量

采用纯水－乙醇（20 ： 80）溶液作为提取液，用 Symmertry Shield RP18 柱为分离柱，以乙腈 –0.02mol/L 乙酸铵（60：40）为流动相，柱温 25℃，紫外检测器在波长 425nm 条件下检测，一次进样，8 分钟内完成分析过程，平均加标回收率为 98.2%，相对标准偏差 2.35%，检出限为 5.0×10^{-4}g/kg。

（三）生姜中总黄酮的测定

采用单因素实验研究生姜中总黄酮的最佳提取工艺，并考察了生姜总黄酮在蔗糖、氯化钠、盐酸和氢氧化钠溶液中的稳定性。结果：生姜黄酮在乙醇浓度为 80%、料液比 1：25、提取温度为 75℃、时间为 4 小时的提取量为最佳，提取量达 2.14%。生姜黄酮在盐酸和氯化钠溶液中较为稳定，而在氢氧化钠溶液中极不稳定。结论：生姜中黄酮类化合物有一定的开发价值。

（四）液相色谱－串联质谱法测定生姜中的氨基甲酸酯类含量

建立了液相色谱－串联质谱法定量测定生姜中 27 种氨基甲酸酯类农药及其代谢物残留的方法。样品用乙腈均质提取，氯化钠盐析分层，氨基固相萃取小柱净化，以乙腈－水（1：1）为定容溶剂，经 Agilent Eclipse Plus C18 色谱柱分离，电喷雾串联质谱多反应监测模式测定，基质匹配标准溶液外标法定量。27 种化合物在测定的范围内线性关系良好（$r^2 > 0.99$），方法的检出限为 0.05 ～ 2.0μg/kg。在加标水平为 10μg/kg、30μg/kg、100μg/kg 时，方法的回收率为 70.9% ～ 119.1%，相对标准偏差为 1.0% ～ 10.8%。该方法样品前处理简单、分析时间短、选择性好、灵敏度高，适用于生姜中氨基甲酸酯类农药及其代谢物的快速测定。

八、大枣

（一）高效液相色谱法测定大枣中齐墩果酸、熊果酸等含量

试样经乙腈 – 水在 60 ℃超声提取，过滤后用 Waters Symmetry ShieldTM RP18 色谱柱（4.6 mm×250 mm，5μm）分离，以乙腈 –0.1% 甲酸水为流动相，流速为 1.0 mL/ 分钟，柱温为 30℃，二极管阵列检测器检测，外标法定量。结果：齐墩果酸线性范围为 1.2 ～ 90.0μg/mL，熊果酸线性范围为 1.0 ～ 75.0μg/mL，环磷酸腺苷和环磷酸鸟苷线性范围为 1.0 ～ 100.0μg/mL，相关系数均 > 0.999，定量限为 1.0 ～ 1.2μg/mL。平均回收率为 85% ～ 115%；日内和日间相对标准偏差（RSD）均 ≤ 5.470%。本研究建立了一种基于高效液相色谱 – 二极管阵列检测器测定大枣中齐墩果酸、熊果酸、环磷酸腺苷和环磷酸鸟苷的分析技术。相较于磷酸、磷酸盐或三乙胺组成的流动相体系，本方法具有快速、简便、可靠的特点，实现了大枣中上述 4 种营养成分的准确定量，为正确评价大枣及其他食品的营养价值提供了一定的方法学借鉴。结论：本方法简便、快速、准确，适用于大枣中齐墩果酸、熊果酸、环磷酸腺苷和环磷酸鸟苷的测定。

（二）大枣总黄酮含量测定

探讨大枣总黄酮的最佳提取工艺条件。选定乙醇体积分数、料液比、提取时间及提取温度 4 个因素，进行单因素考察和正交试验，再根据芦丁标准曲线，测定大枣中总黄酮百分含量，研究 4 个因素对总黄酮的影响，最终确定最佳工艺条件。大枣总黄酮的最佳提取工艺条件为乙醇体积分数 70%、料液比 1∶10、提取时间 3 小时、提取温度 80℃，在此条件下，大枣总黄酮百分含量为 0.8755%。回流提取法提取总黄酮简便、快速、节省溶剂，且有较高的得率。

（三）高效毛细管电泳同时测定大枣中环磷酸腺苷、芹菜素等

建立高效毛细管电泳（CE）同时测定大枣中环磷酸腺苷、芹菜素及槲皮素的方法。研究了运行缓冲液的浓度、pH、添加剂 β - 环糊精浓度、检测波长及分离电压对分离结果的影响。在最佳分离测定条件下，三个化学成分得到快速分离检测。环磷酸腺苷、芹菜素及槲皮素分别在 16.5 ～ 529.4mg/L、5.5 ～ 176.4mg/L、8.8 ～ 282.4mg/L 范围内，线性关系良好，r 值分别为 0.9998、0.9998 和 0.9997，加样回收率分别为 97.31%、95.62% 和 94.88%，保留时间 RSD 值分别为 6.7%、5.1% 和 5.3%，峰面积的 RSD 值分别为 4.5%、5.8% 和 4.2%。结果表明，本方法简便、快速、重现性好，适用于含有环磷酸腺苷、芹菜素及槲皮素类药物成分的检测。

第三节 中药药材炮制研究

一、陈皮

陈皮之名，首见于唐代孟诜的《食疗本草》，在此之前，陈皮名曰"橘柚"，始载于《神农本草经》，属上品。唐代《备急千金要方》曰："去赤脉，去瓤。"此为陈皮最早的净制加工。在昝殷《食医心鉴》中增加了切制与炒制的加工方法。宋代以后，除前人所用的炮制方法外，又新增了许多新的方法。《太平圣惠方》中收载了麸炒陈皮、焙制陈皮。《圣济总录》中收载了童便制、醋制等方法。金元时期，《丹溪心法》中详细记载了盐制陈皮。直到明代，陈皮的炮制工艺以净选切制为主，新增了法制、蜜炙、鲤鱼制、蒸制，李时珍在《本草纲目》中提出了姜汁制。至清代，陈皮的炮制方法有了较大的突破，《握灵本草》中提出香附制、面制。另外还有白矾制、乌梅制、甘草制。现代炮制方法沿用了麸炒、土炒、去白、盐炙、甘草汁制等，在 2015 版《中国药典》中指出："除去杂质，喷淋水，润透，切丝，干燥。"未见收载其他炮制品，但在各地规范中却有收入。

除炮制以外，产地的不同与采收加工等前处理对陈皮的活性成分影响也较大，陈皮主要分布在广东新会、江西南丰、浙江温州、广西梧州等地，目前研究最多的是广东新会陈皮。陈皮的最佳采收时间为每年的霜降后至第二年春季，其中 10 月至 12 月采摘的综柑皮色分别偏青、偏黄、偏红色。广陈皮为三瓣皮，需要经过开皮、翻皮和干皮对其进行加工，开皮的方法为正三刀法和对称二刀法；翻皮时需要在天晴时，将开皮后的柑皮置于通风处晒干，使其水份自然流失，质地变软后再翻皮将橘白向外；干皮则有自然晒干法和烘干法（温度最好低于45℃）两种。只有在自然条件下陈化了3年及3年以上的陈皮，才能达到药用的效果。耗时久，且对仓储要求较高，在缩短陈皮陈化时间且不影响药物疗效的方面值得考究。

二、半夏

目前半夏的炮制规格有清半夏、姜半夏、法半夏3种，最早收载于1963年版《中国药典》。加白矾炮制的饮片规格是清半夏，在清半夏的炮制工艺中，明确提出清水浸泡（浸泡时如起白沫可加白矾浸泡后换水）至口尝无麻辣感为度，白矾与水共煮透，辅料用量：每100kg半夏用白矾12.8kg（夏季14.8kg），夏天白矾用量略高。1977年版《中国药典》收载制半夏，炮制方法介于清半夏和姜半夏之间；1985年之后的历版《中国药典》，收载的清半夏的炮制方法相同：用8%白矾溶液浸泡至内无干心，口尝微有麻舌感，无白矾与水共煮透的过程，辅料用量增加到每100kg半夏用白矾20kg。较1963年版《中国药典》清半夏工艺变化较大，不再记载浸煮法，且辅料用量增大。

清半夏传统炮制工艺周期较长，相关研究多采用加温、加压的方法，力图缩短工艺时间，提高生产效率。中国中医科学院中药研究所选择口尝微有麻辣感为指标，进行了矾水浸制法、矾水冷压法（$1.4 \sim 1.5kg \cdot cm^{-2}$）、矾水减压法（$720 \sim 740mmHg$）及矾水高压蒸煮法（$1.3 \sim 1.5kg \cdot cm^{-2}$）对消除半夏麻辣感的效果比较试验，结果表明，消除麻辣感所需时间为矾水高压蒸煮法（2 小时）＜矾水冷压法（10 小时）＜矾水减压法（半夏 24 小时，水半夏 46 小时）＜矾水浸制法（夏季 2 ～ 3 天，冬季 4 ～ 5 天），试用 4%、6%、8% 和 10% 浓度的矾水浸制，同样可达到传统经验鉴定"口尝微有麻辣感"的标准。8% 和 10% 浓度的矾水浸制消除麻辣感时间比 4% 和 6% 浓度的矾水浸制短。由于 10% 浓度的矾水配制时，需略加温才能达到基本溶解，最终选择清半夏的炮制工艺为：矾水浸制法（8% 白矾溶液夏季浸泡 2 ～ 3 天，冬季浸泡 4 ～ 5 天），与 2010 年版《中国药典》一致。张琳等选择白矾浓度、炮制时间、炮制温度 3 个因素，采用 L9（34）正交试验设计，以 RP-HPLC 法测定炮制品中刺激性毒性成分草酸钙针晶的含量，家兔眼结膜刺激性评价刺激性程度，直接电位滴定法测定有效部位总游离有机酸的含量，进行综合评价；优选出清半夏炮制工艺：30℃左右，8% 浓度的白矾溶液，浸泡 24 小时。汤华清等采用 L9（34）正交试验设计，以浸出物、总有机酸含量为评价指标，优选出清半夏炮制工艺：蒸制温度 130℃、时间 60 分钟、白矾用量 6：1。实验表明，添加白矾及采用加热加压方式对生半夏的毒性均有影响，均可使半夏的刺激性降低。

三、茯苓

茯苓炮制历史久远，其炮制方法最早可追溯至《雷公炮炙论》，其载有："茯苓去皮、心，捣细，于水盆中搅浊，浮者滤去之。"梁代《本草经集注》载："削除黑皮。"唐代的《千金翼方》《新修本草》分别对茯苓的切制规格及煮制方法做了初步规定。宋代在沿用前人炮制方法基础上，在炮制工艺、辅料应用及剂型规格等方面做了较大的改进与创新。《普济本事方》

中新增"切，微炒"的炒制方法。同时，《太平惠民和剂局方》和《传信适用方》分别新增"剉""水飞"等切制方法。《校注妇人良方》有记载，辅料制法包括猪苓制和乳制两种。金元时期，则出现焙制（《世医得效方》）、酒制（《汤液本草》）、煨制（《卫生宝鉴》）、蒸制（《儒门事亲》）等炮制方法。明清在历代炮制沿革基础上，茯苓的炮制工艺及辅料应用得到了进一步的发展。创制了天花粉制（明代《普济方》）、砂仁制（明代《外科正宗》、清代《时病论》）、姜汁制（清代《幼幼集成》）、土炒制（清代《妇科玉尺》）等方法。同时，乳法和酒制法也得到了丰富。

现行 2010 版《中国药典》的炮制方法为：取茯苓 1 个，浸泡、洗净、润后稍蒸，及时切去皮和块或切厚片晒干。目前，常用的是经"发汗"后切制，近来有不少关于"发汗"过程量化指标的报道。李明显等先后对茯苓的采收及炮制方法进行研究，认为茯苓采收以 7 月至次年 3 月为好，采收后经过"发汗"处理后才能切制。许腊英等以茯苓多糖为主要考察目标，确定了茯苓的最佳炮制工艺：发汗 2 次，加 12 倍量水，洗 2 次，每次洗 3 分钟，蒸 20 分钟，趁热去皮，切成大小约为 0.5cm×0.5cm×0.5cm 的茯苓丁，于 60℃烘 8 小时，其间翻动两次。贺海花等以多糖和总糖为指标，确定了茯苓的最佳炮制工艺：取发汗后的茯苓，加水浸泡 24 小时，取出置适当容器内，用湿布盖上，再取其质量 30% 的水撒在布上，待水分完全吸收后，将茯苓个放置在蒸锅内蒸 40 分钟，趁热取出切制成不同规格，最后将茯苓片放置于 60℃烘箱内干燥。王海燕等通过正交实验获得了茯苓炮制的最佳工艺：趁鲜去皮，切制成厚片或丁，于 70℃烘干。毛维伦等通过薄层色层析法分析比较茯神和茯苓所含成分的差异，认为茯神块炮制规格不宜过大，每个重量差异应控制在 6g 左右。刘秀英等通过浸泡、蒸煮的小实验，认为茯苓片的切制规格应为 2mm 以下的薄片。

四、甘草

孙思邈在《备急千金要方》中记载为："凡用甘草、厚朴、枳实、石南、茵芋、藜芦、皂荚之类，皆炙之。"《太平惠民和剂局方》说甘草"剉，炒"，并在甘草应用方中多次出现"爁"。明代《普济方》在消风散中提出甘草"炙紫色"，《日华子本草》中提出甘草"入药炙用"，以上所出现的"炙"，推测皆指不加辅料烘烤。

《雷公炮炙论》中对甘草的炮制记载有"用酒浸蒸""用酥七两涂上"，说明甘草在炮制时用酥炙、酒蒸，酥炙在现代中药炮制中指对药材加热，使之达到酥软而不焦糊的程度，但显然"酥七两"是一种液体辅料，据考证是一种奶制品，然则此种炮制方法在后世著作中未记载。《肘后备急方》中有"姚方蜜煎甘草"的记载，《千金翼方》中阴病治疗中提及"蜜煎甘草，涂之即瘥，大良效"。

明代的《炮炙大法》则要求"切片用蜜水拌炒"。此外，明代的《先醒斋广笔迹》和清代的《成方切用》，都提到了"去皮蜜炙"。《圣济总录》曰"盐水浸炙黄"，《三因极一病证方论》中用"盐汤浸炙"，这两部典籍都是宋代时期著作，炮制方法多样化，《证类本草》引用《经验方》"炙，擘破，以淡浆水蘸二三度，又以慢火炙之"，《本草纲目》中甘草条目附方中有多种甘草的炮制方法，用蜜水炙、猪胆汁浸五日，并指出至熟刮去赤皮，或用浆水炙熟。

《得配本草》载："和中补脾胃，粳米拌炒，或蜜炙用。"在对甘草的净制考证中，发现除《雷公炮炙论》中提到"去头尾"，还有《本草图经》中提及"去芦头及赤皮"，《本草品汇精要》载"去芦头及赤皮"，多种本草著作中均提及去芦头，即除去甘草根茎的上端，刮去赤皮。现代去皮后的甘草称之为粉草，此净制方法至今仍有沿用和保留。

综上，甘草的炮制方法在历史上有多种记载：剉、炒、酥炙、酒蒸、浆水炙、粳米拌炒、蜜水炙、盐水炙、猪胆汁浸等，其中所用辅料及加工炮制方法多样。宋代、明代的本草著作中多有体现。目前，甘草的炮制方法主要为蜜炙，其他炮制方法在应用过程中并未传承使用。有文献记载，甘草蜜炙最早记载于《千金翼方》中，但经过考证，蜜炙方法最早出现在《肘后备急方》中，用于治疗男子阴疮损烂。

五、枳实

概述不同时期枳实炮制方法新增与沿用情况。唐代和宋代为新增炮制方法的高峰时期，占整个历史时期所收载方法的 52.17%，而沿用的炮制方法历代呈上升趋势。净制中的去瓤、切制、清炒法、加辅料炒法、炙法等方法，自从出现以来到清代，历代一直在沿用。对于有净制内容记载的著作中，主要是收载去瓤，占所统计著作的 82.14%。饮片切制中制粉记载高于切片。不加辅料制主要记载的方法是清炒法，占该项统计资料的 50.00%。加辅料制主要记载的方法是麸炒、炙法，分别占该项统计资料的 62.39%、21.37%。麸炒法还存在程度上的不同，宋《太平圣惠方》云："麸炒微黄色。"宋《太平惠民和剂局方》云："以麸炒焦，候香熟为度。"清《得配本草》云："麸炒炭用。"

现代炮制方法主要有炒制（炒黄、炒焦、炒炭、麸炒、砂炒）、炙法（蜜炙）。清炒法中炒黄、炒炭为沿用方法，炒焦为新增的方法；加辅料炒法中麸炒为沿用方法，砂炒为新增方法。蜜炙法为沿用方法。对于净制，目前只是提出除去杂质，洗净，对去瓤没做具体要求。清代《增补万病回春》记载水渍软切片，现有润切、蒸切、煮切等方法。此外，枳实蜜炙、姜炙、制炭等方法的作用古代文献有所收载。

现代实验研究对枳实主要成分挥发油、橙皮苷、辛弗林进行了定量分析。橙皮苷、辛弗林的含量均以醋炙品最高。枳实炮制方法对成品质量有明显的影响。贮存期影响麸炒枳实质量，随着贮存期增长，枳实中辛弗林、挥发油、浸出物含量下降越多。并对炮制原理进行了探讨。

枳实历代炮制方法记载较多，炮制工艺不稳定，不同炮制品的内在质量上存在明显差异，因此，需进行进一步深入研究。

六、竹茹

（一）炮制研究

中药炮制是中药的一项传统制药技术。由于现代科学技术在中药炮制研究中的应用，使中药炮制研究工作发展很快，特别对中药无机元素的研究，从药性、功能上进行了分析，但中药炮制与无机元素的相关性则未见报道。竹茹含生物碱、鞣质、皂苷、氨基酸、有机酸、还原糖和三萜等多种有机成分。其中氨基酸有天冬氨酸、精氨酸、苏氨酸、丝氨酸、谷氨酸、甘氨酸、丙氨酸、结氨酸、胱氨酸、蛋氨酸、亮氨酸、异亮氨酸、酪氨酸、苯丙氨酸、赖氨酸、组氨酸、脯氨酸。此外，尚有葡萄糖、果糖、蔗糖等和甲酸、乙酸、甲酚、苯酚、苯甲酸、水杨酸、愈创木酚等简单酚酸。

寒凉性药物竹茹制成姜竹茹后，元素含量增加的有 22 种，减少的有 10 种，生竹茹性微寒，长于清肺化痰，姜竹茹性平，以和胃止呕力强。植物类中药四性与微量元素的关系的初步研究提示："用炮制方法改变药性的过程，实际上是增加或减少药物中微量元素含量的过程。药物炮制后，元素含量增加，药性就趋向于温（热）性；炮制后元素含量减少，则药性趋向于寒（凉）性。"本研究结果也基本上趋向于这个观点，并与传统的炮制目的一致。

（二）炮制方法

1. 竹茹产地加工　取新鲜茎秆，除去外表皮，然后稍带绿色的中间层刮成丝条，晾干，打包成捆，或削薄条，捆扎成束，阴干。前者称散竹茹，后者称齐竹。在过去的销售和使用中发现此方法易产生大量粉末，体积大不易于零售调剂，难贮存而且易碎易反潮，运输不方便不卫生。邱兴建对上述方法进行了改进：将刚成丝未干的竹茹，经机械陆续、均匀地塞入温度保持在 100℃ 左右的双层圆形管道（直径 22mm，长度 50cm 在双层管道之间注入水，用水控制温度），使其成圆柱形，并由机械均匀切割成丸（每丸重量由切割刀随意调整，根据临床竹茹的一般用量，每丸 10g 左右），晾干后即可。实验证实，竹茹加工改制竹茹丸不仅解决了传统加工方法的弊端，还可延长贮存周期，提高药农收入。

2. 炒竹茹　取净竹茹团置热锅内，用文火炒，有火星时稍洒清水，炒至黄色微具有焦斑时取出，摊凉。目的：竹茹性微寒，火炒后减弱竹茹寒性，使清热作用减弱，而留其化痰功能。

（1）姜汁炒：取净竹茹，加姜汁拌匀，置锅内用文火炒至黄色，取出，晾干。王锋等在实践工作中发现，竹茹呈弯曲不规则丝条状，质地柔软而轻松，姜汁拌匀后置锅内炒时不易翻动，难以翻炒均匀，炮制效果不佳。因此，对竹茹的炮制加以改进：取生姜适量（每100kg竹茹用生姜10kg的比例），切碎放入锅中，浓缩至规定量，再将竹茹卷成小团，置于姜汤中，用微火加热至姜汁吸尽后，改用文火手工炒，并不断翻动竹茹团使之均匀，炒至竹茹团微黄具姜气时，取出摊凉。手炒时注意带好手套，避免烫伤。

（2）姜汁焙：取净竹茹，将丝状竹茹撕开，加姜汁拌匀，稍闷，压平，置锅内，用文火加热，炒焙至两面显黄色焦斑，取出，晾干。每100kg竹茹用生姜10kg或干姜3kg。为了避免竹茹碎茸的刺激，童新文对上述工艺进行了改进：竹茹净制，湿润切段，拌姜汁烘干，可使竹茹对姜汁的吸收更均匀（100kg净竹茹需生姜10kg，加水20kg）。结合盛平钦等的竹茹炮制经验，煎煮前姜片、竹茹一定要充分润湿，以使姜的辛辣芳香成分易于煎出，竹茹易于吸收。目的：生姜辛温，功能温中止呕，温肺止咳，与竹茹同制，一温一凉，寒热互济，辛开化痰，又能制约竹茹微寒之性，增加和胃止呕之功。

3.玫瑰炒竹茹　取净竹茹团，加玫瑰花汁拌匀，稍润，待汁吸尽，置热锅内用文火加热，炒至竹茹团黄色，表面微具焦斑时取出，摊开晾干。每100kg竹茹用玫瑰花15kg。玫瑰花汁的制备方法：取玫瑰花置锅内用适量水煎取两次，合并备用。如能用蒸馏法提取玫瑰露，则效果更佳。目的：玫瑰花功能行气解郁，和血散瘀，入肝胃二经，其性香而不燥，行气而不伤阳，与竹茹同制，能起行气化瘀、解郁安神之功。

4. 枳实（或枳壳） 取净竹茹团加枳实（或枳壳）汁拌匀，稍润，待汁吸尽，置热锅内用文火加热，炒至竹茹团黄色，表面微具焦斑，取出，摊开晾干。每100kg竹茹用枳实（或枳壳）25kg。枳实（或枳壳）汁的制备方法：先用冷水适量将枳实（或枳壳）浸15～20分钟，再置锅内煎煮两次，合并汁液备用。目的：枳实（或枳壳）具破气消积、化痰除痞的功能（枳壳作用较缓和），与竹茹同制，清热行气而化痰。

5. 朱砂制竹茹 取竹茹抖去灰渣，加飞朱砂细粉1%，兑水适量搅匀后，喷晒竹茹，至染成均匀红色，晒干。

6. 麸制竹茹 先将锅烧热，放入麦麸，炒至冒烟，加入竹茹翻炒至黄色，筛去麦麸即可。每100kg竹茹用麦麸20kg。

七、生姜

（一）生姜

生姜主要治疗伤风引起的头部疼痛，鼻子堵塞，以及咳嗽引起的呼吸不畅等。在《伤寒论》中，生姜配以麻黄、桂枝用以发散风寒，治疗寒证，在治疗呕吐方面具有很好的疗效。鲜姜的传统炮制方法是将生姜通过捣碎，取其汁使用。生姜的现代炮制方法为：取生姜，拣去生姜中的杂质，将其中的土壤洗净，用时切片。临床应用上，生姜剂量的不同，会产生不同的功效，将生姜切碎涂抹在肚脐上，能防止晕车、晕船，对食欲减退者具有很好的疗效。

（二）干姜

干姜，味辛辣，能够温中止血，能发汗，能够祛除湿气。《医学启源》记载："干姜可顺通心气，帮助升阳，治疗伤风寒证引发的腹部疼痛。"干姜的传统炮制方法在《本草纲目》与《本草崇原》中皆有记载，干姜是由母姜经过晒干制成的。干姜的现代炮制方法是以干姜片为饮片。在临床应用上，干姜的水提物、醇提物及挥发油在治疗晕动症方面具有很好的疗效，但挥发油的疗效更佳。干姜醚提取物、水提取物具有镇痛抗炎功能，干姜中 6-姜酚具有抗肿瘤作用，醚提取物还能抗应激、抗缺氧，干姜水提取物对肠胃消化系统有较好的辅助作用，挥发油等辛辣成分可以促进血液循环，水提物与挥发油都可以抑制血小板聚集，预防血栓的形成。干姜醇提物增加胆汁分泌量，干姜的 CO_2 超临界萃取物在一定程度上具有解热的作用。干姜粉能降低应激反应，提高抗病能力。干姜在制备的过程中随着水量的减少，挥发油的含量也在减少。研究发现，最好加工干姜的方法是将不去皮的完整块姜在 55℃低温下烘干。

（三）炮姜

炮姜，味苦，药性温和，能够调理寒证，可治疗腹部疼痛等胃肠疾病，以及呕吐、腹泻等疾病。《药品化义》认为，炮姜能够治疗虚热。韩燕全等通过砂烫法对炮姜的成分进行了研究，确定了 190℃、7 分钟为最佳炮制条件。传统干姜炮制方法是将干姜饮片置容器内清炒，缺点为受热不均，容易出现质量问题，损失较大，现代的炮制方法为先将净河砂加热翻炒至灵活状态，再将干姜投入，炒制表皮呈棕褐色、内部深黄色时，取出，筛去砂，晾凉即可。王桁杰等通过建立脾胃虚寒型大鼠模型，并给予炮姜治疗，发现高剂量组的大鼠症状有显著改善。炮姜药性温和，临床治疗痛经可减少疼痛，还能通过止血治疗血崩。

（四）姜炭

姜炭从宋代开始，被列为姜的又一炮制品。《本草崇原》认为炮姜与姜炭为两种不同的物质，干姜经过炮制稍黑为炮姜，炮制火候太大，导致姜味不辛辣，还有点苦，则为姜炭。姜炭与炮姜的功效不同，姜炭经过炭化，主要用于止血，炮姜多用于温中。姜炭的传统炮制方法：先用文火使其充分受热，再用武火炒制外黑里黄。孟江等通过星点设计法，对姜炭的炮制工艺进行了研究，确定了最佳炮制姜炭的温度为210℃。姜炭的临床运用主要是止血，通过实验发现，姜炭能明显缩短大鼠的血液凝固时间。刘淑蕊等研究发现，姜炭在降低优球蛋白的溶解时间方面疗效显著，姜炭在治疗血痢、疟疾、血崩及产后疼痛等方面效果显著。

（五）煨姜

有关煨姜炮制规范，只有山东省单列煨姜项。另外，云南、广西、甘肃、湖南、重庆、上海、江西、贵州、江苏、河南各地炮制规范在生姜项下附煨姜，并没有单独记载煨姜炮制规范。传统煨姜有两种方法：取净生姜，置于无烟的火炉上，烤熟；或用浸湿的草纸包裹数层置火灰中，煨至纸变焦黄并透出姜的气味时取出，去纸。煨姜可和中止呕，适用于脾胃不和、恶心呕吐等。上述各地规范中，贵州、江苏两省采用直接火烤煨姜方法，河南省两种方法都有记载，其余各地均采用湿纸煨的方法。麦麸煨姜去除了姜的发散辛燥之性，加强了温中止呕祛寒的功效，增添了止泻、止血的功效。

通过对生姜、干姜、炮姜、姜炭、煨姜的比较，可知姜的不同的炮制方法得到的炮制品，不仅在成分上不同，而且在功能上也有很大的差异，而传统的湿纸煨姜操作繁琐，直接在火上煨姜受热不均，易糊化。采用麦麸煨姜，改变了以往传统的煨姜方法，麦麸煨姜操作更简便，受热均匀不易糊化，可操控性强。麦麸更利于挥发油的析出，在去除姜的发散性的同时，增强了止呕作用，增加了止血作用，麦麸煨姜扩大了临床疗效。麦麸煨姜是临床应用必需品，临床需求量大，他品不可替代，因此，麦麸煨姜炮制规范的研究将满足临床的需求。

八、大枣

大枣又名红枣，具有补中益气、养血安神、缓和药性之功效。临床广泛应用于"脾虚食少，乏力便溏，妇人脏躁"等。其主要成分为糖类、蛋白质以及少量的维生素、有机酸和微量元素等。传统用药一般不经过加工炮制，直接入汤剂，笔者经过长期的研究后认为，大枣入汤剂应经过外力破坏外果皮、炒黄、砂烫等方法炮制后入药。目的是使其煎出率增加，提高其药物利用度。

（一）实验材料

1. 样品　大枣于 2004 年 12 月购自山东康源医药有限公司中药饮片加工厂，经临沂市药检所中药鉴定组鉴定为鼠李科植物枣树 Ziziphus juba Mill 的干燥成熟果实。取净选后的大枣400g，分为等量的 4 份，分别编号为 A、B、C、D。

2.炮制品的制备

A.大枣生品：不经任何加工，净选即可。

B.外力破坏大枣的外果皮：采用外力的手段使每个大枣的外果皮破碎2/3为度。

C.炒黄：大枣表皮略微鼓起，颜色深红，稍有焦斑，透发出轻微香气。

D.砂烫：大枣表皮鼓起，其皱缩基本消失，表面深褐色，有焦香气发出。

3.样品液的制备　分别取A、B、C、D 4种样品的大枣，采用常规煎煮法，压榨药渣，药液分别浓缩至200mL，过滤后备用。

（二）实验方法与结果

1.淀粉定性试验　各取5mL煎液，分别置4支试管中，依次加入3～5滴碘溶液，各试管中均呈阴性反应，符合大枣入汤剂的条件。

2.MLolish反应　各取5mL煎液，分别置试管中，依次加入3～5滴a–奈酚浓硫酸试剂，4支试管均有紫色物质产生，则证明其主要成分糖类未被破坏。

3.相对密度比较　相对密度按从小到大的顺序依次排列为A（1.0232）、B（1.0275）、C（1.0305）、D（1.0394），示大枣炮制后其煎液的相对密度增大，煎出率增加。

4.煎出物重量比较　取样品液各100mL，分别置坩埚内，放水浴（90～100℃）加热48小时，待煎液变为焦糖状，用分析天平称其内容物，由小到大依次排列为：A（5.9346g）、B（13.7124g）、C（13.7956g）、D（16.399g），可知大枣经炮制后其煎出率大大增加。

大枣外果皮是由结构致密的表皮细胞构成，外被角质层，在入汤剂时其主要成分难易透过外果皮进入煎液中。在用外力破坏其外果皮、炒黄、砂烫等方法炮制以后。其外果皮破裂或变得比较疏松，有利于大枣的水溶性成分最大限度地进入煎液，从而提高了药物利用率，降低不必要的损耗。因此，建议各级药材部门和医院药房在用大枣入汤剂时，应经过以上方法炮制后入药为宜。

【参考文献】

[1] 张依欣，谭玲龙，于欢，等．陈皮的炮制研究进展 [J]．江西中医药，2018，49（7）：66-69.

[2] 胡文斌，王瀚，张少飞，等．半夏的化学成分及其药性、毒性研究进展 [J]．中国资源综合利用，2016，34（10）：57-59.

[3] 梁志培．茯苓化学成分、药理作用及临床应用研究进展 [J]．中国城乡企业卫生，2018，33（8）：51-53.

[4] 马鸿雁，邓雨娇，马倩，等．甘草的研究概况 [J]．中药与临床，2018，9（1）：59-62.

[5] 朱梅，熊亮，王亚男，等．慈竹茹中木脂素类化学成分的研究 [J]．中国中药杂志，2012，37（13）：1968-1972.

[6] 王小飞，吴国泰，牛亭惠，等．生姜的化学、药理及应用 [J]．中国果菜，2016，36（6）：23-26，29.

[7] 刘世军，唐志书，崔春利，等．大枣化学成分的研究进展 [J]．云南中医学院学报，2015，38（3）：96-100.

[8] 伍长春，彭晓俊，梁伟华，等．陈皮总黄酮含量 5 种分

光光度法对比 [J]. 时珍国医国药，2018，29（3）：574-576.

[9] 仇雪. 陈皮中陈皮素和橙皮苷含量测定 [J]. 亚太传统医药，2015，11（7）：19-20.

[10] 区棋铭，李振球，黎强科，等. 液相色谱法测定新会陈皮中苯氧威残留量 [J]. 广州化工，2018，46（18）：85-87.

[11] 卢燕，聂克，林艳艳，等. 半夏生物碱含量测定及其对豚鼠离体肠管运动的影响 [J]. 山东中医杂志，2013，32（12）：916-918.

[12] 孙全，张景勍，傅亚，等. RP-HPLC 法同时测定半夏药材中 4 种有机酸的含量 [J]. 药物分析杂志，2015，35（6）：1062-1066.

[13] 张严方，张景勍，何丹，等. HPLC 法测定不同产地半夏中鸟苷和尿苷的含量 [J]. 重庆医科大学学报，2017，42（3）：323-326.

[14] 王克周. 大枣炮制方法探讨 [J]. 内蒙古中医药，2006（2）：24.

[15] 王妍妍，施晓艳，张越，等. 一测多评法测定不同产地茯苓中 4 种三萜类成分的含量 [J]. 中草药，2018，49（20）：4899-4904.

[16] 刘颖，王文晞，姜红. 茯苓多糖的提取及其分子量测定 [J]. 中国现代应用药学，2016，33（11）：1402-1405.

[17] 老骄阳，田腾跃，王帅，等. ICP-MS 测定茯苓与猪苓中无机元素的含量 [J]. 中国实验方剂学杂志，2016，22（5）：84-88.

[18] 刘香南，李明珠，尚晓娜，等. "一测多评"法测定甘草中 6 种有效成分含量 [J]. 中国实验方剂学杂志，2013，19（24）：

56-59.

[19] 赵颖，宋新波，张丽娟，等.高效凝胶色谱法测定甘草多糖分子量及其分子量分布 [J].天津中医药，2015，32（1）：46-48.

[20] 吴有根，陈燕军，魏惠珍，等.RP-HPLC 法同时测定枳实中柚皮苷、橙皮苷、新橙皮苷的含量 [J].宜春学院学报，2015，37（9）：19-20.

[21] 陈建维，刘圆，刘晟楠，等.一测多评法测定枳实中 4 种黄酮类成分 [J].中草药，2015，46（9）：1374-1377.

[22] 蔡艳芳，江国荣.反相高效液相色谱法测定枳实中柠檬苦素的含量 [J].临床合理用药杂志，2015，8（32）：90-91.

[23] 李诗慧，赵容，赵思慧，等.竹茹不同炮制方法多糖及黄酮含量变化研究 [J].辽宁中医药大学学报，2017，19（9）：59-62.

[24] 宁二娟，李建，王韬，等.HPLC 法测定不同产地生姜中姜酚类成分的含量 [J].河南科学，2018，36（4）：519-523.

[25] 曹峰，孙淼，亓振，等.高效液相色谱法快速测定莱芜生姜中的姜黄素 [J].包装与食品机械，2014，32（3）：70-72，69.

[26] 高红岩.生姜中总黄酮的提取工艺及其稳定性的研究 [J].食品科技，2016，41（4）：204-207.

[27] 何华丽，徐小民，吕美玲，等.液相色谱 - 串联质谱法测定生姜中的氨基甲酸酯类农药及其代谢物残留 [J].分析测试学报，2014，33（2）：197-202.

[28] 侯广月，翟中华，周莉莉.高效液相色谱法测定大枣中齐墩果酸、熊果酸、环磷酸腺苷和环磷酸鸟苷 [J].中国卫生

检验杂志，2018，28（13）：1548-1551.

[29] 王福玲，高原，杨波，等 . 大枣总黄酮的提取及百分含量测定 [J]. 哈尔滨商业大学学报（自然科学版），2017，33（3）：268-271.

[30] 高瑞斌，杨艳，董树清，等 . 高效毛细管电泳同时测定大枣中环磷酸腺苷、芹菜素及槲皮素 [J]. 食品工业科技，2014，35（9）：282-285，293.

[31] 白宗利，任玉珍，陈彦琳，等 . 清半夏炮制研究进展 [J]. 中国现代中药，2014，16（5）：423-427.

[32] 方毅，许凤清，金传山，等 . 中药材茯苓炮制提取工艺研究进展 [J]. 广州化工，2016，44（14）：7-9.

[33] 高晓娟，赵丹，赵建军，等 . 甘草的本草考证 [J]. 中国实验方剂学杂志，2017，23（2）：193-198.

[34] 王文凯，刘红娜 . 枳实炮制研究概述 [J]. 江西中医药，2007（2）：77-78.

[35] 张博华，张义生 . 竹茹炮制研究进展 [J]. 湖北中医杂志，2013，35（10）：76-79.

[36] 张春婷，邱智东，李博文，等 . 姜的炮制工艺研究 [J]. 亚太传统医药，2018，14（7）：92-94.

第九章　加减传世方简编

第一节　理论阐微

一、"土藏取决于胆"与"温胆汤"解析

（一）"凡十一脏取决于胆"之误

"凡十一脏取决于胆"当为"凡土藏取决于胆"。此言见于《素问·六节藏象论》，曰："脾胃大肠小肠三焦膀胱者，仓禀之本，营之居也……此至阴之类，通于土气。凡十一脏取决于胆也。"首先需要明确的是，《素问·六节藏象论》论述的是"藏象"理论，而非"脏器"理论。藏象是基于五行的理念而生于阴阳的推理，阴阳出入形于下，五行应象见乎上，可见的只是象，在形者乃实体。

该篇中也正是应用这种阴阳四时五行的象思维进行论述的，五行以应五种藏象，黄帝问于岐伯何为藏象，岐伯先回答了肝、心、肺、肾四脏的藏象，而此四象正通于春、夏、秋、冬四时之气，以应木、火、金、水四象，此只有四藏象而还有一藏就是"通于土气"的，此以"大天地"而言之，就是周天的只有四时藏，五藏之中，还有一藏是"不周天的"，而是"通于土气"，居中为阴。

"天为阳，地为阴"，以"大天地"而言之，周天的四时藏都是阳，居中的"土藏"则是阴，四时藏虽说都是阳，而四时又分少阳、太阳、太阴、少阴，所以就分叫做："心者……为阳中之太阳，通于夏气。肺者……为阳中之太阴，通于秋气。肾者……为阴中之少阴，通于冬气。肝者……为阳中之少阳，通于春气。"通于四时之气的"阳中之"太少阴阳，就是四时藏。经文中的"肾者……为阴中之少阴，通于冬气"则有一字的错讹，当为"肾者……为阳中之少阴，通于冬气"，如此就是一个完整的体系，一个完整的通于四时五行的"藏象"理论体系。其中的"脾、胃、大肠、小肠、三焦、膀胱者……其味甘，其色黄，此至阴之类，通于土气"，一句所强调的"至阴之类"，正是强调这里的"阴"，不是与秋之太阴、冬之少阴之类的"阴"为同一个层次的"阴"，而是与"四时藏"所共属的"阳中之××"的"阳"在同一个层次。故曰："此至阴之类，通于土气。""通于土气"的一藏与"通于天气"的四藏相抗衡，这才是四时五行之经义，才是"至阴之类"与"阳中之××"在同一层次的对比。由此可知，此篇先论的四时之气以应四象，而"土枢四象"，顺理成章，故后段所论"通于土气"者，当为"土藏"的论述，而非"脏"，非"十一脏"。经文中已明确指出"脾、胃、大肠、小肠、三焦、膀胱"名为"器"，为"脏器"，而其象见于"其华在唇四白，其充在肌，其味甘，其色黄"，这些脏器所藏的"象"通于土气，其象为"土藏"之象。诸脏器"脾、胃、大肠、小肠、三焦、膀胱"之数也不应十一，"十一"当为古代竖向排版文字"土"字由一分为二之错讹，故当为"凡土藏取决于胆"。

（二）"温胆汤"解疑

在很多中医书籍中，温胆汤常常被释为清胆之方，用于治疗胆热痰郁之证，但既然用于胆热痰郁之证，有清胆之用，为何名为温胆汤？其方名与其功用相左，可见，此中必有今人误解古人立方之意的嫌疑。且在唐代孙思邈所著的《备急千金要方》中，温胆汤列于"胆虚寒"一证之下，用于"治大病后，虚烦不得眠，此胆寒故也，宜服温胆汤"，明确指出了温胆汤用于治疗胆寒证。而后人之所以误解了古人立方之意，正是因为其不解此"胆"之意。此"胆"当为胆之"藏象"，而非"脏器"，且此"藏象"之胆与"脏器"之胆也并没有直接的关系。此"胆"乃藏甲木少阳升发之象，通于春气，胆的升发之气调畅，则人身的春之气升发，鼓舞一身之清气升腾，清气升于上，浊气降于下，则三焦通畅，诸脏条达。如若生发之气不足，或为他邪所阻，则甲木少阳之气难生，在人身其少阳甲木郁而不升之象也就会外露而出现疾病。

张春晓等通过对《备急千金要方》和《三因极一病证方论》两书中的温胆汤进行研究亦发现，温胆汤所治的胆寒证的来源有二：一为大病之后，脾胃虚乏，胆气虚寒，枢机不利；二为因惊恐致胆伤气陷，升发无力。二者发病的原因都有脾胃虚寒的基础，也就是胆阳不足的病因基础。情志不畅也正是木气郁而不升之象，故而温胆汤所主之病在情志疾病方面常见。温胆汤为虚寒而设，为温胆之名却又在临床中多用于治疗表现为热性的疾病，用药也是寒热错杂并进，看似矛盾，却是立方之人对其病机的准确把握。其往往表现为痰热是少阳胆木之气郁而不升的表现，用药寒热共伍是升降气机的最妙之法，辛温以开郁结之气，苦寒以降阴浊之气。观仲景调畅气机诸方与和解少阳、和解肝脾之法，无不是寒热并用，故而设名温胆，是重在彰显此方调畅气机、疏达木气之意。

（三）"凡土藏取决于胆"与"温胆汤"广泛应用的关系

温胆汤经过古今历代医家的潜心研究与临床实践拓展，已经广泛应用于消化、内分泌、精神神经、心血管、呼吸、妇科等全身各个系统的疾病。温胆汤之所以在临床中有如此广泛的应用，与其从胆的"藏象"立方和"凡土藏取决于胆"的理论有着十分密切的关系。《灵枢·四时气》就提出了"邪在胆，逆在胃"的理论，可见胆木与中土之间的密切关系。"土藏"就其"脏器"而言，涉及"脾、胃、大肠、小肠、三焦、膀胱"诸多对人体运化十分重要的脏腑，而"凡土藏取决于胆"也明确指出了胆对"土藏"诸"脏器"功能的重要影响作用。如果中焦脾胃虚寒而不足，则胆木的升发之力就不足，少阳之气不升，木郁又会进一步来乘克中焦脾胃，如此则会导致气机壅滞而不行，清阳不得上升，浊阴不得下降，中焦本为人后天之本，营之居处，营卫化生之源，中焦土藏遭受克伐，久之殃及先天，则难免肾水为患。如果少阳胆木之气被阴浊之气阻滞而不升，木气被遏则会郁而生火，木气不疏而侮金。气机一乱进而诸脏受殃，故而百病由生。温胆汤可以通过其调和的作用，使春气得升，则自然四时有序，阴平阳秘，阳生阴长，如此自可诸脏调和，而使人体各系统疾病得解。

二、胆寒证与温胆汤

在很多中医书籍中，温胆汤常被解释为清胆之用，被解释为治疗胆热证，导致真实的胆寒理论丢失，又与清胆、泻胆的方证相混淆，古方明确的胆寒被错解为胆热，使当今临床不能正确认识胆寒的病例，使得每有胆寒的患者被反复误诊的情况，因此，仅就这一理论进行回顾探讨，以求阐明被误读的胆寒证与温胆法。

（一）中医的胆病不是西医学的胆囊疾病

经常有学者就胆囊疾病从肝胆论治发表论点，然而，就中医理论而言，中医的胆病是以情志症状为主的疾病，而西医学的胆道疾病属于消化系统疾病，从中医的症状诊断学方面来看，属"阳明病"范畴，《金匮要略·黄疸病脉证并治第十五》曰："阳明病，脉迟者，食难用饱，饱则发烦头眩，小便必难，此欲作谷疸，所以然者，脉迟故也。"这与《伤寒论》中"阳明病……色黄者，小便不利也"相对应，因为中医的疾病诊断并非全部与解剖相对应，中医的胆也不是主消化的，生理病理的胆发生于主情志的功能归类，这与解剖完全不对应。

上述的阳明病，实际上就是现代临床的胆道疾病，由此导致的黄疸，中医学称为"谷疸"，属脾胃病范畴，而非肝胆疾病，至于当今医家解析成胆汁主消化，完全是错构或误读了中医学的理论，与西医学机械对应导致的结果。中医的胆病与西医学的胆道疾病并不是一回事。那么，中医的胆热或胆寒也就不是西医学的胆道疾病了。那中医的胆病到底是什么呢？生理上，胆主决断，配合肝主疏泄，相应的病理症状特征也是以情志症状为主。所以，中医的胆病在现代临床上属于情志疾病或自主神经系统疾病的一部分，中医理论有"邪在胆，逆在胃"一论。所以，除了情志表现外，另一主要表现在胃肠道症状上。

（二）中医学胆寒证的来源与症状表现及病机特点

1. 胆寒证的来源　古方温胆汤有二，其中之一在《三因极一病证方论》中，有的书籍所选温胆汤则来源于《备急千金要方》。两者相比，组成有小异，均列在胆寒之下，较之后者，前者方中多一味茯苓，是标明论心胆之虚，较《备急千金要方》之纯胆寒已不同。比较二者，胆寒证的来源有二：一为大病之后，脾胃虚乏，胆气虚寒，枢机不利；二为因惊恐致胆伤气陷，升发无力。二者的发病均有脾胃虚寒的基础，这也是胆阳不足的基础病机。

2. 胆寒证的病机特点　胆寒证首先是内伤病，胆气虚寒实为胆阳不足，原书已说明胆寒证是经证，而非腑证，而胆经又主气机疏利，故而胆寒证的病机组成有脾胃阳虚、胃气上逆。胆经虚寒，气机不利同时又加重了郁滞的病机。从胆主决断的生理角度来讲，中医的胆病在病机核心上仍然是以情志不遂为主要内容，古人有云"邪在胆，逆在胃"，说明了胆的病机与胃的密切关系，就内伤病机来讲，其形成过程是比较漫长的，如原方首所论"大病、久病"之后的胆气虚寒证，有着诸多的病机演变。同时也说明，胆寒证的来源是建立在某些病机基础之上，多是脾胃虚寒的表现，因而阳气虚伤，不得温运，就构成了胆寒的病理基础，这种病理也是胆胃同病的依据，中医的阳气不足，气机不利，势必有水湿的形成，阳虚湿郁，共同构成了胆气不利的基础病机，胆寒的核心病机是以胆经阳气不足为特点的胆寒证，久寒则导致胆阳、胆经虚寒，失去升发疏泄的能力，又形成了胆经的郁滞，少阳少气少血，经气不利又有久虚，势必易生浮火，这种浮火是虚阳不得下行所致，这样就构成了胆气虚寒的病机特点，即脾胃虚寒湿郁为基础病机，胆气虚寒，失于疏泄为核心病机，胆失疏泄，内寒浮火为外在特点的复杂病机。

3.胆寒证的症状表现　基于以上病机分析，可以将胆寒证的临床表现归为以下几类：

（1）脾胃虚寒湿滞证的症状：畏寒肢冷，脘腹痞满，大便不调，多稀，食不调，恶心，倦怠疲惫。

（2）胆郁的症状：惊恐不安，多为持续性，如古人所述"如人将捕之"，这是胆病情志表现的特点，心烦不安，多思多恐，失眠健忘，患者以此类症状为主诉，同时兼有胸胁满闷或胀。

（3）浮火本寒的表现：舌淡苔白，脉细或动或弦，口苦。口苦是胆寒必见的症状，此为浮火所致，这也是很多学者误以为胆热的原因。胆寒不会见舌红苔黄，因而舌淡苔白。畏寒肢冷、脘腹痞满、大便不调，多稀是本病的主要表现。其病机与《伤寒论》之白通加猪胆汁汤的浮火本寒相类似。胆郁无论寒热，必生浮火，这是由其生理特点决定的病机特点，胆寒亦如此，在内伤病机形成过程中，不同脏腑的生理与其病机是密切关联的，也是各脏腑病机存在较大不同的关键，这样胆寒证便清晰了，我们自然就会理解是"温胆汤"，而不是"清胆汤"了。

（三）温胆汤组方解析

少阳为少气少血之地，主疏泄，病在气机不畅，温胆故当先利气机。就病机特点而言，与其他的温法自然不同。首先，先和胃利气机，于湿郁中温胃温胆。由于气机郁滞是病机核心，因而温药不可以燥，故原方重用生姜四两，后方改用五片以温胃散寒，温阳而不生热，不郁滞。枳实、半夏、陈皮化湿行滞气，竹茹行气和胃，清浮火而不伤中阳，加茯苓以利湿并宁心安神。组方特点即温阳行气化湿，不助郁生热，以清浮火利气和胃不伤阳为原则，这样就形成了温胆汤的独特配伍方法及药物组成，值得说明的是，胆寒与肝寒一样，均不可以温燥，古人治肝寒用菊花清浮火与此同法。由此看来，所谓清胆之论，实为不解胆寒之病机的复杂演变，是对辨证病机的整体观认识不足造成的。然而，古病胆寒与社会背景有关，现代生活中已较少见胆寒的病情了，也是今人不认识胆寒的又一原因。将温胆解析为清胆，导致临床偶见的胆寒患者连连误治，苦不堪言。

（四）温胆汤不应归属于燥湿化痰剂

对古方的解析，首先应回归到古代的背景或对原方剂的解析说明加以尊重，不可以以意推测。胆寒证有湿病机存在，但湿病机不是核心问题，湿与痰是完全不同的，水渍为湿，液聚为痰。在胆寒的病机中不存在痰的病机，若以痰病机为主要病机的病情，温胆汤中的竹茹、半夏配伍就其量而言，显然不足。因此，温胆汤应归属于温里剂而非燥湿化痰剂，这种归类与原载的胆寒相差太大。

三、从温胆汤的方证看痰证实质

（一）从温胆汤的主证看痰证的主要临床表现

虽然温胆汤证和痰证的临床表现多种多样，主要依病位不同而有所不同，但其中必有其带规律性、特征性的症状体征，它们是辨别痰证的重要依据。温胆汤的主治可分为两大症候群。

1. **痰阻气滞症候群**　痰湿或痰热阻于脏腑经络，引起气机升降失调，阻于心脏则胸闷、咳嗽等；阻于脾胃肝胆则呕吐、呃逆、纳呆、口苦、脘胁胀痛等；阻于肾、膀胱则见尿短涩等；阻于经络则头痛头晕、口眼㖞斜、半身不遂等。

2. **痰扰心神症候群**　痰湿或痰热上扰，引起情志精神失常，症见心烦不安、心悸、失眠、眩晕、癫痫、发狂等。舌象脉象方面，周氏观察 129 例温胆汤证患者，腻苔占 45.7%，弦滑细脉占 90%，认为腻苔和弦滑细脉是温胆汤证的主症之一，但不是必见之症。也有人提出二幻（幻视，幻听）、三动（心悸动，肌肉瞤动，夜寐惊动）是应用温胆汤的重要指征。可见温胆汤的主要适应证是：精神神志症状，心悸易惊，头晕目眩，虚烦不眠，口苦，恶心，呕吐，胸闷，苔腻，脉弦滑等。实际上，所有这些症状或体征正是痰证的主要临床表现，可作为诊断痰证的参考指标。我们曾研究心脑血管病痰证临床流行病学，并对痰证的临床症状和体征进行统计。在 566 例患者中，排在前 11 位的症状体征是：咯痰，喉中痰鸣，舌苔腻，脉滑，胸腹痞闷，眩晕，嗜睡，肥胖，口干不饮，恶心呕吐，口眼㖞斜。

（二）从温胆汤及其加减变化看痰证的共性与特性

凡有痰的致病因素和病理产物，具有痰的症状和脉象舌象，就可从痰论治，以温胆汤加减治疗，即能取效。可见温胆汤证具有痰证的共性，即病种的广泛性，病情的复杂性，病程的缠绵性，其病机同为气机不畅，水湿停聚。同时，临床上对不同疾病又采用加减温胆汤进行治疗，且这种加减具有一定的规律性。

如参芪温胆汤功能益气健脾，化湿除痰，主要用于冠心病、心房纤颤等。生脉温胆汤功能益气养阴，除湿清热，主要用于冠心病、室性早搏、心源性休克等。

芩连温胆汤功能清化热痰，降逆醒神，主要用于高血压、神经性耳聋、神经性耳鸣等。五子温胆汤功能理气降逆，燥湿化痰，主要用于支气管炎、支气管哮喘、慢性肺心病等。

四君温胆汤功能健脾燥湿，理气和胃，主要用于胃炎、慢性结肠炎等。建中温胆汤功能温中散寒，燥化湿痰，主要用于胃及十二指肠溃疡、肠痉挛等。三黄温胆汤功能清热化痰，降浊和中，主要用于尿毒症、泌尿系感染等。

柴芩温胆汤功能降火祛痰，安定心神，主要用于神经衰弱、神经官能症、癔病等。

桃红温胆汤功能活血通络，理气化痰，主要用于神经性头痛、末梢神经炎、脑动脉硬化症等。

血府温胆汤功能息风祛痰，化痰通络，主要用于脑血栓形成、雷诺病等。

黄连温胆汤功能化痰清热，和胃止呕，主要用于脑动脉硬化、癫狂、慢性胃炎、梅尼埃病等。这说明各系统疾病所表现出来的痰证，除了具有痰证的共性之外，还有其自身的特性。例如，痰证的共性之一是自主神经功能失调，但在心脑血管病主要表现为交感神经功能亢进，而在消化系统和呼吸系统疾病则主要表现为副交感神经功能亢进。温胆汤可能就是调节其达到平衡，从而起到治疗作用。

（三）从温胆汤的作用机制看痰证本质

1. 神经系统　神经系统为人体功能的主要调节系统，在它的直接调控下，各器官系统功能才能相互配合、相互制约，维持整体的协调统一。资料显示，温胆汤对神经系统的精神烦躁、恐慌、神志异常、失眠、呕吐等临床症状有满意疗效。可能是通过镇静、抗焦虑和中枢性肌松弛作用，协调大脑兴奋和抑制过程，改善情感性精神障碍，调整神经内分泌，调整自主神经功能，以及抗惊厥、抗癫痫等作用，而起到缓解和改善症状的效果。

2. 心血管系统　温胆汤有扩张冠状动脉，增加冠脉血流量，改善心肌供血的作用，并能降低交感神经兴奋性，增强机体对缺氧的耐受性，以保护对缺氧敏感的心肌，使冠心病的症状得到缓解。另外，温胆汤还有加强心肌收缩，增加心输出量，调节血压，改善微循环的作用。

3. 消化系统　温胆汤具有调节胃肠活动，改善消化吸收功能，降低胃酸度，对抗溃疡的作用，这些不仅是局部的药理作用，还与整体的调节作用有关，尤其是与调节精神 - 神经 - 胃肠内分泌方面的作用有关。

4. 呼吸系统　我们曾报道痰证患者肺功能的变化，主要表现为肺活量、用力肺活量和补吸气量的降低，以及气道阻力的增高。同时也观察到痰证患者免疫功能紊乱，表现为细胞免疫功能低下，体液免疫反应增强，并与免疫复合物形成有关。由此推断，温胆汤对呼吸系统的作用，可能是通过抗菌消炎，提高机体免疫力，改善肺通气功能而起作用。

（四）从温胆汤的双向调节作用看痰证

温胆汤对一些迥然不同的疾病，如失眠与嗜睡、寡言与多语、便秘与腹泻、纳呆与多食、高血压与低血压等均有满意疗效，这一方面说明温胆汤有双向调节作用，另一方面也强烈提示痰证是某些调节系统功能的失平衡。而祛痰方药能调节这些系统达到平衡，从而起到治疗多种疾病甚至是相反疾病的作用。失眠与嗜睡临床表现相反，但若同属痰火所致，则皆以温胆汤清热化痰；便秘与腹泻病证迥然不同，若均属痰浊滞肠，则皆以温胆汤理气化痰，调和胃肠；寡言与多语症状相异，若同属痰蔽神明，则皆以温胆汤理气化痰，调和胆胃。

（五）从温胆汤异病同治看痰证

温胆汤所主治的病证非常广泛，体现了中医异病同治的特点和温胆汤的整体治疗作用，具有很高的理论研究价值和临床应用价值。在几十个病种之中，都可应用温胆汤进行治疗，这是为什么？一方面，说明痰证致病的广泛性，各系统均可出现痰证；另一方面，说明无论是什么病种，只要辨证属于痰证，都可用祛痰方药进行治疗，这就是异病同治。在这当中，必然存在着一些规律性的东西。深入开展对温胆汤的研究，其意义不仅仅在于可以阐明一方一药的作用及其作用机理，更重要的是可以带动对中医痰证学说的研究。

（六）痰证病理生理学本质假说

既往对痰证实质的认识，有人认为是血脂增高；有人推测是动脉粥样硬化斑块；也有人推测是副交感神经功能亢进、慢性炎症和心脑缺血缺氧等，而并非动脉粥样斑块。然而，多年来在痰证实验指标或实质研究方面无明显进展，这与既往过分注重"痰证是哪一种物质"这一狭窄的思路有关，故急需提出新的研究思路和探索新的研究方向。从大量的文献研究发现，温胆汤所治之痰证，几乎见于全身各个系统，以方测证，可得出以下观点：

第一，痰证的实质决不可能是某一种物质，而应该是一个病理生理学过程；否则无法理解痰证病种之多，临床表现之复杂，更使痰证的研究陷入"死胡同"。

第二，中医学认为，痰是脏腑功能失调、气机障碍所致体内水湿津液代谢异常，停聚而成的病理产物，此病理产物又同时可作为新的致病因素，引起更广泛的病变。中医的水湿津液代谢，包括西医学的水液代谢、物质代谢及其调节、内环境稳定等。所以，水液代谢异常、水钠潴留、代谢产物堆积、物质代谢调节异常、物质变性等，应属痰证的病理生理学变化。

第三，温胆汤广泛用于精神神经、心脑血管、消化、呼吸等系统的疾病，可能与调节自主神经功能有关。因为自主神经系统一方面通过交感神经和副交感神经，直接调节体内各系统功能；另一方面，又通过对各种内分泌腺的调节，间接调整各系统的功能。

第四，各系统疾病痰证的表现虽然不同，但其病机又是一样的，同属气机障碍、水湿津液停聚这一理过程。这也提示痰证是机体内调控系统功能失调，尤其是神经内分泌系统功能障碍、自主神经功能紊乱所致机体代谢紊乱，代谢产物堆积，从而引起全身各系统的病变。我们有理由认为，痰证本质就是神经内分泌功能失调，导致的全身各系统器官功能障碍。

第二节　证治特色

温胆汤为临床常用的中医经典古方之一，治疗病种广泛，临床疗效确切，颇受古今医家重视。笔者出身于中医世家，幼承家学，熟读经典，勤于临证，善于运用温胆汤及其化裁方治疗临床各科疑难杂病，疗效显著，现结合学习体会，将温胆汤及其化裁方的证治特点与临床心得总结如下。

一、方证阐释，明晰源流

温胆汤之名首见于北周姚僧垣的《集验方》，该书已亡佚，但其部分内容为《外台秘要》所收载。《外台秘要》卷十七云："《集验》温胆汤，疗大病后虚烦不得眠，此胆寒故也，宜服此汤方。"方中重用生姜，且有半夏、陈皮温性之助，故其方以"温胆"为主。《备急千金要方》卷十二所载之温胆汤，其主治与《集验方》温胆汤相同，唯组成将"枳实二枚"改为"枳实二两"，故其亦属"温胆"之方。上述两方除生姜用量较重，性略偏温之外，余药及相互间配伍关系均与宋代陈言《三因极一病证方论》卷九之温胆汤相近，或可谓其组方立法之源。后世所用之温胆汤多为《三因极一病证方论》所载之方，其减生姜四两为五片，另入茯苓一两半，大枣一枚，遂使方之温性有减而凉性得增，然仍沿用"温胆"之名。方中半夏辛温，燥湿化痰，和胃止呕，为君药。然证属胆热犯胃，痰热内扰，故配以甘淡微寒之竹茹清胆和胃，清热化痰，除烦止呕；与半夏相配，既化痰和胃，又清胆热，令胆气清肃，胃气顺降，则胆胃得和，烦呕自止，为臣药。陈皮理气行滞，燥湿化痰；枳实降气导滞，消痰除痞，乃治痰须治气，气顺则痰消之理；茯苓渗湿健脾，以杜生痰之源；生姜、大枣和中培土，使水湿无以留聚，共为佐药。炙甘草益气和中，调和诸药，为使药。诸药合用，共奏清胆和胃、理气化痰、除烦止呕之效。

二、温胆清胆，辨识清楚

关于温胆汤是清胆为主，还是温胆为治，古今医家众说纷纭，莫衷一是。以下为我们对于本方温胆、清胆的认识体会，以期辨识清楚温胆汤的功效特点。

（一）所谓以"温"疗"寒"者

以"温"疗"寒"者，此说法系指《集验方》及《备急千金要方》之温胆汤，该方由生姜、半夏、陈皮、竹茹、枳实、甘草组成。《素问·灵兰秘典论》曰："胆者，中正之官，决断出焉。"《素问·六节藏象论》云："凡十一脏，取决于胆也。"胆为甲木，主少阳春升之气，大病后脏腑气机失和，胆气虚损，不能司其生长发陈之令，则"虚烦不得眠"。盖肝胆与脾胃关系密切，土得木则达，土壅木侮，失其条达，聚湿生痰，胃失和降，气逆于上。故重用生姜为君，温中散寒，降逆和胃，辅以半夏温经散寒，陈皮、枳实行气解郁，竹茹药性虽寒，然于四两生姜面前，只得去性存用，助半夏化痰宁神，故有"治大病后虚烦不得眠，此胆寒故也，宜服温胆汤方"之说。这里的胆寒，乃为胆失疏泄、胆气郁滞之意，所化之痰亦非胆腑所生，而是胆胃不和，脾胃运化失常的病理产物。

（二）所谓以"和"为"温"者

以"和"为"温"者，此说法系指《三因极一病证方论》之温胆汤，该方由半夏、竹茹、枳实、陈皮、茯苓、甘草、生姜、大枣组成。《灵枢·本输》曰："胆者，中精之府。"肝之精气化生胆汁，汇集于胆，泄于小肠，以助运化食物。《素问·宝命全形论》说"土得木而达"，概括了肝胆与脾胃之间乘侮生化的关系。当各种致病因素侵袭，致木郁不达，肝郁乘脾，胃气亦因之失和，进而化热生痰，痰热干扰胆腑，使之欲清而不得清，欲静而不得静，以致胆怯易惊，虚烦不眠，胃气上逆，呕吐呃逆等。温胆汤以化痰为主，略兼清热，能复胆之清净温和之性，胆气温和，始能条达，即达"温胆"之目的。《医方集解》云："温胆汤治不眠，用二陈加枳实、竹茹，二味皆凉药，乃以凉肺经之热，非以温胆经之寒也。其以温胆名汤者，以胆欲不寒不燥，常温为候耳。"《医宗金鉴·删补名医方论》中则谓："命名温者，乃谓温和之温，非谓温凉之温也。若谓胆家真畏寒而怯而温之，不但方中无温胆之品，且更有凉胃之药也。"

综上，姚僧垣《集验方》之温胆汤，其性温者为生姜四两，半夏二两，橘皮三两，甘草一两，共十两；其性凉者竹茹二两，枳实二枚（二两），共四两。方之药性以温为主，且主治亦明言"此胆寒故也"，故云此方是"温胆"，似无异议。然《三因极一病证方论》之温胆汤，减生姜四两为五片，则方中温性之力大减，相对而言其凉性有增，可谓其具有"清胆"之效。因其组方立法源于姚僧垣，遂沿用"温胆"之名。盖胆为中正之官，清净之府，喜宁谧，恶烦扰，喜柔和，不喜壅郁，盖东方木德，少阳温和之气也，故治胆之方，多以"温和"为要。如姚僧垣之方欲温其胆寒，组成重用生姜，虽温而不刚燥；而陈言之方意欲清胆，通过减生姜之量，而突出竹茹"甘而微寒，又与胆喜温和相宜"。因此，温胆与清胆之方，均应兼顾胆喜静恶扰及"以温为常候"的生理特点，总以和顺胆气为主。

三、类方化裁，加减变化

所谓类方，是由主方加减化裁而成的一系列衍生方剂，类方之法最能反映方剂加减变化的规律性，深刻体现中医辨证论治的精髓。通过类方研究，能揭示某一类方剂的立方主旨及加减变化规律，在临床应用时，可以做到因方援证，按证索方，从方以识证，从证而知辨，使方证一脉贯通，而能起到纲举目张之效，从而有效地指导临床辨证论治。温胆汤为治痰名方，临床应用广泛，现结合临床治验心得及古今医家实践，将温胆汤临床常用 22 首化裁方的证治特点总结如下。

（一）黄连温胆汤

本方由温胆汤加黄连而成，出自清代陆子贤的《六因条辨》，书中说："伤暑汗出，身不大热，而舌黄腻，烦闷欲呕，此邪踞肺胃，留恋不解，宜用黄连温胆汤。"本方功效为清热燥湿，理气化痰，利胆和胃，治疗痰热扰心而热势较重，以心烦不安或失眠为主。火热重者再加黄芩，以清泄胆腑火热之邪，而名曰芩连温胆汤。

（二）柴芩温胆汤

本方是在温胆汤基础上，加用小柴胡汤之两味主药柴胡、黄芩而成。其中，柴胡味苦，性寒，轻清升散，善于疏散少阳半表之邪，又能疏肝解郁，开气分之结，解表而和里，且善升举阳气。黄芩味苦，性寒，善清肝胆气分之热，使半里之邪内撤，又可燥湿泻火解毒。二药配对，一升清阳，一降浊阴，一疏透和解，一清解而降，从而升不助热，降不郁遏，疏透中有清泄，相辅相成，而能调肝胆之枢机，理肝胆之阴阳，升阳达表，退热和解。综上，柴芩温胆汤具有疏肝行气、清胆和胃、理气化痰、除烦止呕之效，广泛用于治疗肝气郁滞，胆胃不和，痰热内扰之心烦不寐，触事易惊，或夜多异梦，眩悸呕恶，或癫痫等证。

（三）左金温胆汤

本方是在温胆汤基础上，加用黄连、吴茱萸而成。盖黄连味苦，性寒，清热燥湿，泻火解毒，清心除烦；吴茱萸味辛苦，性热，辛散温通，性质沉降，入中焦，长于温暖脾胃阳气以散寒止痛，又能降胃气而止呕，且温肝暖肾。二药寒热配对，配以温胆汤，共奏清泻肝火、降逆和胃、开郁散结之功，治疗痰热内阻，肝郁化火，横逆犯胃所致的胁肋胀痛、呕吐吞酸、口苦咽干者，确有效果。

（四）金铃温胆汤

本方是在温胆汤基础上，加用川楝子、延胡索而成。川楝子味苦，性寒，入肝经，疏肝行气，清火止痛；延胡索辛散苦降温通，既入肝、心包二经血分，又入肺、脾二经气分，活血祛瘀，行气止痛。二药合用，配合温胆汤，共奏清利痰热、疏肝行气、活血止痛之功。主治肝郁痰热，气滞血瘀之心腹胁肋疼痛，时发时止，口苦呕恶，舌红苔黄，脉弦数等。

（五）栀豉温胆汤

本方是在温胆汤基础上，加用栀子、淡豆豉而成。栀子味苦，性寒，降火泄热；淡豆豉味辛、苦，性寒，主升主散，宣散郁热。二药配对，栀子导热下行而清泄胸膈间烦热，淡豆豉透热于外而宣解胸膈间郁热，一清一解，清解适宜，发汗解肌，宣透表邪，清泄里热，解郁除烦。二药合用，配合温胆汤，主治痰热内阻、火郁不宣之胸中烦闷、心中懊恼、夜不能眠者。

（六）丹栀温胆汤

本方是在温胆汤基础上，加用牡丹皮、栀子而成。栀子味苦，性寒，苦能降泄，寒能清热，既入气分而泻火，又入血分而凉血；牡丹皮味苦且辛寒，清热凉血，活血化瘀，具有"凉血而不留瘀，行血而不致妄行"的特点。二药均能清热凉血，疏泄肝胆郁热。此外，栀子主气而善清气分郁火，且能除烦；牡丹皮主血而泄血中伏火，且能退蒸。二药合用，配合温胆汤，主治痰热内阻，气血两燔之癫狂、失眠、抑郁、焦虑等病证。

（七）苍朴温胆汤

本方是在温胆汤基础上，加用苍术、厚朴而成。苍术苦温，性燥主升，最善除湿运脾；厚朴苦温，性燥主降，功偏温中化湿，下气除满。二者合用，苍术燥湿为主，厚朴行气为辅，协同相助，化湿浊，健脾胃，功倍力加，升脾气，降胃气，相得益彰，共奏化湿运脾、行气和胃之功。二药合用，配合温胆汤，主治湿困脾阳，痰湿内阻之胸膈痞塞，脘腹胀满，呕哕恶心，不思饮食，口淡无味，舌苔白黄厚腻者。

（八）苍柏温胆汤（二妙温胆汤）

本方是在温胆汤基础上，加用苍术、黄柏而成。黄柏味苦，性寒，善除下焦湿热，清上炎之火而坚真阴；苍术辛香苦燥，内可燥湿健脾，外可发散风湿。二药配对，相须为用，苍术直达中州，燥湿健脾治其本，黄柏下降肝肾，清下焦湿热治其标，标本并治，中下两宜，共奏清热除湿、泻火坚阴之功。二药合用，配合温胆汤，主治湿热下注经络，郁而化热所致脚膝水肿，麻木重着，筋骨疼痛，软弱无力，小便不利等，以及湿热腰痛、臁疮、白带量多、阴囊湿疹等。

（九）藿佩温胆汤

本方是在温胆汤基础上，加用藿香、佩兰而成。藿香芳香而不燥烈，温煦而不偏于燥热，既能散表邪，又能化里湿而醒脾开胃；佩兰气香味辛，性平，其醒脾化湿之功较强，历来被推为治脾瘅口甘之要药。二药相须为用，芳香化湿，清热祛暑，和胃止呕，醒脾增食之功益显。二药合用，配合温胆汤，主治脾胃呆滞，湿热内阻之身重倦怠，恶寒发热，脘痞不舒，舌苔白厚腻等症。

（十）砂蔻温胆汤

本方是在温胆汤基础上，加用砂仁、白豆蔻而成。白豆蔻芳香气清，温燥之性较弱，偏于调畅胃气，以止呕止痛为长；砂仁香气较浓，温燥之性略强，偏于燥湿散寒，以醒脾宽中为要。二药伍用，各取所长，具有较强的化湿醒脾、暖胃散寒、行气止痛、调中止呕作用。二药合用，配合温胆汤，主治脾胃运化失职，湿浊内蕴，气机不得宣畅之纳呆食少，脘闷不舒，脘腹胀痛，反胃呕吐等症。

（十一）菖郁温胆汤

本方是在温胆汤基础上，加用石菖蒲、郁金而成。石菖蒲味辛，性温，气味芳香，善开窍豁痰，醒神健脑，化湿开胃；郁金味辛苦，性寒，气味芳香，苦寒清降，辛香开泄，善凉血清心，行气解郁，祛瘀止痛，利胆退黄。二药合用，以石菖蒲除痰导浊、开窍醒神为主，配郁金清心解郁，行气活血，以助石菖蒲作用的发挥，具有较好的解郁开窍、芳香除湿、宣痹止痛之效。二药合用，配合温胆汤，主治痰热蕴于胸膈，痹阻气机而见胸闷胸痛，或痰湿上蒙心窍而出现神呆不语或语言不利者，严重者再加远志、珍珠母、胆南星、天竺黄等药。

（十二）丹郁温胆汤

本方是在温胆汤基础上，加用丹参、郁金而成。丹参活血化瘀，祛瘀生新，改善肝脏血行；郁金行气解郁，活血祛瘀，疏肝利胆，改善肝脏代谢。二药合用，配合温胆汤，主治痰热瘀血阻滞之胸痹胸痛、冠心病、脑动脉硬化等，对于痰火、瘀血郁滞，心烦不寐，甚则狂乱等，亦收佳效。

（十三）桃红温胆汤

本方是在温胆汤基础上，加用桃仁、红花而成。桃仁味苦甘而性平，入心、肝、大肠经，破血祛瘀，润燥滑肠；红花味辛，性温，主入心、肝经，活血通经，祛瘀止痛。二药皆有活血化瘀之力，且入心、肝二经，然红花质轻长浮，走外达上，通经达络，长于祛在经在上之瘀血；而桃仁质重而降，偏入里善走下焦，长于破脏腑瘀血。二药相须配对，祛瘀力增强，作用范围扩大，适用于全身各部瘀血，且有消肿止痛、祛瘀生新之功。二药合用，配合温胆汤，主治少阳痰热而夹有血瘀脉阻，出现神呆或健忘，舌质有瘀斑，严重者可再加川芎、赤芍。

（十四）失笑温胆汤

本方是在温胆汤基础上，加用蒲黄、五灵脂而成。五灵脂味苦、咸、甘，性温，入肝经血分，通利血脉，散瘀止痛；蒲黄味甘，性平，行血消瘀，炒用兼能止血。二者相须为用，活血化瘀，散结止痛。二药合用，配合温胆汤，主治痰热瘀血阻滞之心胸疼痛，脘腹疼痛，或月经不调，少腹急痛等。

（十五）归芍温胆汤

本方是在温胆汤基础上，加用当归、白芍而成。当归味辛甘而性温，补血行血；白芍味酸而性微寒，补血敛阴。当归辛香性开，走而不守；白芍酸收性阖，守而不走。二药合用，辛而不过散，酸而不过敛，一开一阖，动静相宜，使其补血而不滞血，行血而不耗血，养血补血之功最良。二药合用，配合温胆汤，治疗少阳痰热而夹阴血亏虚者。盖肝为藏血之脏，体阴而用阳，气郁化火，最易耗损肝血，血虚不荣则见头皮或肢体麻木，肢体拘急痉挛或肢颤，或周身窜痛，舌质红绛，少苔或有裂纹。若头晕或头痛以经期为甚，上方再加白薇、党参；头胀痛者加夏枯草，颠顶头痛加川芎、蒺藜，后脑痛加桂枝；阴虚严重而舌质光绛者，可加生地黄或乌梅。

（十六）瓜蒌温胆汤

本方是在温胆汤基础上，加用瓜蒌、薤白而成。瓜蒌甘寒清润，既能清肺胃之热而化痰，又能利气散结以宽胸，故可通利胸膈之闭塞；薤白温通滑利，善散阴寒之凝滞，通胸阳之闭结。两药合用，配合温胆汤，共奏化痰利湿、通阳散结之功，适用于痰湿闭阻、胸阳不振所致胸痹胸痛。

（十七）百乌温胆汤

本方是在温胆汤基础上，加用百合、乌药而成。百合甘而不腻，微寒而不滞，补中益气，和合百脉，安神益气，调和五脏，补脾清肺，使邪热去而脾胃安。乌药最善顺气开郁，散寒止痛，疏畅胸腹之气滞。两药配伍，一阴一阳，阴阳协调；一寒一温，寒热并施；一补一泻，补泻兼顾。两药合用，配合温胆汤，主治寒热夹杂、阴虚气滞、痰湿内阻、迁延不愈之胃脘胀痛甚效。

（十八）百地温胆汤

本方是在温胆汤基础上，加用百合、生地黄而成。生地黄甘寒质润，滋阴润燥，清热养血；百合甘寒清润，润肺益气，清心宁神。二药配对，润养中有清心之意但不苦寒，合用相得益彰，共奏清心养阴安神之功。二药合用，配合温胆汤，主治痰热内阻、气阴两伤之虚烦惊悸、坐卧不安、失眠多梦等。

（十九）龙牡温胆汤

本方是在温胆汤基础上，加用龙骨、牡蛎而成。龙骨主入心、肝二经，功专镇潜浮阳，重镇安神，敛肺肾，收汗固精；牡蛎主入肝、肾二经，益阴退虚热，镇纳浮阳，收敛固精，摄纳阴阳。二药配对，相须为用，镇潜固涩，养阴摄阳，阴精得敛则可固，阳气得潜而不浮越，从而使痰火不上泛，虚火不上冲，虚阳不上扰，阴阳调和，阴平阳秘。二药合用，配合温胆汤，主治痰热内阻、肝阳上亢所致心神不敛、烦躁不安、心悸怔忡、失眠健忘、头晕目眩、耳鸣耳聋等。

（二十）黛蛤温胆汤

本方是在温胆汤基础上，加用青黛、蛤壳而成。青黛清热解毒，凉血消斑，善于泻肝火，清肺热；蛤壳清肺化痰，软坚散结。二药相须为用，使肝火得泄，肺热得清，配合温胆汤，治疗痰热、相火郁勃而扰心犯肺，出现躁烦神狂、多梦，或咳嗽痰多者。痰多加瓜蒌仁、枇杷叶；咯痰不爽加海浮石。

（二十一）羚钩温胆汤

本方是在温胆汤基础上，加用羚羊角、钩藤而成。羚羊角主入肝经，咸寒质重，善于清泄肝热，平肝息风，镇惊解痉，具有良好的息风止痉作用，为治疗惊痫抽搐的要药；钩藤入肝、心包经，善于清心包之火，泄肝经之热，而有息风止痉的作用。二药合用，配合温胆汤，主治少阳痰热而夹肝阳上亢动风，眩晕耳鸣或昏仆，腰膝酸软，或肢麻肢颤者。

（二十二）柴胡解毒温胆汤

本方是在温胆汤基础上，加用柴胡、黄芩、茵陈、凤尾草、土茯苓、重楼而成。柴胡解毒汤为临床验方，由伤寒大家刘渡舟所创制。方中柴胡疏肝解郁，条达肝气，又可以推陈致新；黄芩清利肝胆郁热；茵陈清热利湿，利胆退黄；凤尾草清热利湿，凉血解毒；土茯苓解毒除湿，通利关节；重楼清热凉血；甘草调和诸药。

刘老临床喜用本方治疗病毒性肝炎、肝硬化等，而我们在继承刘老学术经验的基础上，抓住本方"湿热毒邪内阻，肝胆疏泄不利"之核心病机，将其与温胆汤合方化裁，治疗肝胆湿热，痰瘀互阻之痛风、脂肪肝、高脂血症、湿疹、荨麻疹、抑郁症等，亦收佳效。

第三节　名医验案

一、万远铁运用温胆汤治疗痰证经验

万教授认为痰当有无形之痰和有形之痰之分，无形之痰，无处不有，无处不到，从而引发各种疾病，如痰滞于肺，阻于息道，则喘咳咯痰；痰阻于心，则胸闷心悸，甚则神昏痴呆，以致癫狂；痰停于胃，则脘腹胀满、恶心呕吐；痰浊上犯，则头痛眩晕，甚则蒙蔽脑窍，精神错乱；痰在经络筋骨，则为瘰疬，肢体麻木，半身不遂，或阴疽流注。可见痰证病证复杂，变化多端，表现各异，然万师辨证审因，治病求本，异病同治，往往能执简驭繁，其尤擅长运用温胆汤加减治疗以上各类痰证，逐渐形成了"百病皆为痰作祟，治痰首选温胆汤"的学术思想。

（一）精神分裂症

李某，男，62岁。因"失眠、头痛3年余"来诊，病史由家属代诉，3年前因家庭变故，患者精神遭受打击，开始出现失眠、头痛，后发现其经常自言自语，多疑易惊，时有幻视、幻听，打人毁物，曾于精神专科医院诊断为"精神分裂症"，经治疗后好转出院。不发时一如常人，然近半年来发作频率明显增加。刻下：精神颓败，面色萎黄，肌肉瘦削，喃喃自语，苦笑不休，答非所问，不能安坐。纳可，二便尚调，夜寐差。舌红，中有裂纹，苔黄干，脉数。四诊合参，当属痰热内蕴、胆腑失宁之证，治宜清热化痰，宁胆安神，以温胆汤加减：半夏9g，竹茹12g，枳实9g，橘红9g，茯苓12g，生姜9g，大枣5枚，黄连6g，郁金9g，合欢花9g，甘草6g。7剂后患者精神好转，夜间已能安睡数小时。守上方，加石菖蒲9g，远志9g，酸枣仁12g，继服7剂。诉服药期间仅发作一次，且仅持续4小时。此次来诊，患者精神状态尚可，已能正常交流，对患者进行心理疏导，上方迭进14剂后改为丸剂巩固疗效，后随访1年未发。

按语：西医学认为精神分裂症是一组病因未明的重性精神病，临床上往往表现为症状各异的综合征，涉及感知觉、思维、情感和行为等多方面的障碍以及精神活动的不协调，当属中医"郁证"范畴，多数医家常以疏肝解郁或重镇安神立法处方，然万教授法《三因极一病证方论》"心胆虚怯，触事易惊，梦寐不祥，或异象感惑，遂致心惊胆摄，气郁生涎，涎与气搏，变生诸证"，认为该患者因家中变故，情志不舒，思虑过度，脾胃运化失司，脏腑气机失调而使气、血、痰、热、湿、食内郁而生痰热，致胆腑被扰，胆为奇恒之腑，六腑中唯胆存精汁，主神志，主决断。《素问·六节藏象论》云："十一脏取决于胆也。"胆气顺则五脏六腑皆顺，胆气逆则五脏六腑皆逆。万师用温胆汤，使痰热之邪得以清化，气机得以调畅，情志得以疏泄，胆腑得以安宁，再佐以心理疏导，则诸症悉除。现代临床研究也表明，温胆汤可以通过镇静、抗焦虑、中枢性肌松弛作用，调整神经内分泌和自主神经功能，从而协调大脑兴奋和抑制过程，改善情感性精神障碍，对神经系统的精神烦躁、恐慌、神志异常、失眠等临床症状有满意疗效。

（二）梅尼埃病

王某，女，60岁。因"头晕，听力下降半年"来诊。患者诉半年前开始出现头晕，伴听力下降，曾于外院住院治疗，诊断为"梅尼埃病"，经治疗后症状好转出院，半月前自觉复发。曾服用六味地黄丸等不效。刻下：精神差，痛苦面容，头晕，视物昏眩，不能直立，恶心欲呕，耳鸣阵作，纳差，大便干结，小便可，舌红，苔黄腻，脉滑。万师诊后，认为该患者属脾虚湿困、清窍被蒙之证。治宜健脾化湿，涤痰通窍，处以温胆汤加减：半夏9g，竹茹12g，枳实9g，橘红9g，茯苓12g，生姜9g，郁金12g，合欢花9g，天麻9g，旋覆花12g，代赭石20g，甘草6g，大枣5枚。7剂后复诊，患者诉头晕减轻，呕吐少作。效不更方，继服14剂。再诊时患者诉头晕进一步减轻，耳鸣少发，呕吐未发，已能正常进食。上方去旋覆花、代赭石，加石菖蒲9g，远志12g，送进14剂，痊愈。

按语： 梅尼埃病是由于内耳膜迷路发生积水，以致出现发作性眩晕、耳鸣、耳聋、头内胀痛症状的疾病，属中医"眩晕"范畴。其特点为眩晕突然发作，自觉天旋地转，身体向一侧倾倒的感觉，站立不稳，并有耳鸣耳聋、恶心呕吐等症状。如《丹溪心法》说："眩者言其黑运转旋，其状目闭眼暗，身转耳鸣，如立舟车之上，起则欲倒。"中医认为眩晕的病因以内伤为主，如《素问·至真要大论》说："诸风掉眩，皆属于肝。"指出眩晕与肝脏功能改变关系密切。《灵枢·海论》说："髓海不足，则脑转耳鸣，胫酸眩冒，目无所见，懈怠安卧。"指出肾精不足，髓海空虚，耳窍失于濡养，故脑转耳鸣。而万师在临证治疗该病时独辟蹊径，宗丹溪之"无痰不作眩"理论，认为本病的发生关键在于痰浊中阻，上扰清窍，若痰浊得化，脑窍得清，则眩晕自止。故独具匠心，予温胆汤化痰降浊，清利头窍而获痊愈。

（三）冠心病

某患者，男，65岁，因"心前区疼痛5个月"就诊。曾久服瓜蒌薤白半夏汤，症状缓解不明显，有冠心病、心绞痛、高血压等病史。刻诊：心前区疼痛牵引背部，向左腋下及臂部放射，走路即心慌气短，容易出汗，夜间烦躁难眠，常头痛头晕，舌红，苔薄黄腻，唇紫，脉沉细涩，心电图示：冠状动脉供血不足、陈旧性心肌梗死。万师诊后认为该病属痰热内扰，气机阻滞，心脉瘀阻，治宜理气化痰，活血化瘀，以温胆汤合生脉散加减，药用：太子参9g，麦冬9g，五味子6g，半夏9g，橘红9g，竹茹12g，枳实9g，丹参15g，川芎9g，酸枣仁9g，生姜9g，大枣3枚，甘草6g。7剂后患者诉胸痛较前减轻，继服

14剂复诊，患者诉发作频率及持续时间明显减少，唯夜间睡眠质量仍欠佳，守上方加茯神12g，酸枣仁加至15g，迭进30剂，患者诉诸症消失，随访1年，唯因琐事与人争吵后复发一次，休息后自愈。

按语： 本病属中医"胸痹""心痛"范畴，胸痹心痛，责在胸中阳微，气机不宣，即《伤寒论》所说的"阳微阴弦，即胸痹而痛"，故仲景以通阳为主，复其上焦之阳，则浊阴自降。然万师认为浊阴之邪有痰浊、寒凝、血瘀之分，故临证当有侧重，不能照搬条文，而不知灵活变通。本例患者久用瓜蒌薤白半夏汤之辛温燥热之品，而效不佳，又见虚烦不得眠、苔薄黄腻之症，已属痰湿久郁化热之证，痰浊阻滞心脉，致心脉瘀阻不通而发为本病。万师以温胆汤和生脉散一化痰浊，一补心气，标本同治，诸症得解。据现代药理研究，温胆汤确有扩张冠状动脉，增加冠脉血流量，改善心肌供血的作用，并能降低交感神经兴奋，增强机体对缺氧的耐受性，以保护对缺氧敏感的心肌，使冠心病的症状得到缓解。另外，温胆汤还有加强心肌收缩，增加心输出量，调节血压，改善微循环的作用。

（四）慢性阻塞性肺疾病

赵某，男，72岁，因"间断咳嗽咳痰、胸闷20余年，再发加重5天"来诊，患者诉20余年前开始间断出现咳嗽，偶有胸闷喘息，易疲乏，曾于外院诊断为"慢性阻塞性肺疾病"，常于冬春季节大发作，近年来感发作渐频繁，程度加重，5天前再次复发。刻下：面色晦暗，咳嗽、咳痰，痰白清稀量多，形体消瘦，动则喘息、胸闷、气短乏力，下肢微肿，纳差，小便可，大便稀溏，舌淡，苔白腻，边有齿痕，脉濡滑。属肺脾气虚、痰阻肺络之证,拟补脾益肺,祛痰止咳,以温胆汤加减:太子参12g,茯苓12g,半夏9g,竹茹12g,浙贝母9g,胆南星9g,薏苡仁10g,橘红9g,枳实9g,桔梗9g,甘草6g,炒谷芽12g,7剂。患者服前4剂时,每日痰量大增,家属急来询问可否继续服用,万老认为此乃脾肺功能渐复,迫使蓄积之痰外出之吉兆,嘱患者安心服用,尽剂后,患者前来复诊,诉服用后3剂后痰量渐轻,喘息稍减轻,但仍咳嗽,上方加白术12g,山药12g,黄芪20g,黄芩9g,继服14剂后,患者诉咳嗽明显减轻,气短乏力较前也有所改善,现久动方喘,上方去胆南星,加炒麦芽12g,迭进30剂。随访1年未急性重发,缓解期生活质量也明显改善。

按语:慢性阻塞性肺疾病属于中医学的"肺胀"范畴,临床表现为胸部膨满,胀闷如塞,喘咳上气,痰多,烦躁,心悸等,日久则见面色晦暗,唇甲发绀,脘腹胀满,肢体浮肿,甚或喘脱等危重证候。《诸病源候论·上气鸣息候》云:"肺主于气,邪乘于肺则肺胀,胀则肺管不利,不利则气道涩,故上气喘逆鸣息不通。"又自古有"脾为生痰之源"之说,因此,脾肺若病,则枢机不利,宣降失常,津液代谢紊乱,致痰涎壅盛,阻于息道,气不得续,咳喘并作,发为本病。先贤虽有"见痰休治痰"之戒,但万师往往不拘泥于此,认为该病在急性发作期当以排痰祛邪为先,以解除由于痰阻息道造成的咳嗽、胸闷、气短喘息等症状,故以温胆汤合大量化痰之品以促痰外出;待病情稳定、症状缓解后,再施以健脾益肺之法以治本,从而达到标本同治之效。除此之外,万师在治疗该病时又特别注重行气药,诸如桔梗、枳实等的运用,所处之温胆汤集疏利气机、和中化痰之力于一方,可见善治痰者不独治痰,而兼治气,气顺则一身之津液随之而顺，痰自消矣。现代临床研究证实，痰证患者肺功能的变化主要表现为肺活量、用力肺活量和补吸气量的降低，以及气道阻力的增高，而温胆汤对呼吸系统的作用，正是通过抗菌消炎，提高细胞免疫功能，增强体液免疫反应，促进免疫复合物的形成，最终提高机体免疫力，从而改善肺通气功能，缓解各种症状。

（五）胃炎

陈某，男，67岁，因"胃不胀痛不适5天"来诊。诉5天前，因过食肥甘之品后出现胃脘部胀闷疼痛，进食后疼痛加剧，予胃镜检查示：糜烂性胃炎（Ⅱ级），曾自服护胃及促胃动力药物症状未见明显改善。刻下：胃脘部胀痛，按之痛甚，如物堵塞，稍食即胀，反酸、嗳气、纳差，夜寐欠安，大便臭秽，黏腻不爽，小便可，舌红，苔黄腻，脉滑。万师诊后，认为本病当为痰热中阻，食滞内停，处以温胆汤加减，药用：半夏9g，竹茹9g，茯苓12g，橘红9g，枳实9g，白术9g，黄连6g，郁金9g，鸡内金6g，山楂9g，甘草6g。7剂后复诊，患者诉胃脘部堵塞感减轻，嗳气好转，但自觉口气臭秽，食欲欠佳。上方加炒谷芽12g，炒麦芽12g，金银花12g。继服14剂，诸症皆解。

按语：本病属中医之"胃痞"范畴，《素问病机气宜保命集》云："脾不能行气于脾胃，结而不散，则为痞。"指出本病的主要病变脏腑在于脾胃。《伤寒论·辨太阳病脉证并治》亦云："胃中不和，心下痞硬，干噫食臭。""谷不化，腹中雷鸣，心下痞硬而满。"指出痞满的发生与食滞不化有关。万师辨治本病，首分虚实，盖凡有邪滞内停者，实痞也；反之，虚痞也。

实痞治以祛邪化滞散痞为重,虚痞当以补益脾胃为先。本案患者由于饮食不节,过食肥甘厚腻,阻滞中焦,蕴湿生痰,郁而化热而致。予温胆汤加减,清热化痰,消积化滞,使积食得消,痰热得清,中焦得运,痞满自除。另外,万师在长期的临床实践中,结合西医学的生理病理,认为温胆汤能通过调节精神-神经-胃肠内分泌,进而调节胃肠活动,改善消化吸收功能,并能抑制胃酸,对抗溃疡。由此可知,温胆汤不仅具有局部的药理作用,还能通过身心的整体调节达到治愈疾病的效果。

(六)总结

万教授所用之温胆汤出自宋代《三因极一病证方论》,由半夏、竹茹、枳实、陈皮、甘草、茯苓、生姜、大枣等药物组成,功能理气化痰,清胆和胃,用于胆胃不和,痰热内扰之痰证。《金匮要略·痰饮咳嗽病脉证并治第十三》指出:"病痰饮者,当以温药和之。"而万师认为温胆汤虽名为"温胆",实则为"清胆",乃通过化痰清热,理气和胃,使痰去热清,气机得畅,胆胃得宁,心神得安。万师临证时紧扣温胆汤主治之病机,但又不拘泥于此,在辨证论治的基础上,结合长期的临床实践,古方新用,异病同治,认为对于某些久治不愈的疑难杂症而有痰热内扰之象者,均可用温胆汤灵活化裁治之。故万师在临床上除将该方应用于上述所论之病证外,还将其用治高血压、糖尿病、耳鸣耳聋、失眠、妊娠呕吐、前列腺炎等一系列疾病,治疗基本涵盖了西医学的循环系统、呼吸系统、消化系统、神经系统、内分泌系统、泌尿系统、生殖系统等。同时,万师也强调,临床痰证变化多端,万不可只用一方以盖之,临证时应从整体观念出发,运用辨证论治之法,知"温胆"之常而达

"痰证"之变，同中求异，异中求同，反复推敲，认真酌定，真正做到师古而不泥古，随证变通，灵活化裁，使之能面对错综复杂的临床疾病时，能知常达变，触类旁通，为患者解除病痛。

二、邓铁涛运用温胆汤治疗心脏病的经验

（一）心病之本多因心脾气虚，心病之标多为痰瘀交阻

基于中医的整体观念，在20世纪80年代，邓铁涛教授提出了五脏相关学说，临床中"一直在用五脏相关学说指导临床实践，对于杂病之辨证论治尤其如此"，他认为，应该将人体的功能归纳为五大系统（五脏），内外环境都与这五大环境相联系，生理病理、诊断治疗等都可概括于五者之列，并指导着医疗实践。对心脏病的治疗亦是如此。

心病以心为本，心主血脉，血脉运行全赖心中阳气的推动，"血随气行，气行则行，气止则止，气温则滑，气寒则凝"（《医学入门》）。心之阳气不足，鼓动无力，血行滞缓，血脉瘀阻，可致心衰、胸痛。邓老认为，心脏阳气亏虚是心虚的主因，标实由本虚发展而来，阳气亏虚可导致瘀血、水饮。心病发于心而不止于心，而以他脏为标。心为火而脾为土，乃母子关系，因此心病与脾胃的关系密切。邓老认为，岭南土卑地薄，气候潮湿，或因膏粱厚味，情志劳逸，或因年老体衰，元气不足，易致脾胃虚弱，健运失司，水湿不化，聚而为痰，痰湿壅遏于胸，胸阳不得宣展，血脉凝滞不畅而成瘀血。水谷精微与自然清气相合而成宗气，"宗气积于胸中，出于咽喉，以贯心脉而行呼吸焉"（《灵枢·邪客》）。脾虚则水谷精微不化，土不生金又

致肺气虚弱，脾肺亏虚则宗气生成不足，难以推动心血运行。脾为气血之源，为心主血脉的物质基础，健脾升清可从根本上补益心气心血，有助于正常的血液循环。邓老明确指出，痰为瘀之初，痰进一步发展则为瘀血，此即邓老所倡"痰瘀相关"之道。研究表明，痰症患者的血液浓稠性、黏滞性、聚集性和凝固性均增加。

心脏疾病的常见症状、体征多与上述病机相关。痰瘀痹阻心络，血行不畅，不通则痛，可见胸痹心痛；劳逸饮食失常，情志寒冷刺激，可诱使心络挛急而为梗死；血不养心，心神不安可见心悸失眠；"血不利则为水"，水饮凌心射肺则见咳唾血痰，唇爪青紫；阳虚水泛则见下肢水肿、尿少，甚至气短咳唾，胸胁胀痛，胁间饱满，形成悬饮。

（二）心病之治多需攻补兼施，温胆加味正可药证合拍

冠心病、心肌病、充血性心力衰竭等表现不同，但皆为本虚标实之病。本虚为心脾阳气不足，标实为痰瘀气滞交阻。邓老认为，痰瘀既成又可损伤阳气，形成由虚致实，由实致更虚的恶性病理循环，治疗的关键在于补虚固本，在补虚的基础上，兼以活血、化痰、利水、理气等法，不可标本倒置，专事攻逐，以免愈伤其正。而痰为病机之枢，痰祛则阳通，阳通则血活，血活则水利。邓老别出心裁，以温胆汤加人参、黄芪、三七、丹参等治疗此类疾病。温胆汤除痰化湿，畅达利气；党参、黄芪益气治本；三七、丹参活血化瘀，通络止痛。

"方不在多，贵乎加减得法"，成方的运用在于变化，变化之道在于深厚的理论功底和丰富的临床经验。陈修园总结

出"加""减""裁""采""穿""合"等法。"加"即在原方上加一二味药，或是加重原方一二味药的济量；"减"即减去原方一二味药，或是减少原方一二味药的剂量；"裁"即在裁去原方中目前不需要的一部分药；"采"即在保留原方主要药物的基础上，再把其他方剂中功效最突出的或配伍最巧妙的二三味药采摘过来；"穿"即把所要的二三个方剂的主要部分，有主次、轻重地穿插起来成为一方；"合"即把两个或两个以上原有方剂合并、结合起来使用。对于心脏疾病的辨证论治，邓老每随患者的体质、疾病程度而灵活加减、选药，常以枳壳易枳实，行气而不破气，橘红易陈皮，以化痰而不伤阴，且药物用量考究，党参多不超过 18g，以免中焦气机壅滞，反碍化痰活血。

脾虚合四君子汤；气虚明显加五爪龙、吉林参或嚼服人参；阴虚合生脉散；心痛明显合失笑散；血压高加石决明、珍珠母；肾阳虚加淫羊藿；血虚加黄精、桑寄生、鸡血藤；风心病每有风寒湿邪留伏，加威灵仙、防己、桃仁、红花以祛风除湿；肺心病可合三子养亲汤；冠心病多见气虚夹瘀，可加人参、白术、豨莶草等益气祛痰，温阳通脉。由此可见，邓老对上述诸法的应用，挥洒自如，已达化境，为后学树立了典范，对其经验的总结、学习，将有助于提高我们的临床诊疗水平。

三、黄煌教授运用温胆汤经验

（一）辨体质用药

黄煌教授认为，中医是治疗"患病的人"，这个"人"就是整体，就是全身。未识方证，先辨"药人"，即辨别某种药证方证出现频率较高的体质类型。而体质判断要保持客观性。体质由外观特征和好发症状两大块组成。外观特征包含体型、皮肤（包括面色、唇色）、肌肉松紧、行为特征、精神特征、腹壁形态和软紧、舌苔、脉象等；好发症状是指患者过去一定时期内容易或经常发生的症状。其中望诊很重要，一般从患者进入医者视线就已开始，观察内容包括形体、肌肉、肢体动作、表情、面色、唇色、衣着、谈吐等。温胆汤适用的体质类型为：中青年多见；营养状况较好，体型中等偏胖；肤色滋润或油腻，或黄暗，或有浮肿貌；主诉甚多，却无明显阳性体征；平素情绪不稳定，对外界刺激较敏感；易出现咽喉异物感、恶心、呕吐、黏痰、头晕、心悸、失眠、焦虑、多疑、恐惧、忧虑、抑郁、多梦、晕车、恐高、害怕小动物等。

（二）主治疾病谱

疾病的病名可以是中医的，也可以是西医的，但必须具有明确的含义和范畴，不能太笼统，必须有临床指导意义。只有明确疾病诊断，才能区别用药，才能使治疗更有针对性和可重复性。在此基础上逐渐建立方药的主治疾病谱，然后通过临床检验，不断对疾病谱进行修正和评价。这种疾病谱的确立便于医生间的交流，能让医生的经验更好地传播和积累。黄煌教授用温胆汤治疗的常见疾病有：创伤后应激障碍（PTSD）、恐惧症、更年期综合征、产后抑郁症、精神分裂症、幻听、临界高血压、冠心病、神经官能症、室性早搏、心律失常、近视、弱视、失眠、眩晕、头痛、胃炎等。

（三）加减有法有度

常规的加减法：加黄连，适用于胸闷烦躁、心率偏快、失眠者；合半夏厚朴汤，用于伴有咽喉异物感、腹胀者；合栀子厚朴汤，用于伴有口干、胸闷、焦虑、腹胀者；合酸枣仁汤，用于伴有精神恍惚、失眠而脉不滑、舌不红者，该类患者多为处于更年期的中老年妇女；加麻黄，用于伴有乏力、精神萎靡、脉缓者。

（四）病案举例

1. 头晕案　张某，女，34岁。2008年10月14日初诊，患者40天前意外流产，就诊时诉头晕，纳谷不香，眠差，梦多惊恶，常有恶心感和乏力感，舌红苔薄，脉弦。有眩晕发作史。诊断：头晕（证属痰饮内停而上扰）。处方：姜半夏15g，茯苓15g，陈皮10g，生甘草3g，枳壳15g，竹茹6g，干姜6g，大枣20g。每天1剂，水煎服。服14剂后复诊，诉头晕消失，余症明显改善。

按语：本病案体现了辨体质用药的重要性。笔者详细记录了患者就诊时的情形：中等偏胖，皮肤白晰而有光泽，两眼圆而光亮，眼神和表情透出抑郁和冷漠。其父代诉病情，患者能恰当地补充，语声低柔。由此提示患者身体素质尚好，注重形象，谨慎细心，情感丰富。其体型、皮肤、好发症状、行为特征、精神特征都符合温胆汤体质，故用温胆汤治之可取效。

2. 精神分裂症案　王某，男，15岁，2008年5月24日初诊。确诊为精神分裂症已2年，就诊时见懒言少动，反应迟钝，目光呆滞，嗜睡，易疲，多汗，流涎，手足颤，舌颤，易烦躁，易激动，夜鼾，舌淡润苔白，脉滑数。实验室检查提示：谷丙转氨酶和谷草转氨酶偏高。察其面色较暗，体形肥胖。诊断：精神分裂症（证属经气不利，痰饮内停，清阳不升）。方用麻黄附子细辛汤。处方：生麻黄 10g，制附片 20g（先煎 1 小时），北细辛 10g，干姜 12g，生甘草 10g，大枣 20g。服 14 剂。2008年 6 月 28 日二诊：觉药味麻辣，主症改善，唯有嗜睡和腰酸痛。前方加葛根 30g，肉桂 6g，续服 7 剂。2008 年 8 月 30 日复诊：自诉一直服用前方，诸症渐解，但近日反复。药后恶心呕吐，懒言，乏力，嗜睡，反应迟钝，注意力差，食欲佳，多食则寒战，稍动则腰痛（疑本病由手淫引起），多疑，便干，舌淡红舌体大苔白腻，脉滑略数。改用温胆汤为主。处方：姜半夏 30g，茯苓 30g，陈皮 10g，生甘草 5g，枳壳 30g，竹茹 10g，干姜 10g，大枣 20g。15 剂。2008 年 10 月 14 日复诊，药效显著，自感如常人，不久前成绩排班级第 1 名。但停药后症状稍反复，舌红苔薄白，复查谷丙转氨酶和谷草转氨酶正常。采用上方药量调整善后。

按语：麻黄附子细辛汤和温胆汤均为黄煌教授用于治疗精神分裂症的常用方剂。本病案先期治疗着眼于懒言少动、反应迟钝、目光呆滞、嗜睡、易疲等症状，且肥胖而面色较暗，用前方以振奋患者身体机能，病情有所好转。此后病情反复，且表现多疑，自觉本病由手淫引起，多食则寒战，稍动则腰痛，提示其精神症状突出，其他症状均符合温胆汤体质要求，且精神分裂症在温胆汤主治疾病谱内，遂改用温胆汤，效果显著。黄煌教授用温胆汤治疗精神分裂症一般加味不多，但姜半夏、茯苓、枳壳用量较大。

3. 便秘案　孙某，男，33 岁，2008 年 3 月 17 日初诊。便秘多年，约 1 年半前加重，曾服莫沙比利、大黄、番泻叶、芦荟等稍效。就诊时诉大便 5～6 日一行，精神萎靡，性欲下降，眠差，易烦躁，易疲劳，汗出偏少，下肢乏力，稍多食则腹胀，心下悸，自觉眼胀，舌淡胖苔薄，舌面有两条唾液线，脉缓。患者体形偏胖，眼部肿大，腿毛较多。诊断：便秘，证属脾胃运化不足，痰湿内生，气机郁滞，方用温胆汤加减。处方：生麻黄 10g，姜半夏 30g，茯苓 30g，陈皮 10g，生甘草 5g，枳壳 30g，干姜 10g，竹茹 6g，大枣 20g。服 14 剂。2008 年 4 月 12 日复诊，大便通畅，1～2 日一行，面色转润，精神转佳，身体较前轻巧，眼胀感减轻，时有心慌，电话铃后紧张，小便次数较前多，舌暗胖苔薄。处方同上，用量稍调整。

按语：黄煌教授针对体质处温胆汤方，该患者的表现精神特征尤为明显。因患者精神萎靡，性欲下降，汗出偏少，脉缓，眼部肿大，乏力，故加麻黄，且麻黄能改善腰和盆腔部位功能，有助于排便。

黄煌教授以"方证相应"理论为基础，认为方证相应是取效的前提和条件。方证是以方为名的证，是用方的指征与证据。有是证，用是方，方与证的关系是相对应的，两者浑然一体。黄煌教授的方证相应思想体现在"方证三角"，即"方－病－人"方证模型上，处何"方"是根据具体的"人"和其所患的"病"两方面来决定。一方面考察"人"是否属于温胆汤体质，另一方面考察患者的"病"是否属于温胆汤的主治疾病谱，是能否正确运用温胆汤的关键。这种临床思维在审证治病时能提高治疗的有效率，突出辨证论治特色，也充分体现了中医整体观和以人为本的诊疗思想，值得同道借鉴。

四、熊继柏运用温胆汤治疗心脑病证经验

（一）十味温胆汤治疗胸痹

胸痹临床表现为胸闷胸痛，心悸怔忡，短气等症。痰浊闭阻，胸阳不振则胸闷、心悸怔忡；痰瘀互结，痹阻心脉，则胸痛；心气不足，则短气。故治疗宜益气养心，化痰祛瘀。用十味温胆汤合瓜蒌薤白汤加减治之。基本方为陈皮、法半夏、茯苓、枳实、竹茹、炙甘草、人参、丹参、酸枣仁、远志、瓜蒌、薤白。如胸痛较甚者加郁金；心悸怔忡甚者加柏子仁；舌红、苔黄腻者加黄连；舌红少苔、口渴者加麦冬。全方共奏益气养心、化痰祛瘀之功。

典型病例： 杨某，男，48岁，2002年3月3日初诊。胸闷心悸3月余，动则加剧，并伴气促，有时胸痛。在某医院检查心电图发现T波低平，S-T段下移。诊断为"冠心病"，给予硝酸异山梨酯、阿替洛尔、阿司匹林等药治疗，症状无好转，亦曾服中药丹参饮、瓜蒌薤白半夏汤等方治疗，效果不理想。现感胸闷心悸，动则加剧，伴有气促，偶有左侧胸痛。形体肥胖，舌尖红，舌苔黄腻，脉涩。心电图：II、III、V_5、T波低平，S-T段下移约0.75mV。诊为胸痹。证属心气虚弱，痰热闭阻心脉。治以益气养心，清热化痰，祛瘀通脉。方用十味温胆汤加味。处方：人参、远志、柏子仁、陈皮、法半夏、枳实、竹茹、炒枳壳、炙甘草各10g，丹参30g，炒酸枣仁20g，茯神15g，黄连3g，7剂。药后胸闷心悸明显好转，动则气促减轻，未发胸痛，舌质淡红、舌苔薄黄、脉细涩。守原方7剂后，胸闷心悸胸痛已除，动甚则稍有气促，舌质淡红，舌苔薄白，脉细，复

查心电图已恢复正常。守原方去黄连，再进 7 剂，以巩固疗效。

（二）复方温胆汤治疗中风

中风的病因病机，历代医家论述颇多。熊师在长期的临床实践中观察到，风、火、痰、瘀在中风的发生发展过程中，其中痰起着最主要的作用。首先是嗜食肥甘，脾胃受损，痰浊内生，郁久则化热而生风，窜扰经脉发为中风，即《丹溪心法》所谓："湿土生痰，痰生热，热生风也。"此外，痰浊痹阻经络，影响血液的运行，而形成痰瘀互结，壅滞经脉，上蒙清窍，发为中风。往往是痰浊瘀结在前，血液瘀结在后，因痰而瘀。其治疗应以治痰为先，兼顾清热、息风、祛瘀。温胆汤具有清热化痰的功效，故以之为基础方。方中半夏、枳实、陈皮理气燥湿化痰，竹茹清热化痰，茯苓健脾渗湿而消痰。如神昏者加石菖蒲、郁金、远志化痰开窍醒神；痰热盛，舌红苔黄腻者，加胆南星、竹沥、黄连清热化痰；兼有头晕目眩者，加天麻、钩藤平肝息风；病情稳定后半身不遂、肢体瘫痪、口眼㖞斜者，加全蝎、地龙、僵蚕息风止痉通络；由外风引动痰热者，可合大秦艽汤。

典型病例：刘某，男，66 岁，2001 年 11 月 16 日初诊。右侧肢体活动不利 2 月余。在当地医院做 CT 检查诊断为"脑梗死"，经常规治疗后病情已稳定，但仍右侧肢体活动不利，僵硬肿胀，上肢肌肉疼痛，伴头晕失眠，口苦痰多，大便秘结，面色潮红，目赤。右侧肢体肌张力增强，关节屈伸不利，腱反射亢进。右手握拳，手指不能伸直，上臂不能上抬。右下肢震颤，足内翻。肢体肿胀，尤以手腕及足踝以下明显。舌歪向左侧，舌质红，舌苔黄腻，脉滑数。证属风邪引动痰热，痹阻经络。治以清热化痰，祛风通络。方用黄连温胆汤合大秦艽汤、三虫饮三方合裁。处方：陈皮 10g，法半夏 10g，茯苓 20g，枳实 10g，黄连 5g，竹茹 10g，胆南星 6g，生大黄 4g，秦艽 15g，羌活 15g，防风 10g，白芷 10g，当归 10g，僵蚕 20g，地龙 15g，全蝎 10g，天麻 15g，远志 10g，石菖蒲 15g，15 剂。另服鲜竹沥每日 2 次，每次 20mL。药后右侧肢体肿胀减轻，右上肢肌肉疼痛好转，但仍活动不利，僵硬，舌质红、舌苔黄腻，脉滑数。原方茯苓改为 30g，加鸡血藤 3g。服 15 剂后，患肢肿胀疼痛均除，运动功能同前，舌质淡红，舌苔薄黄腻，舌体歪斜。以上方加减又连服 30 余剂后，患肢僵硬好转，肢体活动较前灵活，右手指能稍伸开，舌质淡红，舌苔薄白，舌体歪斜。改用补阳还五汤合三虫三藤饮加减连服 60 余剂后，患肢僵硬明显好转，右手指能慢慢伸直，右臂稍能上抬，右下肢震颤消失，能扶杖行走，生活基本能自理。

（三）天麻温胆汤治疗眩晕

眩晕发作时的典型症状为头晕头重、目眩如坐舟车、胸闷、恶心呕吐、舌苔腻等症。痰浊中阻则胸闷，上蒙清窍则头晕头重目眩，痰浊干胃则恶心呕吐，痰浊上泛则舌苔腻，可见痰在眩晕的发病中起着最主要的作用，"风"和"虚"则常与"痰"兼夹为患，故治眩晕以治痰为首要。常用自拟的天麻温胆汤为主方。方中半夏、陈皮、枳实苦温燥湿，行气和胃化痰；茯苓健脾渗湿，利水消痰；竹茹清热化痰；天麻祛风化痰而为治疗眩晕的要药。如痰火偏甚者加黄连清热泻火；兼气虚者加人参益气；兼有风象者加钩藤、白蒺藜祛风；呕吐甚者重用半夏（熊师有时用至 25 ～ 30g）；由颈椎病引起的颈性眩晕加葛根。

典型病例：陈某，女，56 岁，2002 年 4 月 17 日初诊。患者 2 天前晨起突感头晕目眩物体晃动，如坐舟车，恶心呕吐，吐出物为痰涎，口苦咽干，不欲食。在家自服"眩晕停"等药无效而来就诊。诊见急性病容，表情痛苦，呻吟不止，舌尖红，舌苔黄腻，脉弦滑。证属痰热蒙闭清窍，治以清热化痰，和胃止呕。方用天麻温胆汤加味。处方：陈皮 10g，法半夏 10g，茯苓 15g，枳实 15g，竹茹 10g，天麻 15g，白蒺藜 15g，甘草 6g，3 剂。药后恶心呕吐止，头晕好转，无目眩，口苦口干亦减，但自汗身痒，舌质淡红，舌苔薄黄稍腻，脉细。仍守原方加白参 10g，黄芩 10g，蝉蜕 10g，服 7 剂后病情痊愈。

（四）温胆汤合酸枣仁汤治疗失眠

熊师认为，失眠常与痰热具有密切的关系，早在《内经》就有"胃不和则卧不安"的论述。失眠的发生除饮食不节外，最主要还由于情志不遂，忧思郁结。忧思则伤脾，脾失健运则痰湿内生，郁而成痰热。郁结则伤肝，肝气乘脾，亦能酿生痰热。因此，饮食不节，忧思郁结均可造成痰热上扰，心神不安而失眠。温胆汤具有清热化痰、理气和胃之功，本为治疗胆虚痰热、虚烦不眠而设。但其清热化痰之力虽佳，养心安神之功尚兼不足，故加合酸枣仁汤以养心安神。常用药物为陈皮、法半夏、茯神、枳实、竹茹、酸枣仁、知母、白芍、甘草。方中法半夏、陈皮、枳实燥湿化痰，和胃降逆；茯神健脾宁神；竹茹清热化痰，和胃降逆；酸枣仁养心安神（常重用至 30g）；川芎调畅气血，助酸枣仁养血安神；知母清热除烦而安神。如热重而心烦甚，舌红苔黄，脉数者，加黄连清泻心火；兼阴虚而口渴、五心烦热者，加麦冬养阴生津。

典型病例：吴某，男，52岁，2002年3月13日初诊。患者去年年初因工作较忙而出现睡眠差，初为多梦难以入睡，自己未予重视，继则出现通宵不眠，白天则昏昏欲睡，头晕纳差。曾服安神补脑液、谷维素、安定均无效而来求服中药。舌质红苔黄腻，脉细。证属痰热扰心，治宜清热化痰，养心安神。方用黄连温胆汤合酸枣仁汤加减。处方：炒酸枣仁30g，知母10g，川芎10g，黄连4g，陈皮10g，法半夏10g，茯神15g，枳实10g，竹茹10g，甘草6g，龙齿30g，珍珠母30g，7剂。药后入睡较前容易，每晚能睡2～3小时，但仍有多梦、耳鸣、口苦、头晕，舌质红，舌苔黄腻，脉弦细。仍守原方去知母、甘草，加天麻15g，连服30余剂而痊愈。

五、路志正运用加味温胆汤治疗不寐经验

（一）病因病机

历代对于不寐的病因病机认识颇为丰富，《内经》以昼夜阴阳节律的影响为出发点，以营卫运行为理论基础，创立的阳不入阴的病机理论，一直被后世医家作为不寐的总病机，但在临证的辨证治疗过程中，后世医家又对《内经》脏腑藏神的理论大加发挥，病因学的特点也相应发生了变化，在以营卫阴阳为主导的阳不入阴的病机理论指导下，凡是可以影响营卫运行的一切致病因素皆为不寐的病因，更加重视不寐与精神、情志相关的发病学特点，对于病因学的认识，也更为看重精神情志的致病作用。现代社会中，因生活节奏加快、工作生活压力增加、人际关系冲突等造成人的心理精神紧张、情绪变化等不良刺激，已成为不寐发病的重要致病因素。胆与人的精神意识思维活动

关系密切，早在晋唐时期，许多医家就提出了以"心热""胆冷"为重点的不寐病机说。《圣济总录》明确提出："胆虚不得眠者，胆为中正之官，足少阳其经也，若其经不足，复受风邪则胆寒，故虚烦而寝卧不安也。"同时，《圣济总录》中还对胆热多寐进行了论述，其论曰："胆热多睡者，胆腑清净，决断所自出。今肝胆俱实，荣卫痞塞，则清净者浊而扰，故精神昏愦，常欲寝卧也。"明代李中梓在《医学入门》中也明确提出了"心与胆相通，心病怔忡宜温胆"的观点。

　　路教授认为，足少阳胆经的经别入季胁，循胸里，贯心，与心脉相通。"胆为中正之官"，中正即有不偏不倚之性，中正始能"主决断"，中正始能调和安抚五脏阴阳。因此，心主神志的作用也需赖于胆的决断调节。少阳胆腑居中焦，既是六腑之一，又为奇恒之腑，藏精汁，主疏泄，主决断，内寄相火。其功能正常与否，对人体的精神、情志、思维有重要影响。少阳阳气，也就是相火，其阳气不亢不烈，但却朝气蓬勃，如日之初，其作用部位是全身的，五脏六腑的新陈代谢都赖其温煦与长养、激发与推动，正如《素问·六节藏象论》所言："凡十一脏，皆取决于胆也。"若胆腑受邪，则易气郁化火、生痰。同时胆与肝相表里，共主疏泄，所谓"少阳主枢"，是营卫阴阳相交之枢纽，阴阳水火交济，气机之升降，均有赖肝升胆降之配合，若少阳受邪，肝胆不能司生长发陈之令，而致木郁土壅，胃失和降，水液代谢失常，痰浊内生，扰于胆腑，使之欲清不得清，欲静不得静，枢机不利，阴阳水火升降失调，心神被扰，神明不安，而致不寐。

（二）治疗

临床对于不寐的治疗，在辨证用药的同时，路教授尤其善用温胆宁神之法。温胆者，很多人自然而然想到温胆汤。温胆汤首见于北周姚僧垣《集验方》，在书中记载："温胆汤，治大病后，虚烦不得眠，此胆寒故也，宜服此汤法。"对"胆寒"一词的理解，历代医家多有争议。路教授认为，"胆寒"非阳气不足而生之内寒，而是胆之正常生理功能受损，胆失温和、生发之常候，故称为"胆寒"。因此，温胆与胆寒之"寒温"不可简单地理解为中医属性中的寒热。如清代张璐《本经逢原》中所言："胆之不温，由于胃热不清，停蓄痰涎，沃于清净之府，所以阳气不能调畅而失温和之性。"陈言在《三因极一病证方论》中对于温胆汤的演化，以《集验方》之温胆汤减原生姜量，加白茯苓、大枣而成，较之原方其方属性、功效主治均发生了很大变化，性温之生姜由 4 两减至 5 片，已不再是温胆化痰的君药。

方中半夏为君，降逆和胃，燥湿化痰；竹茹为臣，清热化痰，止呕除烦；而性凉之枳实由两枚加至二两，以行气消痰，使痰随气下。本方的功效在此变为理气化痰，清胆和胃，至此，本方虽有温胆之名，而其温胆之性已由温胆和胃，演绎为恢复胆腑之清净温和之特性。如清代罗美《古今名医方论》在对温胆汤的方意描述时说得更加直接："温之者，实凉之也。若胆家真畏寒而怯，属命门之火衰，当与乙癸同源而治矣。"临证治疗不寐，遣方常以温胆汤为主方，并根据症状的复杂变化随症加减，以宁胆为中心。路教授认为，无论是祛邪还是扶正，凡是能够恢复胆腑清净宁谧温和中正之性的即是宁胆。胆与肝同主疏泄，胆作为奇恒之腑，具有脏与腑的双重特性，更易受到气机紊乱的影响而失其中正刚直之性，致使决断失职，而致胆郁。但是胆郁与肝郁不尽相同，胆之气与心相通，而胆之实与胃相通，和胃即是疏胆。因此，在用药时须加疏胆和胃之品，如鸡内金、谷芽、麦芽、佛手、枳壳、紫苏梗、荷梗、素馨花、旋覆花、茵陈、青蒿、黄芩、娑罗子等。胆气通于心，不寐中心神紊乱是一个重要的发病因素，从治疗角度讲，清心亦即清胆，宁心即以宁胆。故治疗同时还需随证佐以清心安神之黄连、竹沥汁、莲子心、郁金，或养心安神之炒酸枣仁、麦冬、炒柏子仁、夜交藤，或镇心安神之生龙骨、生牡蛎、紫石英等，以期标本兼治，达到药半功倍的效果。

（三）典型病例

蔡某，女，40岁。2007年11月13日初诊。患者失眠15年余。自25岁时开始出现失眠，进行性加重，平素胆怯易惊，多梦易醒，身体疲惫，甚时彻夜难眠，稍有兴奋或言语稍多则失眠更甚，近两天因旅途奔波已两夜未眠。伴有肢体乏力，头晕头蒙，胃脘不适，常有饥饿感。平素工作紧张、劳累，精神抑郁，喜嗜辛辣，口干喜饮水，大便干燥，溲偏黄。舌体稍胖，舌质暗，边有齿痕，舌时有麻感，苔薄白少津，脉沉弦而尺弱。治则：温胆和胃宁心，养血柔肝解郁。处方：竹半夏12g，茯苓30g，炒枳实15g，胆南星10g，金雀根20g，竹节参10g，丹参15g，白芍15g，素馨花12g，炒麦芽、炒神曲、炒山楂各12g，柏子仁20g，炒杏仁9g，炒薏苡仁30g，生白术12g，川芎9g，黄连10g，生龙骨、生牡蛎各30g，竹沥汁30mL为引。7剂，水煎服，日1剂。2007年11月20日二诊：服药后睡眠好转，可睡 6 ～ 9 小时，多梦，平素易急多惊，易饥饿，时有恶心、呕吐感。原方迭进 14 剂收功。

按语： 患者失眠多年，平素多抑郁，伴有胆怯易惊，胃脘不适，时有恶心呕吐，头晕头蒙，稍有兴奋则失眠加重，此属胆经郁热、痰浊内扰之证，治以养血柔肝解郁、温胆和胃宁心之法。方中竹半夏为君，半夏为治疗不寐之佳品，如《内经》中所载半夏秫米汤即用之作为治疗不寐之主药，入脾、胃经，能和胃气而通阴阳，又可燥湿化痰，降逆和胃。《汤液本草》载半夏可入足少阳经，且半夏生于夏至后十日左右，夏至一阴生，此时正是自然界阴阳二气盛衰变更的时候，生于此时的半夏，承自然之气可"从阴引阳"，且半夏主降，尚可"从阳到阴"，而收"阴阳既通，其卧立安"之效。配伍胆南星、竹沥汁以温胆宁心；佐以丹参、白芍、素馨花等疏胆解郁柔肝；炒麦芽、炒神曲、炒山楂、生白术、枳实和胃利胆；同时又以生龙骨、生牡蛎收敛心神；黄连清心宁胆。诸药合用，不治其胆，而胆气自和，不治其心，而心神自安，所谓"不治之治"，则正谓此耳，俾经年不寐，应药而愈。

六、徐经世运用黄连温胆汤治疗疑难杂症经验

（一）黄连温胆汤的沿革

黄连温胆汤即温胆汤加黄连而成。温胆汤出自《备急千金要方·卷十二》，由半夏、枳实、陈皮、竹茹、甘草、生姜 6 味药组成，温养胆气为其主要功能，用于治疗胆寒所致之大病后虚烦不得眠。但后世不断扩展，及至宋代陈无择在《三因极一病证方论》中，把原方加茯苓、大枣，指征不再说是"胆寒"，

而说是"气郁生涎（痰），变生诸症"，主症也扩充为"心胆虚怯，触事易惊，或梦寐不详……或短气悸乏，或复自汗，四肢浮肿，饮食无味，心虚烦闷，坐卧不安"。进一步扩大了温胆汤的主治定位，拓宽了其适应范围，"痰涎"和"气郁"所变生的诸症都可应用温胆汤。可随具体病情加减变化，如偏寒者加大生姜、陈皮用量，偏热者可加黄芩、黄连，单加黄连即是黄连温胆汤，首见于清朝陆廷珍之《六因条辨》，可治胆郁痰热、胆胃不和等多种疾患，使"温胆"之意更具"清胆"之功，所以后世临床以此为基本方衍化，应用甚广，可治疗多种杂症。

（二）临证加减

徐老常说，千方易得，但一效难求，有时根据病情更换一味药或改变某味药的剂量，所起效果就会迥然不同。特别是一些疑难杂症，多缠绵难愈。临证时要充分认识到病因病机的复杂性，抓住主要矛盾进行辨证，再结合不同的病情灵活加减变化。如用黄连温胆汤加酸枣仁、远志、合欢皮、石斛、淮小麦、琥珀，治疗心悸、不寐、脏躁等；加天麻、煨葛根、白菊、五味子、柴胡、代赭石，治疗高血压、颈椎病等引起之眩晕；加延胡索、蒲公英、郁金、丹参、檀香，治疗急慢性胃炎、溃疡病等属肝胃不和、痰热内扰者；加大黄、芒硝、全瓜蒌，用治温热病、急性胰腺炎、习惯性便秘属热结肠腑、痰火内盛者；加用三子养亲合葶苈汤治疗顽固性哮喘等。徐老根据多年运用黄连温胆汤的经验，拟用原方加减更名为消化复宁汤：竹茹15g，苍术15g，柴胡10g，黄芩9g，枳壳12g，郁金10g，延胡索12g，白芍20g，山楂15g，蒲公英20g，车前草15g，谷芽、麦芽各25g。取温胆之意而不用温胆原方，加减治疗心悸

（胆心综合征）、胁痛（胆囊炎、胆石症）、胸痹（冠心病）、嘈杂、吞酸（胆汁反流性胃炎）、泻痢（慢性结肠炎）等，每每收效，获益良多，兹不赘述。

（三）典型病案

1. 习惯性腹泻　患者某，男，73 岁，于 2007 年 9 月 20 日初诊。患者反复腹泻发作数十年，于中年时患"肠炎"后始出现腹泻，每由食生冷、油腻后诱发，自服"消炎药"后即止，但稍不注意即又复发，遍寻中西医治疗不效，深受其苦，辗转千里特来求治于徐老。原有肺结核、胆石症病史，腹泻时伴有腹痛，泻后痛减，大便无不消化食物，无脓血。纳食尚可，唯食多则胀，胀甚则欲泻，小溲可，眠差梦多，口干喜饮，舌暗红苔中根部厚腻，脉弦数。按其病证，乃系脾虚胃强、运化不良之象，拟予健脾益胃、调节腑气法为治，方仿黄连温胆加减为用，处方：北沙参 20g，石斛 15g，竹茹 10g，陈皮 10g，苍术 15g，白芍 20g，酸枣仁 30g，炒黄连 3g，灵芝 10g，炒薏苡仁 30g，炒诃子 10g。于 2007 年 10 月 31 日二诊，自诉服原方 10 剂后症状有所缓解，又服原方 20 余剂，腹泻虽仍偶有发生，但不似以往频繁，食眠亦大为改观，原方改投丸剂，嘱其继服以资巩固。

2. 吞酸　患者某，女，68 岁，于 2005 年 8 月 9 日初诊。患者嗳气吞酸已有 10 多年，时轻时重，曾经检查拟诊为胆汁反流性胃炎，选用多方症情不稳，故来门诊求于中医治疗。视其形体虚满，素有冠心病和脂肪肝病史，舌暗淡苔薄，诊脉略弦而右大于左，以脉证分析乃系木乘土位、气机横逆之象，治用降逆和胃，转顺气机为宜。方用：姜竹茹 10g，陈枳壳 12g，茯神 20g，陈皮 10g，姜半夏 12g，炒黄连 3g，红豆蔻 10g，代赭石 15g，天麻 15g，炒丹参 15g，白檀香 6g。患者于 2007 年 7 月 23 日来诉，2 年前为其开了 10 剂中药，治愈吞酸，至今未发。

3. 顽固性失眠　患者某，女，31 岁，于 2007 年 8 月 23 日初诊。患者经常失眠已 2～3 年，职业为护士，常上夜班，平素睡眠不佳，入睡困难，夜梦纷纭，易醒，醒后难以入睡，每日只能睡 2～3 小时，伴有胸闷感，喜叹息，叹后稍舒，平时情绪不宁，心烦易怒，纳可，二便调，舌红苔薄白，脉细弦。月经周期正常，量略多。考之乃系肝失条达，气机逆乱，心神受扰之象，拟予条达木郁、安镇心神法为治。方取黄连温胆之意加减为用，拟方：竹茹 10g，枳壳 12g，茯神 20g，远志 10g，酸枣仁 30g，合欢皮 30g，青龙齿 40g，白芍 30g，淮小麦 50g，炒黄连 3g，琥珀 6g，药进 10 剂。9 月 4 日二诊：睡眠好转，每日已经能睡 4～5 小时，原方去青龙齿，加石斛 10g，继服用 15 剂以巩固疗效。

（四）体会

徐老临证用药，辨证精准，药少力专，每方不过 12 味，所用药物亦皆普通常用之品，但却能屡起沉疴。疑难杂症病情复杂，辨证时首要抓住病机，切不可操之过急，只要辨证不误，治疗方向正确，方药能切中病机与病位，就不必轻易改弦更张，而应守法守方，缓以图之。徐老用黄连温胆汤一方化裁而能治数十种病证，在遣用药物及其用量时斟酌细密，往往取其意而不用其药，抑或撷取其中 1～2 味，结合自己多年所积累之用药经验，随症加减，极少见用黄连温胆汤原方。他在使用此方时常常合用丹参饮以治病久入络者，取其具有活血化瘀、凉血消痈、养血安神等多种功效。

【参考文献】

[1] 张帆.“土藏取决于胆”与“温胆汤”解析 [J].国医论坛，2017，32（3）：59-61.

[2] 张春晓，丁春明，桑希生.胆寒证与温胆汤解析 [J].中医药学报，2016，44（3）：113-115.

[3] 方永奇，曹建宏，方春亮.从温胆汤的方证看痰证实质 [J].中国中医基础医学杂志，1998（1）：44-46.

[4] 马春雷，李方玲.温胆汤及其 22 首化裁方的证治特点与临床应用 [J].河北中医，2018，40（5）：766-772.

[5] 杨畅，王非.万远铁运用温胆汤治疗痰证经验 [J].辽宁中医杂志，2017，44（4）：706-708.

[6] 魏辉，邓铁涛.邓铁涛运用温胆汤治疗心脏病的经验探析 [J].上海中医药杂志，2005（2）：6-7.

[7] 刘西强，崔德强，眭冬蕾.黄煌教授运用温胆汤经验 [J].广州中医药大学学报，2010，27（2）：189-191.

[8] 许启蒙.熊继柏运用温胆汤治疗心脑病证经验 [J].中医杂志，2003（3）：177-178.

[9] 石瑞舫.路志正运用加味温胆汤治疗不寐经验 [J].河北中医，2010，32（11）：1610-1611.

[10] 侯浩彬，陶永.徐经世运用黄连温胆汤治疗疑难杂症的经验 [J].世界中医药，2008（5）：280-281.